早发性脊柱侧凸

Early Onset Scoliosis

原　著　[英] Colin Nnadi

主　审　邱　勇　李　明　海　涌　郑召民

主　译　郝定均　仉建国　朱泽章　贺宝荣

世界图书出版公司

图书在版编目（CIP）数据

早发性脊柱侧凸 /（英）纳迪（Colin Nnadi）著；郝定均等译 . —西安：世界图书出版西安有限公司，2017.5

ISBN 978-7-5192-2586-5

Ⅰ.①早… Ⅱ.①纳…②郝… Ⅲ.①脊柱畸形－诊疗 Ⅳ.① R682.1

中国版本图书馆 CIP 数据核字（2017）第 086576 号

书　　名	**早发性脊柱侧凸** Zaofaxing Jizhu Cetu
原　　著	[英]Colin Nnadi
主　　译	郝定均　仉建国　朱泽章　贺宝荣
责任编辑	王梦华
装帧设计	新纪元文化传播
出版发行	**世界图书出版西安有限公司**
地　　址	西安市北大街 85 号
邮　　编	710003
电　　话	029-87214941　87233647（市场营销部） 029-87234767（总编室）
网　　址	http://www.wpcxa.com
邮　　箱	xast@wpcxa.com
经　　销	新华书店
印　　刷	陕西金和印务有限公司
开　　本	889mm×1194mm　1/16
印　　张	19.25
字　　数	450 千字
版　　次	2017 年 5 月第 1 版　2017 年 5 月第 1 次印刷
版权登记	25-2017-0017
国际书号	ISBN 978-7-5192-2586-5
定　　价	188.00 元

☆如有印装错误，请寄回本公司更换☆

译者名单

主　译　郝定均　仉建国　朱泽章　贺宝荣

主　审　邱　勇　李　明　海　涌　郑召民

译　者（按姓名拼音排序）

陈建庭	骨科教授	南方医科大学附属南方医院
陈其昕	骨科教授	浙江大学医学院附属第二医院
方　煌	骨科教授	华中科技大学同济医学院附属同济医院
海　涌	骨科教授	首都医科大学附属北京朝阳医院
郝定均	骨科教授	西安交通大学医学院附属红会医院
贺宝荣	骨科教授	西安交通大学医学院附属红会医院
何思敏	骨科副教授	西安交通大学医学院附属红会医院
惠　华	骨科教授	西安交通大学医学院附属红会医院
颉　强	骨科教授	第四军医大学附属西京医院
李　锋	骨科教授	华中科技大学同济医学院附属同济医院
刘团江	骨科教授	西安交通大学医学院附属红会医院
刘忠凯	骨科副教授	西安交通大学医学院附属红会医院
马　原	骨科教授	新疆医科大学第六附属医院
钱邦平	骨科教授	南京大学医学院附属鼓楼医院
沈慧勇	骨科教授	中山大学孙逸仙纪念医院
沈建雄	骨科教授	北京协和医院
盛伟斌	骨科教授	新疆医科大学第一附属医院
宋跃明	骨科教授	四川大学华西医院
王　冰	骨科教授	中南大学湘雅二医院
王晓东	骨科教授	西安交通大学医学院附属红会医院
王　征	骨科教授	中国人民解放军总医院
吴继功	骨科教授	中国人民解放军第 306 医院
吴起宁	骨科教授	西安交通大学医学院附属红会医院

夏　磊　骨科教授　　　郑州大学第一附属医院

解京明　骨科教授　　　昆明医科大学第二附属医院

许建中　骨科教授　　　第三军医大学西南医院

许正伟　骨科副教授　　西安交通大学医学院附属红会医院

闫　亮　骨科副教授　　西安交通大学医学院附属红会医院

杨　操　骨科教授　　　华中科技大学同济医学院协和医院

殷国勇　骨科教授　　　南京医科大学第一附属医院

张　宏　骨科教授　　　美国 TSRH 医院

张宏其　骨科教授　　　中南大学湘雅医院

张学军　骨科教授　　　首都医科大学附属北京儿童医院

仉建国　骨科教授　　　北京协和医院

郑燕平　骨科教授　　　山东大学齐鲁医院

郑召民　骨科教授　　　中山大学附属第一医院

朱　锋　骨科副教授　　南京大学医学院附属鼓楼医院

朱泽章　骨科教授　　　南京大学医学院附属鼓楼医院

参译人员　白小帆　陈忠辉　邓　盎　高文杰　贺　园　华文彬　孔令擘
　　　　　李亚伟　刘　沛　马梦君　孙　东　王国强　王云生　王智伟
　　　　　徐　韬　杨昌盛　杨俊松　杨小彬　叶记超　张海平　张泽华
　　　　　章雪芳　郑博隆　周春光　邹　琳

原著作者

Ahmed Abdelaal, MBChB, MRCS, MSc Oxford
University

Behrooz A. Akbarnia, MD

Ahmet Alanay, Prof. Dr.

Andrew Baldock, BSc (Hons), FRCA, FFICM

Robert M. Campbell, Jr., MD

Vivienne Campbell

Federico Canavese, Prof. MD, PhD

Robert Crawford, MBChB, FRCS, ChM

Ozgur Dede, MD

Evan M. Davies, BM, FRCS Ed (Tr & Orth)

Alain Dimeglio, Prof. MD

Jean Dubousset, MD

Hazem Elsebaie, FRCS, MD

Jeremy C.T. Fairbank, MA, MD, FRCS

Adrian Gardner, BM, MRCS, FRCS (T&O)

Arvindera Ghag, MD, FRCS (C)

Matthew J. Goldstein, MD

Jaime A. Gómez, MD

Michael Grevitt, MBBS, BSc, FRCS, FRCS (Orth)

N.S. Harshavardnana, MD

Jayaratnam Jayamohan, BSc, MBBS, FRCS (SN) (Eng)

Sandeep Jayawant, MD, FRCPCH

Nima Kabirian, MD

David Marks, MBBS, FRCS, FRCS (Orth)

Richard E. McCarthy, MD

S.M.H. Mehdian, MD, MS (Orth), FRCS (Ed)

Min Mehta, MD, FRCS

Jorge Mineiro, MD, PhD, FRCSEd

Ian W. Nelson, MBBS, FRCS, MCh (Orth)

Colin Nnadi, MBBS, FRCS (ORTH)

M.H. Hilali Noordeen, FRCS

Howard Park, BS

Nasir A. Quraishi, FRCS (Trauma & Orth)

Harwant Singh, MD, FRCS, PhD

Laura Streeton, BSc (Hons), PG Cert (Paeds), MRes,
MCSP

Anne H. Thomson, MD, FRCP, FRCPCH

Athanasios I. Tsirikos, MD, FRCS, PhD

Peter D. Turnpenny, BSc, MBChB, DRCOG, DCH,
FRCP, FRCPCH, FRCPath, FHEA

Michael G. Vitale, MD

John K. Webb, FRCS

郑重声明

由于医学是不断更新并拓展的领域，因此相关实践操作、治疗方法及药物都有可能会改变，希望读者可审查书中提及的器械制造商所提供的信息资料及相关手术的适应证和禁忌证。作者、编辑、出版者或经销商不对书中的错误或疏漏以及应用其中信息产生的任何后果负责，关于出版物的内容不作任何明确或暗示的保证。作者、编辑、出版者和经销商不就由本出版物所造成的人身或财产损害承担任何责任。

欣闻 *Early Onset Scoliosis*（*A Comprehensive Guide from the Oxford Meetings*）一书中文版将由郝定均教授组织翻译出版，谨致祝贺。我们期待此书能够为正在发展的中国脊柱畸形诊疗事业提供一定的指导和帮助。

早发性脊柱侧凸（Early Onset Scoliosis，EOS）是指10岁以前发生的脊柱侧凸，其多随患儿的身高发育呈进行性加重，可导致严重的畸形，影响心肺发育，压迫脊髓，严重者可导致神经功能受损，甚至因心肺功能衰竭而死亡。近年来随着发病机制和矫形理念的不断提高，其诊断和治疗取得了长足进展。而本书的英文版即是在这样的背景下，主要由英国牛津大学 Colin Nnadi 教授编撰，并得到了2011年9月牛津会议其他成员及世界各地脊柱外科专家的协助。本书即对不同类型早发性脊柱侧凸的病因学、自然史、治疗及围术期护理进行了阐述，又对存在争议的专家共识和最新的治疗理念进行了剖析，是一部具有划时代意义的重要专著。

本书中涉及的内容是不断变化的，随着时间的推移会有新的内容出现。但是每一位医生的临床技能都是随着工作的深入不断进步的。即使临床上的手术技巧在不断变化，但本书中涉及的一些基本理论是不会变化的。因此本书可作为脊柱外科医生必备的参考书，使我们能够为脊柱畸形患者提供更好的服务。

最后衷心感谢以郝定均教授为首的译者们为此付出的辛勤劳动和对提高我国脊柱外科学术水平所做出的贡献。

中国工程院院士

北京协和医院骨科教授

2016 年 12 月 1 日

译者前言
Preface

最初早发性脊柱侧凸（Early Onset Scoliosis，EOS）是指 5 岁之前因各种病因导致的脊柱侧凸畸形。根据脊柱侧凸研究协会（SRS）的最新定义及文献报道，10 岁之前因各种病因导致的脊柱侧凸畸形均可称为早发性脊柱侧凸畸形，如婴幼儿特发性脊柱侧凸、先天性脊柱侧凸、神经肌肉型脊柱侧凸等。近年来随着对脊柱侧凸三维畸形的深入研究和脊柱内固定技术的发展，青少年脊柱侧凸的治疗效果有了明显的提高。而对于仍有较大生长发育潜力的早发性脊柱侧凸的治疗仍然是脊柱外科领域的一个难题。对于这部分患者，不仅需要有效矫正脊柱畸形，还需要保持脊柱的生长能力。我国已出版了不少有价值的脊柱畸形专著，但尚缺乏一部全面系统介绍早发性脊柱侧凸的专著，本书的出版也许可以弥补此项缺憾。

本书共分为 9 部分，34 章，基本涵盖了早发性脊柱侧凸畸形的全部范畴。在阐述基本理论的同时，也对很多最新的矫形理念进行了介绍。第 1 部分介绍了脊柱生长发育的自然史；第 2~6 部分描述了不同类型早发性脊柱侧凸的病因、评估及治疗；第 7 部分阐述了围术期护理和并发症的防治；第 8、9 部分剖析了存在争议的专家共识和最新的治疗理念。全书内容系统全面，重点突出，贴近临床，图文并茂，具有很强的指导性和实用性。

本书的各位译者均为我国脊柱畸形领域的佼佼者，其中多数为中青年杰出专家，他们均来自临床一线，有着丰富的理论、科研基础和实践经验。更重要的是，在翻译过程中他们结合自己的经验和心得，深入浅出、言简意赅，使读者易于理解和掌握。相信国内的骨科同仁读后一定会获益匪浅。

在翻译过程中，尽管译者主观上做了最大努力，但由于涉及面甚广，本着尊重原著的原则未作删减，加之时间仓促，能力有限，疏漏和错误之处在所难免，敬希各位专家同道批评指正。

郝定均

2016 年 12 月 1 日

仅以本书献给我的父亲，感谢他所教给我的一切。

Colin Nnadi

致　　谢

感谢为本书分享并提供各自宝贵经验的学者。同样感谢从事 Magec Study 的研究团队，特别感谢 Andy Miles 和 David Mayers。最后，十分感谢 Dr.Jo Richards 和 Jennifer Thorne 对于本书各章节的校对。

2011 年 9 月 8 日，由 22 位脊柱外科医生、2 位儿科医生、1 位遗传学者及 1 位麻醉医生组成的专家团队在牛津大学基督教堂学院，为早发性脊柱侧凸大会做报告。此次参会的代表不仅来自欧洲、北美，还有从澳大利亚以及亚洲地区慕名而来的各位学者。

本届会议的召开在英国史无前例，其特殊性在于以下几点：第一，会议邀请的各位专家均具有渊博的知识及丰富的经验，因此这次会议的价值不可估量。第二，许多顶尖及优秀的专家学者，无论是正从事着工作或已退休，都通过各自知识交汇所聚集的力量将此次会议升华为一次本人有幸参加过的前所未有、饱含智慧却颇具风趣的学术大会。第三，本届大会在不失主题的前提下进行了多元讲解和讨论，这里不仅有来自外科医生、遗传学者的发言讨论，同时还有来自职业理疗师以及护理师的发言讨论。而且，我们第一次在专业的学术会议上听到了来自不幸罹患早发性脊柱侧凸患者家长对于此类疾病所带来的社会家庭系列问题的处理观点。听众和专家均可分享各自的经验并且提出宝贵的见解。

牛津大学基督教堂学院优雅并庄严的建筑风格为此次参会的各位学者、科学家以及发言人的智慧交流提供了良好的氛围。

早发性脊柱侧凸为一门进展中的学科，仍然处于探索发展阶段。对于这一疾病我们依然知之甚少，但是我们目前已经意识到控制脊柱畸形对于机体其他器官，如肺脏及心脏发育的重要性。我们对脊柱发育及其在生长发育阶段对儿童的影响有了进一步的认知。然而我们仍然没有找到一个一劳永逸的解决方式来处理这一问题，但是在慢长的探索道路上新的治疗策略时有出现，为我们提供了源源不断的新思路。由于早发性脊柱侧凸具有累及多系统的特点，多学科交叉的处理原则对于这一疾病的治疗是十分必要的。因此哲学思维贯穿了此次大会的主题。

希望通过阅读本书，读者可以更好地了解什么是早发性脊柱侧凸，并且认识到在对于这一疾病的治疗过程中，不能仅将目光局限于某种单一的治疗手段，更重要的是通过基于综合多种交叉学科的评估，告知患者选择最佳的治疗手段为原则。

本书同样要颂扬那些为我们深入了解这一疾病而默默贡献他们宝贵时间的患者，他们一直承受病痛的折磨，同时又坚强的等待着希望，而非只是询问为何，怎样或何时治疗。

Colin Nnadi

英国，牛津

目 录
CONTENTS

第一部分

哺乳动物脊柱的生长和发展

第1章

不可能的边缘

Federico Canavese, Alain Dimeglio; 张学军 译

排除所有不可能的因素，无论留下来什么，无论你多么不愿意去相信，但它就是事实的真相。

——Sir Arthur Conan Doyle

早发性脊柱侧凸是小儿骨科面临的最大挑战之一，是一个重要的健康问题，它有引起严重并发症的潜在风险。病理改变主要表现为早期即发生严重的脊柱畸形，大多数严重病人可直接导致死亡。椎体不能正常生长会影响整个躯干的发育潜能，最终会导致躯干短小、身体失衡及胸廓发育不良（图 1.1）。

部分小儿骨科医生通过对早发性脊柱畸形的婴幼儿进行手术干预，在脊柱手术领域打开了新局面。实际上他们已经突破了之前无法逾越的屏障，其独特性在于治疗策略发生了重大创新，变保守为主动。但是这种大胆创新的手术方法并非没有风险。

幼儿期畸形进展会降低纵向生长速度，并导致躯干发育不对称。不正常的生长难以维持现有畸形，畸形进展致使胸椎的生长速度甚至

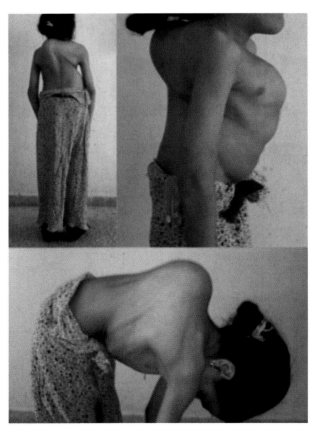

图 1.1　未经治疗的婴幼儿特发性脊柱侧凸病人。坐高的减少与畸形严重程度有直接关系。胸椎高度在 18~22cm 以上者可能不会发生胸廓发育不良综合征

椎体大小形态均发生变化，形成所谓的"多米诺效应"。胸椎扭曲最终会影响心肺功能。随着时间推移，脊柱疾病由单纯的脊柱本身的病理学改变演变至严重的系统性疾病，并合并严重的心肺功能不全，在某些严重病例，甚至会导致死亡（图1.2）。

早期融合并非是进行性早发脊柱侧凸的解决方案，早期关节融合术并不能改变畸形对胸椎椎体形态及肺实质的影响，也不能保护心肺功能。脊柱尤其是胸段的早期融合可能在脊柱畸形发生之前就已经存在呼吸不畅及肺功能的下降（图1.3）。

目前还没有针对早发性脊柱侧凸的理想治疗方案，临床医生仍面临多重挑战，例如如何在不降低脊柱活动度的情况下保持胸椎、胸腔、肺的发育以及心功能。早发性脊柱侧凸病人个体差异较大，很难将不同治疗方案的结果进行对比，而且也没有专门针对这一特殊人群的评

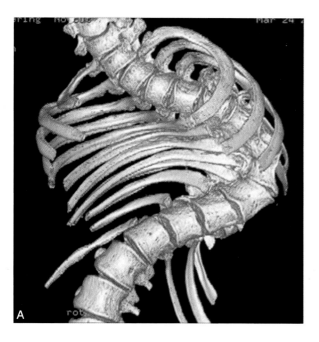
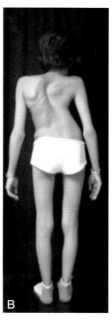

图1.2 幼儿期畸形进展、胸椎发育畸形会引起身体纵向生长下降（A）和躯干正常比例丧失（B）

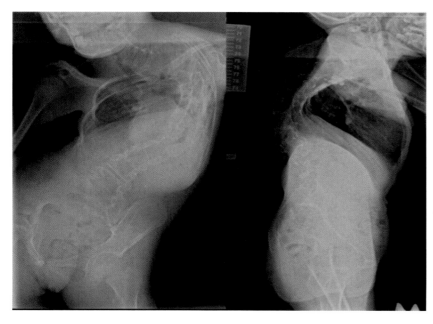

图1.3 早期脊柱融合术并不能控制脊柱畸形进展，本图为一例11岁女孩，合并脊膜膨出、脊髓纵裂、脊髓栓系，做过多次手术。畸形进行性加重，并出现曲轴现象，早期关节融合术并不能改变畸形对胸椎椎体形态及肺实质的影响，也不能保留心肺功能

估工具。

制订治疗方案前要考虑到病人的寿命，以及对脊柱活动度、胸部发育的影响。不管采用何种方法，治疗之前都要对以下问题给出一个圆满的答案：

1. 这种方案对功能有何好处？
2. 这种方案有哪些潜在的并发症？
3. 生活质量能达到什么样的预期效果？

1.1 肋胸椎复合体

在肋胸椎复合体中，脊柱、胸腔、呼吸和循环系统的各个组成部分相互作用[1-3]。该复合体包绕着三维结构的胸腔，外形上类似于一根结构灵活的管道，由于脊柱侧凸的存在，它变得扁平、僵硬、椭圆，阻碍肺的扩张。在大多数严重病人当中，由于胸腔的组成结构相互作用和影响，这些畸形可能是致命性的，原因尚无定论。胸腔和肺的生长有赖于肋胸椎复合体的协同作用，任何一个组成成分的改变都会影响其他结构的生长发育。人类在出生时，胸腔容积仅为最终容积的6%，5岁时达到30%，10岁时达到50%（图1.4）。10岁至骨骼成熟期，胸腔容积增加了一倍，至此胸腔就不再生长了。

为了最大限度地保留胸腔活动度以及呼吸系统的正常发育，治疗方案要从脊柱和肋胸椎复合体两个方面综合考虑。

1.2 生长是根本

坐高能准确测量躯干长度，监测胸腔及脊柱的生长。儿童期即发生严重脊柱畸形的病人，坐高的降低直接与畸形程度有关。因此对于畸形进展的病人，监测其坐高远比站高重要得多。站高包含坐骨结节以下的身高，因此它与躯干长度的减少没有直接相关性。

顺应身体的发育阶段尤为重要，它包含3个阶段：① 0~5岁主要表现为脊柱的生长；② 5岁至青春期，脊柱生长逐渐降低（也称之为静止期）；③ 青春期开始又有一次脊柱生长高峰（表1.1）。

躯干的生长在0~5岁至关重要，坐高增长可达28cm；然而从5岁至骨骼发育成熟，躯干

表 1.1　T1~S1、T1~T12、L1~L5 椎体的发育

脊柱节段	年龄（岁）						
	1	3	5	7	9	11	静止期
T1~S1	2			1			1.8
T1~T12	1.3			0.7			1.1
L1~L5	0.7			0.3			0.7

注：以上数值均为用厘米表示的平均值，5岁时行T1~S1的脊柱融合术可使坐高增加15cm（胸椎10cm及腰椎5cm）

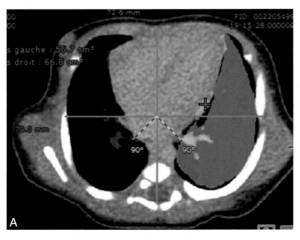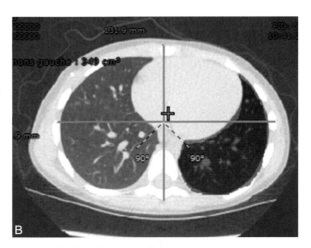

图 1.4　随着生长，胸腔在形态学上发生改变，从出生时的桶状（A）逐渐变为5岁左右的椭圆状（B）

增长仅 30cm（图 1.5）。而且，0~5 岁时胸 1 至骶 1（T1~S1）椎体高度增长了 10cm，5 岁至骨骼发育成熟阶段又增长了一倍（表 1.2）。因此，在心肺功能下降变为不可逆之前就应尽快采取措施，使之与生长速率相适应。5 岁以后躯干的生长速度逐渐下降。身高及体重的增长速度分别是每年 2.5cm 和每年 2.5kg。这个相对脊柱生长静止期可以用来延缓脊柱畸形加重，因为进入青春期生长发育高峰阶段，身高的增长会进一步加重脊柱畸形，在脊柱生长发育静止期采

取干预措施是必要的，甚至对终末期手术有益。

　　所有的生长都是相互作用的，任何异常生长，都会引发"多米诺效应"，引起其他生长的异常。脊柱的不均衡生长是脊柱扭曲的基础。更有甚者，早发性进行性脊柱畸形会导致脊柱发育异常，进而改变胸肺发育，最终影响到呼吸、循环系统 [1,4]。

　　任何治疗的目的都是打破这个恶性循环，尽可能解决脊柱畸形的同时纠正其他方面的畸形，如身材矮小、坐姿不良、胸廓发育不良、呼吸异常及心功能不全等。呼吸急促、室性心动过速、呼吸困难、气管软化、体重减轻及慢性阻塞性肺疾病等会比脊柱椎体本身的畸变更为严重。

表 1.2　从出生至骨骼发育成熟阶段对 T1~T12、L1~L5 的评估

发育阶段	脊柱节段			
	男性		女性	
	T1~T12	L1~L5	T1~T12	L1~L5
新生儿	11	7.5	11	7.5
儿童	18	10.5	18	10.5
青少年	22	12.5	22	12.5
成人	28	16	26	15.5

注：以上数值均为用厘米表示的平均值

1.3　肺泡化何时完成

　　小儿呼吸生理尚未完全研究清楚，因为 5 岁以下小儿很难进行调查研究。一个儿童每天呼吸 12000 L 空气。肺实质体积在刚出生为 400 ml[3]，5 岁和 10 岁时分别约为 900ml 和 1500 ml[3]；骨骼

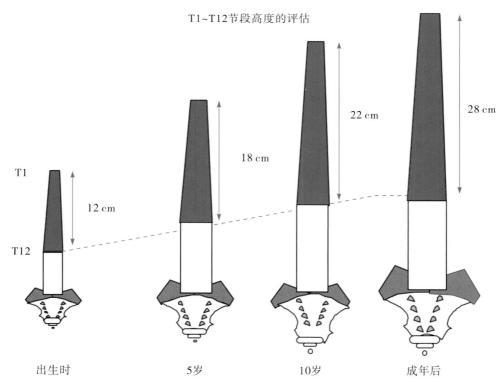

T1~T12节段高度的评估

出生时　　　5岁　　　10岁　　　成年后

图 1.5　从出生到成人对 T1~T12 椎体进行评估

发育成熟时[1,2]，男孩肺实质体积约为 4500ml[3]，女孩约为 3500ml[3]。

肺生长是一个复杂的过程，在这个过程中，肺的不同结构和不同部位以不同的速度生长。新生儿到成人的气管、支气管数量是不变的，但是气管的直径增加了 2~3 倍。相反，包含肺泡和肺毛细血管的周围肺组织即腺泡区，主要是在出生后开始生长和发育。

肺泡化是肺泡增殖发育的过程。一旦肺泡细胞增殖停止，肺生长就主要依赖于肺泡细胞的增大。据估计，30%~50% 的肺泡是出生时即存在的，从胎儿晚期到 4 岁，肺泡数量增加了约 10 倍。

然而，对于肺泡化何时完成并没有达成共识。一些研究认为，肺泡增殖在 3 岁的时候完成；另一些研究则认为，肺泡化在 8 岁时才终止。尸体研究显示早发性畸形的病人肺泡数量少于预期，已有的肺泡也会出现肺气肿改变。这些研究显示，物理性的压迫并不是肺泡数量减少的因素。肺泡数量减少可能是因为肺泡增殖的过早终止。随着新研究技术提供的发现，例如电阻抗成像、MRI 及高分辨率 CT，之前关于肺泡化的研究数据正在受到质疑。

3 岁时平均肺泡数量为 9000 万，成年时达到 3 亿。这说明肺泡增殖在儿童以后仍继续进行着。此外，有研究证实在某些哺乳动物的生命进入成熟期后，肺泡化仍持续进行；而且在成熟的动物中，实验性切除肺组织会激活肺泡化。在人体，有报道 33 岁女性因肺癌切除部分肺组织后出现代偿性肺生长。此外，Cobb 角的纠正与肺活量的增加、脊柱胸廓比值降低均无相关性。

正如之前的假设，越来越多的证据开始证实肺泡化不仅限于儿童早期，可能持续至成熟期或更晚。因此，儿童后期或青少年期的肺泡化可能对早期受损的肺生长提供一种代偿性修复[5,6]。

1.4 手术是系统治疗的一部分

手术并不适用于所有的病人和医生，只适合在专业的治疗中心开展。手术应该是多学科系统治疗的一部分，骨科医生不能单独进行治疗。为了取得最好的治疗结果，脊柱外科医生需要与麻醉医生、胸科医生、心脏科医生、营养科医生、儿科医生、理疗科医生、心理科医生及疼痛科医生通力合作，来处理这类复杂的病人。

为了取得较好的效果，手术施行之前，手术计划需要纳入 4 步"术前"步骤。

1. 儿科评估：需要评估患儿的整体情况，是否有其他基础疾病及这些疾病是否需要治疗。

2. 营养评估：因为手术不可避免地与体重丢失相关，因此，应该优先考虑增加体重。经典的治疗方法作用有限，必要时可进行胃造瘘营养治疗。

3. 心肺评估：心肺功能受损的病人需要日常的物理治疗。需要强调的是不能仅仅关注矫形手术而忽视了呼吸系统的物理疗法。物理治疗在术前及术后稳定病人方面起到了重要的作用，正如日常的再教育对先天马蹄内翻足的重要性。

4. 最后进行骨科评估：评估胸廓及脊柱畸形情况，选择合适的治疗方案（例如 Halo 牵引可改善脊柱的形态，利于内置物的植入）。

患儿的治疗效果依赖于手术及术前、术后的综合治疗，因此，仔细的评估和多学科团队合作提供综合治疗是十分重要的。

1.4.1 手术方案：没有理想的内固定

目前对于早发性脊柱侧凸的治疗并没有理想的方法。保留生长潜能的治疗方法优势在于可以为医生治疗早发性脊柱侧凸的患儿提供多种不同的治疗选择。然而由于研究证据不足，外科医生对于这类治疗有较大的分歧。唯一一项关于医生选择治疗倾向的研究指出，侧凸越严重，外科医生越可能选择生长棒技术，而不是非手术治疗、肋骨撑开技术（垂直可撑开人工钛肋）、生长引导（Shilla）技术及直接融合技术[7]。另外，近年来基于不同技术调节脊柱和胸壁生长机制不同，对保留生长潜能的治疗方法进行了分类。总体可以分为撑开为基础的、加压为基础的和生长引导的治疗技术。

保留生长潜能的手术并不是一蹴而就的，往往面临多重困难。并发症的发生率与手术次数是明确相关的。以撑开为基础的治疗技术中，脊柱生长随时间延长越来越少；脊柱延长收益较小时就没有必要再次撑开；近端交界性后凸是一个严重的并发症，需要复杂的翻修手术；此外，神经系统并发症和感染风险也不能忽视。

近代的技术和内固定系统仅能控制畸形的单个平面，因为撑开力仅作用于脊柱或胸廓。近几年有研究证实垂直可撑开人工钛肋、生长棒或 Shilla 技术能获得脊柱近似正常的生长。所有这些技术的目的是重建脊柱正常生长的同时控制畸形的进展。然而，到目前为止，尚未出现能够控制早发性脊柱三维畸形的技术系统。

撑开型胸廓成形术能够通过"撑开"胸廓，类似于打开阳伞（阳伞效应）的方式增加胸腔容积。该技术避免了中线的手术切口，保留了脊柱的完整性。需要强调的是该技术必须在气管发育完成之前施行。然而，该技术也有其缺点：导致胸廓僵硬、胸壁肌肉挛缩以及呼吸消耗能力增加[8]。

应用于脊柱凸侧或凹侧的生长棒技术能够在调节脊柱生长的同时，控制脊柱矢状面和冠状面的畸形。然而，该技术并不能避免近端交界性后凸的发生，脊柱生长高度也随着时间的推移和多次的撑开越来越少[9]。

最近，脊柱生长导向技术被提出来，治疗畸形的同时不需要多次的手术延长，其中一项是采用两根不锈钢棒通过椎弓根固定来矫正侧

凸的顶椎。该技术通过侧凸顶椎的融合、固定及矫正，同时棒的两端起生长导向作用。椎体的生长主要依靠棒两端与椎弓根螺钉的非固定性滑动。不过该技术仍然创伤较大，需要涉及胸腰椎至少 6~8 个椎体[10]。

目前其他正在研发的非融合技术包括软骨终板的骨骺阻滞技术，椎体凸侧拴系技术和顶椎区镍钛合金 U 形钉技术。这些技术的原理都是限制脊柱不对称生长，保留脊柱活动性，保留椎间盘生理结构以及防止脊柱的融合[11,12]。

磁控生长棒系统可以减少全麻下的手术次数，减少住院次数，进行门诊撑开，减少伤口并发症及心理问题。另外，撑开操作可逐渐进行，并可在患儿清醒的状态下间隔一定的时期进行。缓慢的、近乎每天的撑开可能是最有效的操作，其原理与 40 年前出现的伊氏架骨延长技术十分相似[13,14]。该技术仍有多个障碍需要克服。

1.4.2 手术操作的缺点

手术治疗早发性脊柱侧凸有较高的并发症发生率。这是治疗的焦点问题。多次手术操作增加了并发症的发生风险。有研究指出任何附加的、计划外的手术导致并发症发生率增加 20%。脊椎本身的结构也增大了手术的挑战："幼儿型脊椎"的特点为椎体较小、骨质疏松及软骨较多。5 岁时脊椎只有 1/3 的部分发生了骨化。

并发症发生率为 8%~50%：皮肤问题，切口及麻醉并发症，内置物移位，骨折，自发性融合，断棒，躯干失代偿等都有过报道。为了进行撑开或者非计划手术的反复住院，增加了患儿的离校时间，对其心理健康也有影响[15]。

总体来讲，并发症的发生与肺活量 <50%，Cobb 角 >50°，后凸角 >60°，体重丢失超过 20%，合并疾病，较多的手术次数相关（表 1.3）。反复多次手术会导致自发性融合，肋骨或椎体的自发性融合会给末次融合手术带来更大的挑战[16]。

1.4.3 从小到大的手术创伤

最初的治疗目标是尽量少采取手术治疗。

表 1.3　手术风险评估

手术风险	行走	体重	心功能	呼吸功能（肺活量）	睡眠	并发症
一般	正常	>40kg	正常	正常	正常	无
增加	辅助行走	20~40kg	降低	降低但 >50%	嗜睡	
高	不能行走	<20kg	明显受损	<50%	夜间高碳酸性低通气，阻塞性呼吸暂停	有

注：为了减少手术风险，术前除了要考虑神经肌肉病理状态，其他的因素如行走能力、营养状况、心肺功能以及并发症的情况也必须要考虑。术前不能行走、体重减轻、心肺功能受损的病人并发症发生率较高

然而，由于多次反复手术，外科医生逐渐处理了几乎整个脊柱，忽视了保留更多的节段以保留脊柱活动。从一次手术操作到另一次操作，从一个并发症到另一个并发症，医生融合了整个脊柱。纠缠于反复的手术操作，外科医生往往忽视了保留更多的椎体对于脊柱的生长是至关重要的。事实上，在外科医生忽视的情况下，很多手术固定了 T1~S1 一半的椎体（图 1.6，图 1.7）。一定不要忘记 T1 和 S1 之间仅有 18 个椎体。

在非常小的儿童，应该尽量避免手术，避免过度的脊柱融合。尽管如此，外科医生可以应用混合技术，例如后路的生长棒和畸形顶点的 U 形钉。此外，外科医生还可以根据患儿的年龄调整内固定系统的选择，在越小的儿童使用越小的装置，较大的患儿可以使用稍大的装置。十分重要的是这些原则应该在术前达成包括家属、医生在内的广泛共识。

1.5　系列石膏：避免脊柱手术

治疗发育中脊柱的挑战在于保留胸椎、胸廓及肺发育而不减少脊柱的活动性。很多手术治疗相关的合并疾病使得手术治疗转向传统治疗——系列石膏。

石膏对于婴幼儿早发性进展性的脊柱畸形是一种非手术治疗的选择。它既可以作为一种"拖延战术"——在最终的融合术前阻止畸形进展；又可以作为一种明确的治疗手段。对于年龄小于 20 个月的患儿采用石膏过度矫正，到骨骼成熟时，平均侧凸角度从 30° 维持不变，或者减小到 10° 或更少。另一方面，30 个月之后的病人行石膏治疗时，平均 50° 的侧凸角度并没有获得明显的矫正，但是也没有进展[17]。石

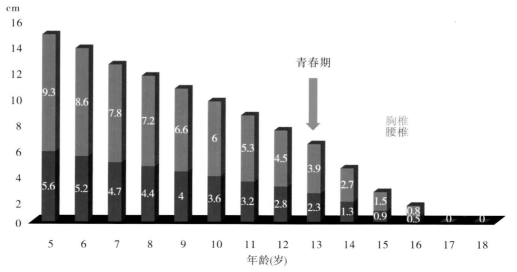

图 1.6　男孩保留 T1~S1 的生长，以上数值均为用厘米表示的平均值

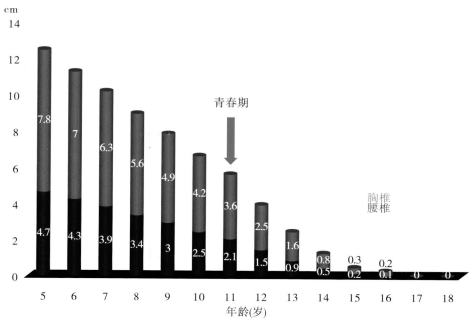

图 1.7　女孩保留 T1~S1 的生长，以上数值均为用厘米表示的平均值

膏治疗的主要优点在于脊柱并未受到干扰。另外，石膏治疗可以帮助病人避免进行脊柱手术。实验及临床研究均证实，靠近脊柱或固定于脊柱的内置物会影响脊柱的生长[1-3,18]。即使保留生长潜能的内置物距离脊柱一定的距离，肋骨及椎体的自发融合也会影响骨科医生进行最终融合手术，给病人造成更高的风险，最终使每个人的满意度都下降[16]。

　　与手术不同，系列石膏不会阻碍或调节脊柱生长，它可以作为一个"正性"矫正力，因为它可以延迟甚至避免手术。但是系列石膏治疗并不适用于所有类型的早发性脊柱畸形。初看之下，石膏给胸廓一个束缚力，限制了胸廓的膨胀。实际上，如果塑形得当，石膏不会压迫胸廓，呼吸运动可以正常进行。这些数据推动了患儿保守治疗的应用；同时还允许了胸廓的扩张、肺的生长以及心功能的发育。

1.6　曲轴现象——永恒的敌人

　　曲轴现象是脊柱后柱融合后，前中柱继续生长，造成了畸形的进展。控制病变脊柱节段的最好方法是控制包括病变区在内的所有的生长软骨。所以，外科医生评估行融合节段的骨骼成熟度和残余的生长潜能是十分重要的。在曲轴现象中，不仅 Cobb 角度增大，脊柱的失平衡也加重，后凸增加，脊柱胸廓指数进展，畸形顶椎区凸入胸廓内。

1.7　撑开后凸是一个悖论

　　矢状面矫形对于取得脊柱侧凸手术的长期成功是关键的。无论何种手术方式治疗早发性脊柱侧凸，都有可能发生交界性后凸畸形。严重的交界性后凸可能需要进行翻修手术。目前已知交界性后凸发生的危险因素包括：术前胸后凸过大，近端胸椎后凸，远端固定椎靠近头侧（表 1.4）。

　　近段交界性后凸是否可以避免？要回答这个问题，我们必须先要明确近段交界性后凸是如何发生的。近段交界性后凸是仅限于脊柱吗？还是医学争论本身的偏爱？换而言之，尽管同样有早发性脊柱畸形，是否一部分病人比另一部分更容易发生近段交界性后凸？

表 1.4 根据文献结果，如何避免近段交界性后凸

做 / 不做	垂直可撑开人工钛肋	生长棒
做	增加锚定点	折弯棒的近段
做	跨过后凸顶点	轻柔剥离
不做	近段固定低于 T4（第 4 肋）	近段固定低于 T4
不做	远端固定过高；必要时固定骨盆	过度矫形
	脊柱柔韧性好并不代表预后良好	

机械因素和基因因素是形成近段交界性后凸的原因。在侧凸矫形手术中，矢状面力线重建是基本目的之一，而预先折棒则是现代几乎所有矫形手术的一项标准操作。然而，早发性脊柱畸形的患儿中，将棒折弯完全适应脊柱形态是不可能的，尤其是在颈椎区。遭遇近段交界性后凸时，外科医生倾向于增加近段及远端的锚定点数量。

当治疗神经纤维瘤病、软骨营养不良或骨骺发育不良的病人时，医生应牢记这些病人的颈椎也是病理性的。治疗这类病人时，先处理颈椎，再关注远端的脊柱畸形是比较明智的。为了减少可能的神经系统并发症，有必要在治疗胸椎畸形之前明确如何处理颈椎。

此外，值得重视的是外科医生有时处于"生物力学违规行为"。当撑开技术治疗脊柱侧凸时会加重某些侧后凸畸形；撑开并不适应于后凸畸形。当进行反复的撑开操作时，矢状面参数可能会进行性恶化。

1.8 撑开次数越多，撑开距离越少

经济学上的"收益递减规律"同样适用于儿科矫形。收益递减规律是指其他投入固定不变时，雇佣新职工新增的产出，最终会少于原有职工的产出。从这点来看，每一个新增的员工将增加越来越少的产出。利用可生长系统治疗早发性脊柱畸形时，结果与此相似。反复撑开所获得的脊柱增长，随着撑开次数的增加和时间的延长而逐渐减少。成功的首次脊柱延长，似乎会导致不成功的随后的脊柱延长。这种现象可能是多次突然的撑开造成脊柱进展性僵硬或自发融合导致的[19]。

每次撑开必须增长坐高。坐高与身高的相关性是有限的。因此，评估脊柱的增长，坐高比身高更加客观。身高的可信度相对较低，因为，下肢的增长会影响撑开距离的判断。

1.9 最终的融合术如何

保留生长潜能的矫形技术，同样适用于内固定已经撑开到终末期的病人的治疗[20]。最终的治疗方案选择取决于最终的诊断，脊柱和胸廓的状态，以及应用的内固定类型。

最终的融合术阻止了脊柱的生长，也可取得明确的矫形效果。它对于已经获得了充足的胸椎长度和胸廓容积增长的患儿是合适的。融合手术时机选择仍有争议，但一般而言，患儿 10 岁或更大时已经完成了胸段增长的绝大部分。

从青春期开始，T1~S1 仍可增长大约 7cm，其中胸椎大约增长 4cm，腰椎增长 3cm。牺牲部分脊柱增长比畸形进展更为明智。此外，畸形的矫正可以代偿部分融合术造成的身高丢失。期待有时是最好的策略。

1.10 病因的异质性，治疗策略的多样性

因为有不同的病因，患有早发性脊柱侧凸的患儿是一个多样化的群体。没有单一的治疗策略，也没有绝对的真理。因此，有必要根据病人的不同需求选择不同的治疗方案。与婴幼儿特发性脊柱侧凸或综合征性脊柱侧凸不同，患有神经肌肉型脊柱侧凸的患儿，面临一系列的挑战和问题，当然也有不同的治疗方案。这类病人都是在年龄较小时发生获得性脊柱侧凸，

但是临床表现、并发症以及治疗的预后相差较大。年龄也是一个必须考虑的因素。患有脊柱畸形的 17 个月大的患儿、5 岁的儿童以及 9 岁的儿童面临着不同的问题也有不同的治疗机遇。

手术治疗必须因人而异。例如，婴幼儿特发性脊柱侧凸的病人可以采用系列石膏治疗，先天性脊柱侧凸及肋骨融合导致胸廓发育不全综合征的病人可能采取开放性胸廓造口术和肋骨分离术受益最多，神经肌肉型脊柱侧凸病人可采用生长棒技术。其次，患有脑瘫及脊柱塌陷畸形的患儿，等到 10 岁直接行最终融合术可能是更合适的。对于低体重的病人（如 Rett 综合征），等到青春期生长高峰也是不合适的，因为他们的低体重推迟了青春期。另外，患有 1~2 个节段的先天性脊柱畸形的病人可从早期的短节段融合获益，这样，外科医生就可以不用考虑最终的脊柱融合手术。

1.11 结论：不要纠结于几厘米的身高丢失

治疗生长的脊柱是一项特殊的挑战。早发性脊柱畸形的病人年龄小、生长潜力大。每一项失败都会对患儿家庭造成巨大的心理创伤。

控制生长中的脊柱意味着保留胸椎、胸廓及肺的生长发育，且不降低脊柱的活动度。我们有实现这些目标的好方法吗？答案恐怕是否定的。

外科医生顾及身高的增长，但不能因此忽视了以下几个基本的原则：

● 临床外观相如何？

● 每年体重增加多少？根据经验，5 岁到青春期开始每年体重增加大约 2.5kg。

● 每年坐高增加多少？一般而言，5~11 岁时坐高每年应增加 2.5cm。

● 肺活量如何变化？

最终应实现以下目标：

● 临床外观相的改善。

● 体重每年增加大约 2.5kg。

● 胸段脊柱高度达到 18~22cm 或更多，这样才能避免严重的呼吸功能不全。

● 肺活量至少达到 50%。

治疗的最终目标是为改善患儿脊柱畸形的自然病史，改善患儿的生活质量，使患儿成长为独立的成人。与患儿的家庭成员必须沟通清楚，这是一个长期的治疗过程；也有必要解释清楚要克服的困难，更不能低估治疗风险。另外，患儿不同需求的重要性次序是不同的。短期最主要的目标是阻止畸形的进展；中期主要目标是改善心肺功能，增加患儿体重；长期目标，即最终目标是使患儿成长为独立的成人，且有可接受的生活质量。我们应尽量避免患儿陷入反复多次的手术操作中。

前路依然漫长，但呼吸生理、儿科营养及外科领域的新进展正在涌现。

一切皆有可能，所谓的不可能只是需要一段较长的时间去完成。

参考文献

[1] DJmeglio A, Canavese F. The growing spine: how spinal deformities in fluence normal spine and thoracic cage growth. Eur Spine J,2012, 21:64-70

[2] Canavese F, Dimeglio A, Volpatti D,et al. Dorsal arthrodesis of thoracic spine and effects on thorax growth in prepubeital New Zealand white rabbits. Spine,2007,32:E443-E450

[3] Canavese F, Dimegbo A, Granier M,et al. Arthrodesis of the first six dorsal vertebrae in prepubertal New Zealand white rabbits and thoracic growth to skeletal maturity: the role of the "rib-vertebralsternal complex." Minerva Ortop Traumato1,2007,58:369-378

[4] Dimeglio A. Growth of the spine before age 5 years. J Pediatr Orthop B,1993,1:102-107

[5] Narayanan M, Owers-Bradley J, Beardsmore CS, et al. AIveolarization continues during childhood and adolescence: new evidence from helium-3 magnetic resonance. Am J Respir Crit Care Med,2012, 185:186-191

[6] Butler JR,Loring SH, Patz S, et al. Evidence for adult lung growth in humans. N Engl J Med,2012, 367:244-247

[7] Yang JS, McElroy MJ, Akbarnia BA,et al. Growing

rods for spinal deformity: characterizing consensus and variation in current use. J Pediatr Orthop,2010, 30:264-270

[8] Campbell RM jr Smith MD, Mayes TC,et al. The effect of opening wedge thoracostomy on thoracic insufficiency syndrome associated with fused ribs and congenital scoliosis. J Bone Joint Surg Am,2004, 86-A: 1659-1674

[9] Thompson GH, Akbarnia BA, Campbell RM Jr. Growing rod techniques in early-onset scoliosis. J Pediatr Orthop,2007, 27: 354-361

[10] McCarthy RE, Luhmann S, Lenke L, et al. The Shilla growth guidance technique for early-onset spinal deformities at 2-year follow-up: a preliminary report. J Pediatr Orthop,2014, 34:1-7

[11] Zhang H, Sucato DJ. Unilateral pedide screw epiphysiodesis of the neurocentral synchondrosis. Production of idiopathic-like scoliosis in an immature animal model. J Bone Joint Surg Am,2008, 90:2460-2469

[12] Betz RR, Kim J, D'Andrea LR, et al. An innovative technique of vertebral body stapling for the treatment of patients with adolescent idiopathic scoliosis: a feasibility, safety, and utility study. Spine,2003, 28:S255-S265

[13] Cheung KM, Cheung JR,Samartzis D,et al. Magnetically controlled growing rods for severe spinal curvature in young children: a prospective case series. Lancet, 2012, 379:1967-1974

[14] Wick JM, Konze J. A magnetic approach to treating progressive early- onset scoliosis. AORNJ,2012, 96:163-173

[15] Bess S, Akbarnia BA, Thompson GH,et al. Complications of growing- rod treatment for early-onset scoliosis: analysis of one hundred and forty patients. J Bone Joint Surg Am,2010, 92:2533-2543

[16] Lattig F, Taurman R, Hell AK. Treatment of early onset spinal deformity（EOSD）with VEPTR: a challenge for the final correction spondyodesis: a case series. J Spinal Disord Tech,2012

[17] Mehta MH. Growth as a corrective force in tile early treatment of proressive infantile scobosis. J Bone Joint Surg Br,2005, 87:1237-1247

[18] Karol LA, Johnston C, Mladenov K, et al. Pulmonary function following early thoracic fusion in non-neuromuscular scoliosis. J Bone Joint Surg Am,2008, 90:1272-1281

[19] Sankar WN, Skaggs DL, Yazici M,et al. Lengthening of dual growing rods and the law of diminishing returns. Spine,2011, 36:806-809

[20] Akbarnia BA, Campbell RM, Dimeglio A,et al. Fusionless procedures for the management of early-onset spine deformities in 2011: what do we know J Child Orthop,2011, 5:159-172

第2章

脊柱的发育

Alain Dimeglio，Federico Canavese；刘团江，译

只有对脊柱发育时的正常参数非常了解才能准确地诊断出早期的脊柱畸形。脊柱畸形的发展，不仅影响脊柱生长，也会影响人体胸廓的大小及形状，而胸廓的改变又会影响肺的发育，形成"多米诺效应"。随着时间的延长，脊柱畸形可能会由一种骨科疾病转变为引起胸廓功能不全综合征、肺源性心脏病甚至死亡的严重系统性儿科疾病。

发育中的脊柱是由按规律拼接的生长板形成的。在人的生长过程中，在短时间内就会发生连续的复杂变化。这些生长变化是非常协调的，能够使不是同时及同大小发育的四肢和脊柱平衡协调的生长。脊柱发育中轻微的错误或变化就会导致畸形，对站姿、坐姿和胸廓的形状、大小、周长以及肺的发育造成负面影响[1,2]。

2.1 临床检查及生物测量

生长发育是进行手术的基础，任何手术方法都要根据过去和将来的身体比例去调整（表 2.1）。

高度计、秤、测量软尺以及骨龄图谱是测量时必需的。所有的生长阶段都是协调进行的，但是每个阶段都有各自的规律（图 2.1）。一份细致的关于各生长阶段站高和坐高、两臂伸展距离、体重、胸围、T1~S1 的脊柱节段长度以及呼吸功能的分析报告能帮助术者在最合适的时

表 2.1 生长阶段伴随着人体比例的改变

生长阶段	坐高		下肢
	头颅	躯干	
胎儿（妊娠早期）	50%	32%	18%
胎儿（妊娠晚期）	35%	40%	25%
新生儿	25%	40%	35%
婴儿	23%	37%	40%
儿童	20%	35%	45%
青少年	18%	34%	48%
成人	13%	40%	47%

注：坐高和下肢长度的比例随年龄而变化。妊娠早期约为 4.5，妊娠晚期约为 3，出生时约为 1.9，儿童时约为 1.3，骨骼成熟后约为 1

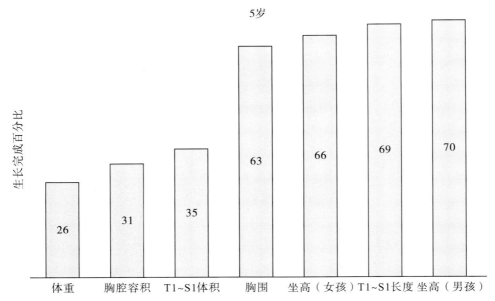

图 2.1　所有的生长阶段都是协调进行的，但是每个阶段都有各自的规律。不是所有阶段处于同一步骤。在 5 岁时，儿童达到最终体重的 26%，但坐高却是最终坐高的 66%~70%

间制订最好的治疗计划。因此，这些测量值应该定期重复仔细地记录，以确保各生长阶段的实时图像和数据从而促进手术计划的制订。临床医生可以通过每 4~6 个月进行一次这些临床检查来方便地评估儿童的生长速度及异常的身体节段 [1,2]。

2.1.1　站高

出生第 1 年的站高增加 25cm，1~2 岁站高大约增加 12.5cm，2~3 岁站高大约增加 9cm，3~4 岁每年大约增长 7cm，5 岁时男孩和女孩站高每年都是增加 5~5.5cm。青春期期间，男孩站高平均增长 22.5cm（13%），女孩为 20.5cm（11%）。

在众多因素中，生长速度是青春期开始最好的标志。青春期开始的第一个信号就是站高每月增加超过 0.5cm 或每年增加超过 6~7cm [1-4]。生长曲线显示，女孩每年站高增加 6cm 或男孩站高每年增加 7cm 证明该患儿处于生长高峰期。这种生长速度或者明显的站高增加称为生长期高峰或加速生长期。在这一时期，男孩平均长高 16.5cm，女孩平均长高 15cm。青春期第 2 年的特点是明显快速增长，到第 3 年生长率变为

平缓或者稳定减少，称为减速期，这一时期男孩平均每年增加 6cm，女孩平均每年增加 5cm [1-3]。

77% 的男性青春期的第一生理信号是睾丸增大，这一时期开始于成年站高停止生长前平均 3.5 年。93% 的女孩青春期的第一生理信号是月经前 2 年，站高停止生长为月经期后的 2.5~3 年 [1-4]。

站高由坐高和下肢长度组成，是全球最通用的测量方式。因为躯干及下肢的生长速度及生长时间不同，儿童站高的丢失并不一定总与严重的脊柱畸形密切相关 [1-4]。

2.1.2　坐高

坐高是评价躯干长度的重要指标，出生时平均为 34cm；女孩生长结束时平均为 88cm，男孩平均为 92cm。严重脊柱畸形的儿童，其坐高的丢失与脊柱畸形严重程度相关。因此，对于患有进展性脊柱畸形的儿童，检测坐高比检测站高更为重要。对于出生后 3 年内或者有神经疾病及脊柱塌陷的儿童，建议检测儿童仰卧位的坐高。

坐高连续性增加或增加速度减慢可分为 3 个时期，第 1 个时期为出生后至 5 岁平均增加

27cm，第 1 年增加 12cm。第 2 个时期为相对静止期，5~10 岁平均每年增加 2.5cm。第 3 个时期相当于青春期，坐高增加 12cm[1-3]。在生长高峰期或加速期[4]，男孩坐高平均增加 12.5cm，女孩为 11.5cm（图 2.2~ 图 2.4）。在减速期，男孩坐高平均增加 4cm，女孩为 3.5cm[1-4]。

2.1.3 体重

体重是评估生长和骨骼成熟增长的有用参数。5 岁儿童的体重大约为 20kg，10 岁时为 30kg，16 岁时达到 60kg 或更高。特别是在青春

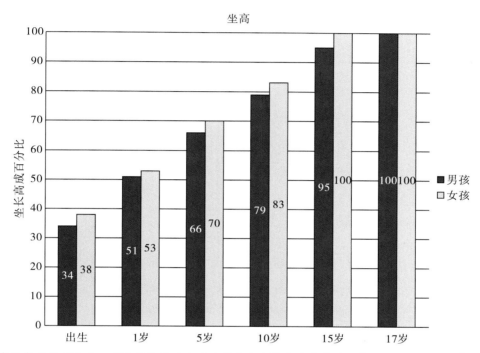

图 2.2 占发育结束后的百分比。不同年龄男孩女孩坐高占发育结束后坐高的百分比。女孩平均坐高发育结束的年龄比男孩早 2 年

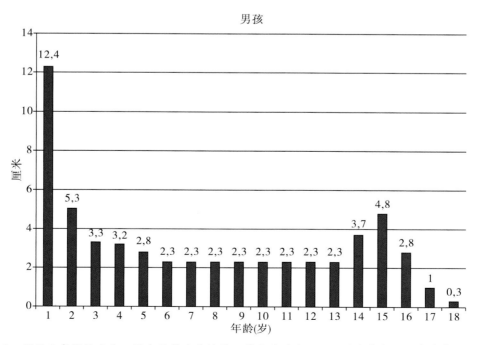

图 2.3 男孩坐高增长变化。图中数值为平均值，单位为厘米。男孩的青春期增长高峰在 13~15 岁

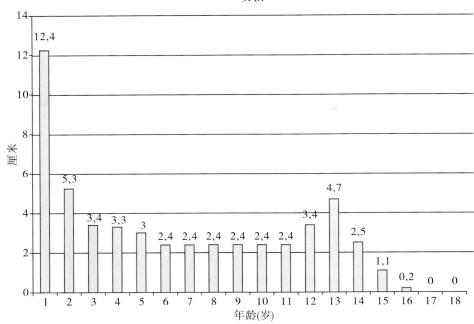

女孩

图 2.4　女孩坐高增长变化。图中数值为平均值，单位为厘米。女孩的青春期增长高峰在 11~13 岁

快速生长期体重常常会成倍增加，在青春期的每一年体重会相应增加大约 5kg。当一个儿童接受支具治疗时，应该记住这个知识点。而且，一个体重超出正常体重 10% 或更高的病人进行脊柱支具支撑的效果不如体重超出正常体重 10% 以内的病人。

出生后的前 3 年生长能量的需求是巨大的，并且比成人需要的更多。各种能量的需求与成人相比大致如下：热量为 110 cal/（kg·d）vs 40 cal/（kg·d）（1 cal=4.185 851 8 J）；蛋白质：2g/（kg·d）vs 1g/（kg·d）；需水量为 150 ml/（kg·d）vs 5 ml/（kg·d）。而且，从出生到成年之间骨质所需钙储量达 1kg。

由于大多数存在严重脊柱畸形或神经损伤的儿童体重指数（BMI）低，这些儿童存在更高的外科手术风险，体重是一个有价值的指标。在入选病例中，手术前应给予病人高能量和营养。伴随肺功能不全特点的儿童营养通常较差，因为从饮食中获取的营养有部分被额外的呼吸运动所消耗。已证实，大约 2/3 的严重脊柱畸形和胸廓功能不全综合征病人行手术后，营养水平的提高能改善术后情况。

请注意，BMI 可能会被误导。一个患有严重侧凸的 9 岁患儿，站高为 110cm，体重为 12kg，这样计算所得的 BMI 是良好的。但是，这一数据并未反映出真实情况，因为这一站高仅符合 1~5 岁的儿童，体重只符合 2 岁的儿童。对于低体重的儿童，青春期至少要让体重达到 40kg，这很重要[1-3]。

出生时平均体重为 3kg，血容量为 0.3L。体重是决定手术的重要因素，术者要严格把握手术的适应证。任何体重的丢失，甚至是轻微的丢失，在 5 岁前行脊柱手术都会导致严重的后果。对于 18kg 重的患儿，1kg 的体重丢失相当于丢失总体重的 6%，对 40kg 及 20kg 的患儿而言手术有着明显差异。因此，处理体重低于 20kg 和超过 20kg 的患儿有着显著的差别。很明显，儿童脊柱术后体重增加是临床病情得到控制的明显信号[1-3]。

2.1.4　两臂伸展距离

两臂伸展距离是间接测量站高的指标，可以用两臂伸展距离来预测不能行走的患有神经

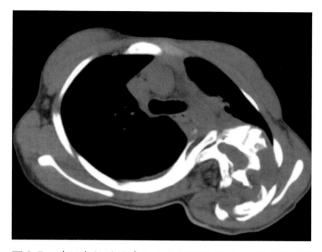

肌肉疾病、脑瘫、脊髓脊膜突出的患儿的正常站高。

两臂伸展距离和站高有着非常好的线性关系。两臂伸展距离和站高97%是一致的，但是在性别方面有一些不同。男孩中两臂伸展距离和站高的比例大于女孩。青春期和成人一直保持着这种比例关系。77%的儿童，两臂伸展距离比站高长0~5cm，22%长5~10cm，还有1%长10cm，甚至更多。根据一般经验，两臂伸展距离的50%约等于坐高，而其1/4约等于T1~S1脊柱节段的长度[1-3]。

2.2 脊柱和胸廓

脊柱生长板的活动过程可用4个词来形容：协调、相互作用、同步、分级。尽管脊柱的生长本身是至少130个不同速度的生长板所导致的，但是正常脊柱的生长是对称和协调的。脊柱的生长包括了一系列的复杂事件，涉及多个代谢过程、基因和信号通路。

人生的第1个5年至关重要。在严重的脊柱侧凸中，由于缺少生长板组织而导致脊柱生长变得不对称。复杂的脊柱畸形会改变脊椎软骨的生长；结果导致身体躯干越来越弯曲，并可通过改变胸廓和肺脏的形成使这种畸形永久存在（图2.5）。因此，许多脊柱侧凸将会演变成生长板发育的疾病[2,5]。

因为生长板三维结构的复杂性，所以外科植入体不可能在每个空间平面都能控制它们。尽管尝试过螺钉固定、关节融合术、椎牵引带、肋骨扩张和生长棒，但是结论仍有争议。

脊柱畸形发展过程中，在关节融合术后，脊柱后半部生长受限，但其前半部继续生长，从而导致了曲轴现象。调控脊柱生长的装置应该能够重新调整使生长板的发育恢复正常并控制曲轴现象[1-4]。而且，生长控制元件应当适应脊髓和胸廓的生长速度，5~10岁每年增加约2.5cm坐高和2.5kg体重，在青春期快速生长期，

图2.5 畸形脊柱对胸廓大小及形状的影响。CT（横截面）示严重脊柱侧凸合并胸廓畸形。作为严重脊柱畸形的后果，畸形脊柱有部分进入胸廓（胸腔内隆起）。"脊柱胸廓比值"可以测量胸腔内畸形脊柱占胸腔容积的比例

每年约增长5cm坐高和5kg体重[1-4]。

2.2.1 脊柱的骨化

椎体的骨化开始于子宫内的第3个月；其骨化首先从胸腰椎区域开始，然后向头侧和尾侧逐渐发展。

对于颈椎部分，骨化中心首先出现在神经弓，然后出现在椎体；其骨化从低节段开始，逐渐向头侧发展。

而且，脊椎骨化中心的前部和后部生长速度并不一样。在胸椎区域，其后部的生长快于前部，从而导致了胸椎后凸的形成。另一方面，在腰椎区域，其前部生长快于后部，从而导致了腰椎前凸的形成[1-4]。

2.2.2 椎体软骨联合和椎管

两侧的椎体软骨联合是位于神经弓和椎骨体中心之间的软骨生长板（单个的前侧骨化中心与两侧神经弓骨化中心之间）。这些结构在椎骨体和后神经弓的生长过程中起着关键作用，它因为可以向两种结构生长而被称为双向生长板。而且，它们允许椎弓和脊髓一起生长。解剖学和影像学研究结果表明，椎体软骨联合会在青春期前消失。然而，最近的MRI研究发现这些结构仍然存在，并可能一直活跃到11~16

岁。之后椎体软骨联合将会融合，在 MRI 影像上不可见。当融合出现时，软骨联合可以在 T1 和 T2 加权像上看见。

猪的生长模型显示，横贯椎体软骨联合的单侧椎弓根螺钉固定会造成软骨联合不对称生长，导致脊柱侧凸，其凸面在螺钉固定侧，且短而小的椎弓根在脊柱畸形的凹面侧。然而，人类的椎体软骨联合到 9 岁时就已经融合，并且 5 岁时椎管就已经生长到其最终大小的 95%。胸椎椎管比颈椎和腰椎的椎管狭窄。因此作为临床经验法则，5 岁之后实施关节融合术对椎管的大小没有影响 [2,5]。

2.2.3　C1~C7 脊柱节段

C1~C7 脊柱节段出生时大约 3.5cm 长；6 岁时长度大约增加一倍（7~7.4cm）；骨骼成熟期时长 12~13cm。颈椎的长度约占 C1~S1 节段的 1/5，约占坐高的 15% [1-4]。

2.2.4　T1~S1 脊柱节段

对 T1~S1 脊柱节段的评估很重要，因为很多脊柱畸形发生在这些节段。出生时，T1~S1 节段大约长 20cm，在骨骼成熟时达到 45cm。应当注意，脊柱的高度占总坐高的 60%，而头部和骨盆占剩下的 40%。

T1~S1 脊柱节段（其中 2/3 是胸椎，1/3 是腰椎）约占坐高的 50%（表 2.1）。在人生的第 1 个 5 年里，它大约会生长 10cm（每年 2cm）；人生的 5~10 岁，大约会生长 5cm（每年 1cm）；人生的 10 岁至骨骼成熟期，大约会生长 10cm（每年 1.8cm；表 2.2）。研究表明，4 岁前的脊柱侧凸病人实施手术并不会改变脊柱侧凸的形态，也不会改善呼吸功能，甚至会阻碍脊柱前部的生长。因此，对于外科医生来讲很重要的是要考虑骨骼的成熟度以及剩余融合脊柱节段的生长能力 [1-3,5,6]。

2.2.5　T1~T12 脊柱节段

T1~T12 脊柱节段是胸廓后壁的组成部分，

表 2.2　从出生到骨骼成熟 T1~T12 及 L1~L5 脊柱节段长度测量

| 发育阶段 | 脊柱节段（cm） | | | |
| | 男性 | | 女性 | |
	T1~T12	L1~L5	T1~T12	L1~L5
新生儿	11	7.5	11	7.5
儿童	18	10.5	18	10.5
青少年	22	12.5	22	12.5
成人	28	16	26	15.5

注：图中数值为平均值

具有重要意义。它在人出生时大约长 12cm，5 岁时大约长 18cm，在骨骼成熟期时平均长约 27cm。胸椎总体占坐高的 30%，一个胸椎骨及其椎间盘约占坐高的 2.5%。对于正常儿童，从出生到 5 岁时，其胸椎纵向生长速度平均约每年 1.3cm，5~10 岁时平均约每年 0.7cm，青春期时平均约每年 1.1cm（表 2.3）。这些脊柱节段的早期融合会影响到胸廓的生长和肺脏的发育。在有进行性畸形的年幼儿童中，其脊柱的纵向生长会减少，并且躯干的正常比例会失调（表 2.1，表 2.2）。如果不经治疗，渐进的早发性脊柱畸形会导致躯干比例失调、身材矮小以及呼吸功能不全。研究表明，未经处理的早发性脊柱侧凸病人比青少年特发性脊柱侧凸病人的肺活量减少大于 15%。Emans 等的研究表明，对于正常的儿童及青少年，通过 CT 和 X 线片测量骨盆入口宽度与年龄无关，可以用来预测胸围。本研究还建立了胸廓和脊柱的标准正常范围，借此来帮助评估治疗的效果 [2,7]。胸椎通过胸肋关节与胸腔相连接，胸肋关节由肋头关节和肋横突关节构成。T12 的椎体借肋椎关节与肋头和肋横突相连，每个关节与肋骨每侧的结节相连。总之，这些构成肋椎关节的滑膜关节在抬高和降低肋骨的过程中起着重要作用，在呼吸过程中可以增大胸腔的横径。此外，肋椎关节对从矢状面、冠状面、横切面上稳定胸椎起着至关重要的作用。

表 2.3 T1~S1，T1~T12 及 L1~L5 节段的生长速度

脊柱节段	年龄（岁）						
	1	3	5	7	9	11	青春期
T1~S1	2			1			1.8
T1~T12	1.3			0.7			1.1
L1~L5	0.7			0.3			0.7

注：图中数值为平均值，且单位为厘米

呼吸系统的问题可因早期的椎体融合术或者已存在的严重脊柱畸形发展而来，并且根据畸形的程度可有多种多样的表现。试验性关节融合术的变化程度同样会影响到路径增长和胸肺功能的不同。进行性脊柱侧凸的早期融合会限制以后脊柱的生长及减少胸部的高度，因此会导致长期的肺活量减少。必须注意的是，早期的脊柱融合，尤其是胸部[8,9]，是导致呼吸功能不全的主要原因，会加重脊柱畸形病人的肺功能恶化。Karol 等报道，胸椎高度至少 18cm 是避免严重的呼吸功能不全的必要条件。此外，他们发现经历了早期脊柱融合的儿童的胸腔深度会减少，并且与正常标准相比，这些儿童的 T1~T12 节段较短。如果在 8 岁之前超过 60% 的胸椎（即 8 个胸椎以上）进行脊柱融合将会导致用力肺活量减少，仅为预测值的 50%。Karol 等的临床研究得到了 Canavese 等之前的试验结果的证实[9]。

2.2.6 L1~L5 脊髓节段

腰椎椎体十分发达，除棘突、横突、上关节突之外，还有韧带和肌肉（竖脊肌、横突棘肌）的附着点。

出生时，腰椎椎骨与颈椎和胸椎椎骨相比较小。随着生长发育，腰椎椎骨及其椎间盘大小每年会增长 2mm。然而对于胸椎椎骨来讲，这种增长每年平均仅有 1mm。

L1~L5 的长度在出生时约为 7.5cm，在骨骼成熟期时平均为 16cm。腰椎长度大约占坐高的 18%，1 个腰椎椎骨及其椎间盘约占坐高的

3.5%。10 岁时，腰椎总长度会达到其最终长度的 90%，但仅有 60% 的人会达到最终的预计长度（表 2.2）。腰椎椎骨的体积从 5 岁至骨骼成熟时增加了 6 倍。10 岁以后实施的腰椎关节融合术导致的坐高减少是最小的[1-3,5]。

2.2.7 椎间盘

出生时，椎间盘的高度占 C1~S1 节段的 1/3。骨骼成熟期，椎间盘的高度占颈椎的 22%、胸椎的 18% 以及腰椎的 25%。

2.2.8 胸廓体积、周长和形状

胸廓是脊柱的第四维度。胸廓的体积在出生时为其最终体积的 6%，5 岁时达到 30%，10 岁时达到 50%。而且，从 10 岁到骨骼成熟时，胸廓体积会翻倍并且其体积将会停止增长。所有类型的增长速度都不会相同。5 岁时，躯干高度会达到其最终高度的 66%~70%，而此时胸廓体积只有其最终的 31%（图 2.1）。

胸围相当于坐高的 95%，并且在出生 5 年内和青春期时都会出现增加。平均而言，新生儿的胸围男孩为 32.3cm，女孩为 31.5cm，并且最终会达到其预计值，此值男孩是 89.2cm，女孩是 85.4cm。

胸廓的形状随着年龄的增加而改变。出生时，胸廓的宽度和深度相差甚小，且其深度和宽度比值接近于 1；相反，骨骼成熟期时，胸廓深度和宽度比值小于 1，因为其宽度增长快于深度。因此，从出生到骨骼成熟时胸廓的整

表 2.4 胸廓形状在生长过程中的变化

发育阶段	胸廓大小			胸廓形状
	胸廓深度	胸廓宽度	深宽比	
出生	79	72	1.1	圆柱 - 横圆柱
5 岁	132	150	0.9	横圆柱
10 岁	160	220	0.7	椭圆柱
骨骼成熟	210	280	0.7	椭圆柱

注：胸廓的形状从出生时的卵圆形逐渐转变为骨骼成熟后的椭圆形。图中数值为平均值，且单位为毫米

体形状是横圆柱形（表 2.4）。生长发育结束时，男孩的胸廓深度平均为 21cm，女孩平均为17.7cm；男孩的胸廓平均宽度为 28cm，女孩为24.7cm。骨骼成熟时，胸廓的深度和宽度分别代表 20% 和 30% 的坐高[1-3,5]。

开放式楔形胸廓造口术能增加胸廓的体积。重要的是在支气管于 8 岁停止发育之前施行这个手术。但是，这个手术肯定会增加胸廓的刚度，因此需要使用更大的力量来呼吸[2,4]。

2.3　肺和胸廓的生长

胸椎与胸廓生长的黄金时间通常在出生到4 岁，该时间与肺部生长的时间重合。从出生到20 岁，肺与胸廓的体积呈非线性增加，生长最为迅速的时期为 4 岁前和青春期。正常生长发育的条件下，肺与胸廓的体积与站高成正比。幼儿时的站高对于肺部的功能和体积有着重要的意义。胸壁和肺泡发育不全可以导致呼吸衰竭。胸廓的畸形限制肺的正常扩张，同时也限制了肺组织细胞增生。肺泡的增生与严重的脊柱畸形和胸廓畸形有关，例如脊柱与肋骨发育不良，Jeune 综合征，Jarcho-Levin 综合征。因此，在关键时期让胸廓与肺正常发育显得尤为重要。有尸检研究报道了有个体因为畸形导致肺泡数量减少。这些研究认为机械压迫不是导致肺泡数量减少的原因，主要原因是过早停止的肺泡增殖。事实上，从胎儿的晚期到 4 岁，大量的肺泡通过 10 倍的速度增长，支气管的发育一般是终止于 8~9 岁。

Gollogly 等回顾了 1050 例正常的胸部呼吸系统的三维 CT 重建，认为肺部软组织的容量是随年龄而变化的。出生时肺部软组织容量为400mL，5 岁时候约为 900mL，10 岁时候约为1500mL，男性成年后约为 4500mL，女性成年后约为 3500mL。从出生到骨质发育成熟，肺的重量从 60g 增加到 750g。肺的生长是复杂的，因为不同的肺部结构的生长速度不同。

新生儿与成年人的气道相似。从出生到骨骼成熟，气管的口径增加了 2~3 倍。相比之下，包含肺泡和肺毛细血管（腺泡区）的肺周围组织经过了充分的出生后生长发育。从婴儿到成年，肺泡的数量增加了 6 倍，肺泡的表面积增加了超过 10 倍，同时伴随肺间质的生长与毛细血管的生长。在呼吸功能发展最快的阶段早期出现脊柱侧凸会阻碍着胸腔的发育并造成胸、肺部不可逆的改变。早期出现进展性的脊柱畸形有增加成年早期死亡率的趋势。特别指出的是，病人被预测肺功能低于 45%，或者侧凸 Cobb 角度大于 110°，会有很高的呼吸衰竭风险[1-10]。

2.3.1　肋骨 - 椎骨 - 胸骨复合结构

肋骨 - 椎骨 - 胸骨复合结构的概念最早于2007 年引入[9,10]。脊柱畸形通过改变其形状和减少其正常运动而严重影响胸椎的发育。肋骨 - 椎骨 - 胸骨复合结构，适合于构建三维胸腔，组成有弹性的类似立方体的结构模型。然而，存在脊柱侧凸的话，它会变成僵硬、扁平的椭圆形，因而会阻止肺组织扩张。情况严重时这种畸形是会致命的，致死原因是骨性胸廓和胸腔内组织之间的共同作用和相互影响，其中的机制尚不是很明确。一些研究关注于试验性关节融合术对脊柱生长、胸廓生长和胸肺部功能的解剖学的影响[9,10]。这些研究阐述了早期的关节融合术，类似严重的脊柱畸形，可以通过改变胸腔和脊柱的形状和减少它们的活动度影响脊柱和胸廓的发育（图 2.6）。Canavese 等是把异常生长的椎骨作为肋骨 - 椎骨 - 胸骨这个复合结构的一部分，来评估生长受到影响的椎体对肋骨、胸骨、肺脏的影响结果的[10]。特别是在胸椎的关键部分（例如 T1~T6 节段）使用关节融合术时，证明影响是非常明显的。胸廓与肺的发育是复杂的，需要肋骨 - 椎骨 - 胸骨复合结构的各组成部分之间完美的协同作用。在这个复合结构中任何一种组成部分变化都会影

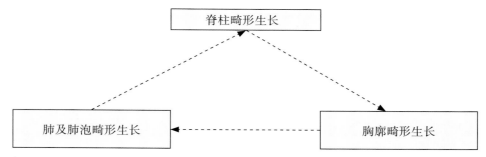

图 2.6　脊柱的扭曲生长会导致胸廓的畸形生长，从而使肺及肺泡的发育变慢。复杂的脊柱畸形会改变脊柱软骨的生长，而进一步的椎体畸形会严重影响胸廓和肺的生长

响其他部分的生长和发育。为了保护胸腔的活动度及保证呼吸系统的发育，治疗不仅应关注脊柱，更要把肋骨－椎骨－胸骨复合体作为一个整体来考虑[9]。

　　肺生长最快是出生后到肺泡增殖完成之间特定的时间段。预计肺泡增殖的阶段是 1~8 岁，但具体时间仍不确定。手术介入扩大胸腔应选择尽量减少术后肺部发育不良及尽量增加肺部生长代偿能力的时机。手术时机仍需进一步深入研究，但宁早勿晚[10]。

2.4　早发的脊柱畸形是一种儿科疾病

　　这个结论是基于对生长图表的严格分析而得出的。生长图表中的数字假定为动态变化，只有对所有随时间推移而变化的生长参数进行严格分析，才能对早发性脊柱侧凸畸形导致的损害有深入理解。

2.4.1　8 岁时的肺活量会在 16 岁时丢失 50%

　　脊柱生长和胸廓生长遵循着严格的法则，只有符合规则才能得以控制。需要识别以下 4 种不同的情况：①临床资料变差。不正常的生长加重了畸形，出现了滚雪球效应。BMI 减少使呼吸肌肉变弱，导致呼吸困难。②临床资料稳定。③临床资料变得更好。各种临床参数得到改善，例如体重、肺活量、坐高。④临床资料正常。这是最理想的，所有的由脊柱畸形导

致损害的临床参数恢复正常。不幸的是，这不一定发生，因为大多数孩子有严重的脊柱畸形，骨骼成熟后会有短躯干畸形、显著的肺活量减少和体型不成比例。

　　手术策略必须考虑对病人中远期的影响，目标是体重达到 40kg，肺活量达到 50%，T1~S1 节段长度达到 30cm，T1~T12 节段至少达到 20cm，以防止出现更严重的临床参数。然而，手术前需要回答 2 个基本问题：手术后能改善什么功能？手术有什么风险？要谨记胸廓是畸形的一部分（肋骨－椎骨－胸骨复合结构）。脊柱、胸廓和肺之间是互相影响的。早期出现脊柱畸形及脊柱生长后出现的脊柱关节融合术，会通过改变胸部的形状影响胸廓的发育，从而减少胸廓的正常活动度。脊柱畸形治疗的挑战在于要保留胸椎、胸廓和肺部的生长且不减少脊柱的活动度。目前已不再认为短直的早期融合的脊柱，优于长节段弯曲的脊柱这一原则是正确的。

参考文献

[1] Dimeglio A, Bonnel F. Le Rachis en Croissance. Paris, France: Springer, 1990

[2] Dimeglio A, Canavese E.The growing spine: how spinal deformities influence normal spine and thoracic cage growth. Eur Spine J ,2012, 21: 64-70

[3] Dimeglio A, Canavese F, Charles YE .Growth and adolescent idiopathic scoliosis: when and how much? J Pediatr Orthop,2011,31 Suppl: S28-S36

[4] Akbarnia BA, Campbell RM, Dimeglio A,et al. Fusionless procedures for the management of early-onset spine deformities in 2011: what do we know? J Child Orthop ,2011,5:159-172

[5] Dimeglio A. Growth of the spine before age 5 years.J Pediatr Orthop B,1993,1:102-107

[6] Goldberg CJ, Gillic l, Connaughton O, et al. Respiratory function and cosmesis at maturity in infantile-onset scoliosis. Spine,2003,28: 2397-2406

[7] Emans JB, Ciarlo M, Callahan M, et al. Prediction of thoracic dimensions and spine length based on individual pelvic dimensions in children and adolescents: an age-independent, individualized standard for evaluation of outcome in early onset spinal deformity. Spine,2005,30:2824-2829

[8] Karol LA, johnston C, Mladenov K, et al. Pulmonary function following early thoracic fusion in non-neuromuscular scoliosis. J Bone Joint Surg Am,2008,90:1272-1281

[9] Canavese E,Dimeglio A, Volpatti D,et al. Oorsal arthrodesis of thoracic spine and effects on thorax growth in prepubertal New Zealand white rabbits. Spine,2007,32:E443-E450

[10] Canavese F, Dimeglio A, Granier M,et al. Arthrodesis of the first six dorsal vertebrae in prepubertal New Zealand white rabbits and thoracic growth to skeletal maturity: the role of the "rib-vertebral sternal complex." Minerva Ortop Traumatol,2007,58:369-378

第3章

先天性脊柱侧凸和椎体分节障碍的遗传学

Peter D. Turnpenny; 方煌，译

在现代分子生物学时代出现以前，遗传学分析通常是通过流行病学研究来进行的，对经验资料进行详细的搜集，用于分析可能的遗传模式和复发危险率，这些研究对遗传咨询很有帮助。在儿童特发性脊柱侧凸方面，Wynne-Davies研究了134例婴儿及其一级亲属，发现接近3%的父母和3%的兄妹有相同的或近似的畸形[1]。先天性心脏病2.5%的发病率（总人口发病率为6/1000新生儿）和智力缺陷13%的发病率，提示先天性脊柱侧凸（congenital scoliosis，CS）在儿童中占有显著比例。Erol等研究了有不同形式的CS和椎体分节不全畸形（segmentation defects of the vertebrae，SDV）的81个家长，其中39人被纳入研究，发现15人（38%）有多器官或综合征的关联，有一些患眼耳脊柱综合征（oculo-auriculo-vertebral，OAV；或称Goldenhar综合征）[2]。Purkiss等研究了237例患CS的病人，确定了49例家族中有两个及以上家庭成员有先天性或特发性脊柱侧凸的病人，推测CS有更高的可达20.7%的遗传发病

率[3]。17.3%的家庭有特发性脊柱侧凸的家族史。Maisenbacher等报道了CS病人中10%的人，其一级亲属有特发性脊柱侧凸[4]。这些风险数据是多样的，需要更多的研究去厘清表型分层。

表3.1列出了已知的关于CS或SDV的罕见综合征及其的遗传学基础。绝大多数综合征非常罕见，其中最常被纳入临床研究的是OAV/Goldenhar综合征，VATER或VACTERL（脊椎、肛门、心脏、气管食管、肾脏和四肢）关联，MURCS（苗勒管、肾发育不全、颈胸椎节发育不良）关联，妊娠糖尿病综合征。这些临床综合征的发病机制尚不清楚。脊柱外科医生、儿科医生和遗传学家会提供大量这些病例的影像学和结构异质性资料，这些疾病在临床表现或基因上的诊断非常模糊（包括OAV/VACTERL/MURCS关联的疾病，因为它们的病因不明），并且很难解释。表3.1提醒，对于年轻或不很年轻的患有CS或SDV的病人应该要进行仔细的体检和彻底的调查，包括其他异常和可能的综合征的诊断。因此，转诊到临床遗传病学家处

表 3.1 包括椎体分节障碍的一些综合征和疾病

综合征 / 障碍	人类孟德尔遗传数据库编号	基因名
面骨发育不全	263750	DHODH
Alagille 综合征	118450	JAG, NOTCH2
Anhalt 综合征 *	601344	
Ⅲ 型骨发育不全	108721	FLNB
躯干发育异常	211970	SOX9
Casamassima-Morton-Nance 综合征 *	271520	
尾部退化 *	182940	
脑部胸部发育不良 *	213980	TMC01
CHARGE 综合征（先天性虹膜缺损，心脏病、先天性后鼻孔闭锁、生长迟缓、生殖器官发育不良、耳畸形）	214800	CHD7
"染色体" *		
Currarino 综合征	176450	HLXB9
Ⅱ 型骨发育不全（de la Chaplle 综合征）	256050	SLC26A2
D 综合征 /22q 11.2 缺失 / 心瓣面综合征	188400	
Dysspondylochondromatosis*		
股骨发育异常 *	134780	
进行性骨性纤维化发育不良	135100	ACVR1
Fryn-Moerman 综合征 *		
Goldenhar 综合征 / OAV 谱 *	164210	
Holmes-Schimke*		
色素失调症	308310	IKBKG
Kabuki 综合征 *	147920	MLL2
Mckusick-Kaufman 综合征	236700	MKKS
KBG 综合征 *	148050	ANKRD11
Klippel-Feil 异常 *	148900	GDF6, PAX1+
Larsen 综合征	150250	FLNB
较低的中胚层发育不全 *		
母亲患糖尿病 *		
MURCS*	601076	

续表

综合征 / 障碍	人类孟德尔遗传数据库编号	基因名
多发性翼状膜综合征	265000	CHRNG
OEIS 综合征 *	258040	
PHAVER 综合征 *	261575	
RAPADILIO 综合征（RECQL4-相关障碍）	266280	RECQL4
Robinow 综合征（ROR2 相关障碍）	180700	ROR2
Rolland desbuquois 型 *	224400	
Rokitansky 序列征 *	277000	WNT4+
Silverman-Handmaker 型分节发育异常（DDSH）	224410	HSPG2
Simpson-Golabi-Behmel 综合征	312870	GPC3
并腿畸形 *	182940	
脊椎 - 腕 - 跗骨骨性结合	272460	FLNB
Thakker-Donnai 综合征 *	227255	
Toriello 综合征 *		
Urioste 综合征 *		
VATER/VACTERL*	192350	
Verloove-Vanhorick 综合征 *	215850	
Wildervanck 综合征 *	314600	
Zimmer 综合征 *	301090	

缩写：CHARGE, coloboma 先天性虹膜缺损，heart disease 心脏病，atresia choanae 天性后鼻孔闭锁，retarded growth 生长迟缓，genital hypoplasia 生殖器官发育不良，ear anomalies 耳畸形；MURCS, Mullerian duct 苗勒管，Renal aplasia 肾发育不全，Cervicothoracic Somite dysplasia 颈胸段原节发育不良，OAV, Oculo-Auriculo-Vertebra 眼 - 耳 - 脊椎；OEIS, omphalocele 脐膨出，exstrophy 外翻，imperforate anus 肛门，Spine defects 脊髓缺陷；OMIM, Online Mendelian Inheritance in Man 人类孟德尔遗传数据库；PHAVER, pterygia 翼状胬肉，heart defects 心脏缺陷，autosomal recessive inheritance 常染色体隐性遗传，vertebral defects 椎体缺陷，ear anomalies 耳畸形，radial defects 桡骨缺损；RAPADILINO, radial ray defect 放射缺陷，patellae hypoplasia or aplasia 髌骨发育不全或缺如，以及 cleft or highly arched palate 裂或上颚，diarrhea 腹泻和 dislocated joints 关节脱位，little size and limb malformations 小尺寸和四肢畸形，long slender nose and normal intelligence 鼻子细长和智力正常；VACTERL, vertebral 椎体，anal 肛门，cardiac 心脏，tracheoesophageal 气管食管，renal 肾脏，limb 四肢

* 潜在原因不明

+ 可能的相关报道：PAX1[73] 和 WNT4[74]

应该是病人就诊的一部分。

CS 经常伴随 SDV 出现，但并不总是这样。例如在一些严重的综合征中，尽管椎体形成异常可能是存在的，但一些分节异常的情况不存在。这种情况的出现提示对骨骼发育不良疾病的诊断需要考虑，尽管准确的影像学诊断需要随访儿童生长过程中的骨骼生长变化的资料。临床遗传学意见对遗传学检测可能非常有用。例如先天性蜘蛛样指综合征挛缩症（Beals 综合征）是一种常染色体显性遗传疾病，病因在 FBN2 基因的突变；软骨发育异常斑点 Conradi-Hunermann 型（Happle 综合征）是与 X 染色体有关的疾病，病因在 EBP 基因的突变；骨畸形发育不良是一种常染色体隐性遗传疾病，病因在硫转运体基因 SLC26A2（也称 DTDST）；脊椎干骺端发育异常 Kozlowski 型是一种常染色体显性遗传疾病，病因在 TRPV4 基因突变。

3.1　脊椎肋骨发育不良和体节发生

对 SDV 遗传学基础理解上的主要进步来自于动物模型中体节发生的研究，特别是小鼠和雏鸡。繁殖敲除特定基因的动物和测定多种基因表达有助于阐明发育途径的机制。体节发生是指由于近轴中胚层成对的阻碍使体节中胚层变为形成体节的有序过程。在人类胚胎发育中，这一过程发生在胚胎形成后 20~32d。并且在这个过程中成对的体节从延喉尾轴方向沿中线两侧分布。小鼠每 1~3h 形成 1 对体节，然而对于人，根据细胞培养模型和阶段解剖分析，估计形成 1 对体节的周期为 6~12h。体节最终产生 4 个结构：生骨节，形成中轴骨骼和肋骨；生皮节，形成皮肤；生肌节，形成轴向肌肉组织；联合节，形成肌腱[7,8]。体节发生在原肠胚形成不久开始出现，这一过程一直持续到预定数量的体节块形成。在人体中有 31 个成对的体节块组织形成，但是对于不同的物种则数目不同。体节边缘的形成过程是按精确时间安排的，从体节的最头端开始，逐步产生更多的尾侧体节。边缘形成的过程是分子精密调控的结果。这一分子过程是由 Notch,Wnt,FGF 信号通路[9,10]组成之间相互的正负反馈调节决定的。在体节中胚层的前 3 节，分节边缘的形成受到因子 FGF8 水平的影响；这一过程发生在胚胎尾部区域[11]，而且可能维持细胞保持在非成熟阶段，直到 FGF8 因子水平降低到阈值以下，边缘才能形成。体节已经包含了便于最终脊柱识别的特异性，这一过程由转录因子中的 Hox 家族调控[12]。Hox 家族在小鼠体节发生的过程中也会出现振荡性基因表达[13]。

Wnt 信号通路同样会出现振荡性基因表达，在时间相位上不同于 Notch 信号通路，而且 Wnt 信号通路在分节的时刻表中起着至关重要的作用。14~16 体节边缘的形成需要前测定介质和分节时刻表（Notch, FGF, Wnt），而且它们也说明了推定体节的首尾模式，MESP2 基因在其中

表 3.2　对脊椎肋骨发育不良和脊椎胸廓发育不良推荐的定义[72]

特点	脊椎肋骨发育不良	脊椎胸廓发育不良
一般情况	胸廓形状没有明显不对称	胸廓形状不对称，以及肋骨呈蟹状扇形展开
	轻度的，非进行性脊柱侧凸	轻度的，非进行性脊柱侧凸或没有脊柱侧凸
	多椎体 SDV（M-SDV；>10 相邻节段）	广泛性的 SDV（G-SDV）
	缺少 bar	
	肋骨错位伴随肋间的融合点	规则对齐的肋骨，在肋椎关节区融合，但是没有肋间融合点
特异描述表现	幼儿时椎体 "卵石滩" 样的影像表现（图 3.1）	幼儿影像有明显的脊椎椎弓根 "轨道征" 表现，在 SCD（图 3.2）中没有出现脊椎横断层影像的 "镰状细胞" 外观[40]

缩写：SCD，脊椎肋骨发育不良；SDV，脊椎分节不全畸形

非常重要[17]。*MESP*2 基因表达在体节形成过程中的尾侧。在这一区域，Notch 信号通路是激活的，FGF 信号通路是缺失的，而且表达转录因子 Tbx6。体节块建立的精确周期性由几个所谓的周期或是振荡基因调控。震荡基因中的 LFNG 和 HEFS7 这两个基因，与人类和动物的体节发生密切相关。

已经形成的体节，它们自身随后分为前端和尾部。椎体由一个体节尾部和相邻的体节头部形成，这一现象被称为重新分节[18-21]。在理解了动物模型里体节发生分子生物学以后，即使对一些罕见疾病，结合一些具有特异性表现模式的病人及家族，可以更好地理解 CS/SDV 病人的病因。正在进行中的研究会确认更多参与体节发生调控的周期性基因和通路。

3.2 专业术语

正确解释这些在临床实践中容易前后矛盾且混淆术语的用法十分必要。术语 "脊柱肋骨发育不良"（spondylocostal dysostosis, SCD）已经并将继续广泛用于影像学表型，其包括椎体异常的分节和肋骨异常。但是，出于本研究目的，我们使用了表 3.2 给出的定义。目前已经有了对

表 3.3 根据 Mortier 等[22]的研究，既往提出的关于脊柱分节异常的分类

术语	定义
Jarcho-Levin 综合征	常染色体隐性遗传
	对称性蟹状胸
	致命的
脊椎胸廓发育不良	常染色体隐性遗传
	家族内的变异，十分严重的 / 致命的
	相关异常罕见
脊椎肋骨发育不良	常染色体显性遗传
	良性的
异质性组	散发的
	相关异常多见

SDV 分型的一系列尝试，其中结合表型和遗传方式做出的分型方案（表 3.3）[22]是由 Mortier 等提出的。Takikawa 等提出的 SCD 分型方案，对 SCD 的定义非常宽泛（表 3.4）[23]。这两种分型方案均通过蟹状胸的特征表现定义 Jarcho-Levin 综合征[24]，但通过更多细节上的观察，这实际是一种误用。被 Mcmaster 和 Singh 等用手术方式区分融合和分节（表 3.5）[25]。而与 Mcmaster 和 Singh 等的分型方案相似， Aburakawa 等[23,26]提出的包含有椎体形态（表 3.6）的椎体畸形分型方案没有将脊柱作为一个整体去评估区分先天性脊柱畸形的表型模型。颈椎区的椎体融合

表 3.4 根据 Takikawa 等[23]的研究，既往提出的关于椎体分节障碍的分类或定义

术语	定义
Jarcho-Levin 综合征	对称性蟹状胸
脊椎肋骨发育不良	超过两处的脊柱畸形，伴有肋骨畸形（肋骨融合和 / 或肋骨缺失）

表 3.5 根据 McMaster 和 Singh 的研究[25]，造成先天性脊柱后凸 / 先天性侧后凸畸形的脊椎异常分节的分型（外科 / 解剖学）

类型	解剖结构异常	异常
I	椎体前半部分的形成异常	椎体后外侧 1/4 半椎体
		· 单一外侧 1/4 半椎体
		· 两个邻近外侧 1/4 半椎体
		后方半椎体
		· 单一后方半椎体
		· 两个后方半椎体
		蝶形（矢状裂）椎
		前方或前外侧椎体楔形变
		· 单一蝴蝶椎体
		· 两个邻近蝴蝶椎体
II	椎体前半部分的分节异常	前方未分节骨桥
		前外侧方未分节骨桥
III	混合异常	前外侧方未分节骨桥伴对侧后外侧 1/4 的半椎体
IV	无法归类	

表 3.6　椎体分节障碍的分型 [23,26]（改良的北美分型）

形成障碍
Ⅰ 型
A. 双椎弓根
B. 半分节
C. 钳闭的
Ⅱ 型
D. 非钳闭的，无侧移
E. 非钳闭的，伴侧移
Ⅲ 型
F. 多椎体
Ⅳ 型
G. 楔形椎
H. 蝴蝶椎
分节不全
I. 单侧骨桥
J. 完全骨桥形成
K. 楔形（伴窄椎间盘）
混合的
L. 单侧骨桥，伴半椎体
M. 无法归类

注：半椎体出现在分型 B、C、D、E、F 和 L

或异常分节——Klippel-Feil 异常（先天性颈椎融合畸形），已被归入亚分类（表 3.7）[27,28]，但 Clarke 等提出了结合遗传模式的更有远见、更为细致的分类方式（表 3.8）[29]。这些分型方案运用有限的专业术语并不能完整细致地归纳临床实践中 SDV 影像学表型的多样性，同时也没有结合分子遗传学的知识。骨软骨发育不全的分类没有被包含在 SDV 的分型中。因此，后面会介绍来自椎体畸形和脊柱侧凸国际联盟（ICVAS）提出的一种全新的分型方案。

基于定义，SCD 是由多处或广泛 SDV（M-SDV 或 G-SDV）导致的以躯干和身材短小，常伴有肋骨融合和（或）排列异常为特征表现的一种疾病，其中存在一组不伴有其他器官畸形的轻微、非进行性脊柱侧后凸。目前发现 5 个 Notch 信号通路基因与此有关联，其中 4 个表现为常染色体隐性遗传，另 1 个为常染色体显性遗传。现在描述的更为详尽，表 3.9 总结了这些情况及与其相关的基因。

临床实践中，病人的椎体分节异常通常是局部性或累及脊柱非常有限，远远多于罕见的单基因遗传型的病人，后者在新生儿中的发生率大约为 1/1000。单基因遗传型往往表现为偶发，多发不对称，且伴有其他器官先天性畸形。

表 3.7　根据 Fei 和 Thomsen 的研究 [27,28]，参考颈椎椎体融合或分节异常的 Klippel-Fei 异常分类

类型	位置	异常
Ⅰ	颈椎和上胸椎	大量的融合和骨性结合
Ⅱ	颈椎	仅见一或两个空隙，半椎体，枕寰关节融合
Ⅲ	颈椎和下胸椎或腰椎	融合

表 3.8　根据 Clarke 等 [29] 的研究，对 Klippel-Fei 综合征的分类（改编自原始文献）

分类	椎体融合	遗传	可能的异常
KF1	唯一一类 C1 融合；C1 融合不是主要的；其他融合多样性表现	隐性遗传	短颈；心脏，泌尿生殖道，颜面，听觉，四肢，视觉缺陷；表现多样性
KF2	C2~C3 融合显性表现；C2~C3 多为头端融合；颈椎、胸椎、腰椎融合；家族性的变异	显性遗传	颜面，听觉，耳鼻喉，骨骼和四肢缺陷；表现多样性
KF3	个别的颈椎融合；位置多样性；除了 C1 之外的任何颈椎融合	隐性或外显率减低	颜面，面部畸形学；表现多样性
KF4	颈椎椎体融合；数据有限	可能的 X 连锁遗传；主要是女性受影响	听觉和视觉异常；展神经麻痹伴眼球回缩，也称为 Wildervanck 综合征

表 3.9 根据表 3.2 推荐的定义，导致椎体分节障碍（脊柱肋骨发育不良）的基因

基因名称	染色体位点	蛋白质名称
DLL3	19q 13.1	Delta-like 蛋白 3
MESP2	15q 26.1	中胚层后蛋白 2
LFNG	7p 22	β-1,3-N- 乙酰葡糖氨基转移酶 lunatic fringe
HES7	17p 13.2	转录因子 HES-7
TBX6	16p 11.2	DNA 结合蛋白 T-BOX6

3.3 脊柱肋骨发育不良（SCD）亚型的临床描述和遗传学

3.3.1 脊柱肋骨发育不良 1 型（SCD-1）

超过 30 处的 DLL3 突变位点现在已经被识别出来，其中大多数已被发表公布[32,33]。报道的全部病例均通过常染色体隐性遗传。大部分突变病例为一致的影像学表型和临床表型。这些病例中 G-SDV（包括半椎体）是存在的（即病变累及全脊柱）。尽管一些病例的胸椎节段遭到更严重的破坏，但是仍存在从颈椎至腰椎不同椎体节段的异常结构和形态的一般一致性。儿童时期的脊柱前后位影像学表现为椎体形态呈圆形或卵圆形，并有光滑的轮廓（图 3.1）。这种表现又被称为"卵石滩征"[33]。该类型病人身高受到不同程度的影响，根据指距测量（假设臂长不受影响），受轻度影响的病人身高比预计值要低大约 15cm。身高的变异性可以作为家族标记[34]。

有 2 例病人的 DLL3 位点突变，但他们的表型较轻，尽管全脊柱受累（未公布数据），但椎体分节异常的表现不重。这 2 例病人均为 DLL3 位点错义突变而非蛋白质切断或蛋白质变异，所以尽管不是全部，但一部分的错义突变是较轻表型产生的原因。

病人躯干有不同程度的短缩并伴有腹部膨出，致命性并发症十分罕见。虽然曾有 1 例 Turnpenny 等（1991 年）报道的相关病人死亡

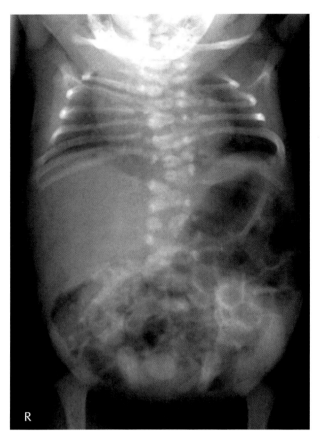

图 3.1 基因 DLL3 突变造成的 1 型脊椎肋骨发育不良的影像学表型。本图显示了整个脊柱分节异常和多个椎体异常的卵形外观，即"卵石滩"征。肋骨错位以及在肋骨长度方向上具有融合点

的病例，报道中该 7 个月大的病例尸检时发现有较大的动脉导管未闭并横膈膜发育不全。[34] 同时其他的一些病例报道也强调了此型存在卵圆孔未闭。脊柱肋骨发育不良 1 型（SCD-1）的病人由于继发于短躯干所导致的腹内压增高，其出现腹股沟疝的风险增高。但通常来说，SCD-1 型病人的脊柱畸形往往是单独出现的，而且 SCD-1 型病人没有学习障碍或者智力障碍的表现。虽然早期就出现了轻微的脊柱侧凸，但是大部分相关病人一生中脊柱侧凸保持稳定，所以通常没有脊柱外科手术治疗的指征。

SCD-1 型的遗传学研究

1991 年首次报道了利用基因自动配型映射技术在一个庞大的阿拉伯 - 以色列家族中确认所携带的染色体 19q13.1 上识别 SCD 常染色体

隐性遗传位点[34]。在有着与 SCD-1 的病人脊柱畸形表现惊人相似的胖鼠上截取的鼠类 7 号染色体上携带 DLL3 的基因区域与上述基因区域是同线的。在 3 个近亲家庭的成员中发现有 DLL3 基因的突变[38]。人类末端外显子对应于鼠类 9、10 末端外显子的融合体，除了末端外显子，人类 DLL3 基因组与鼠类 DLL3 基因组几乎相同，因而翻译出来的人类蛋白质额外多出 32 个氨基酸。人类和鼠类的内含子基因大小具有多样性。DLL3 基因是由信号序列（SS）、DSL 域、6 个高度保守的表皮生长因子（EGF）重复序列和 1 个跨膜区依序排列组成。大约 75% 的阳性病例存在蛋白质截断无义突变（其余为错义突变），亲代血缘关系在病例中占有相同的比例。研究发现 C309R 和 G404C 两处错义突变与稍轻的影像学表型相关，这可能是由于它们位于 EGF 域中。

3.3.2 脊柱肋骨发育不良 2 型（SCD-2）

目前仅有一个因 MESP2 基因突变而患有 SCD 的家族病例被正式公布过，此病例表现为常染色体隐性遗传[39]。但在 2005 年的一次国际会议上，出现了第二个具有相同突变和相似影像学表型的相关病例家族。后继的单体型分析并没有找到这两个家族拥有共同血统的证据（数据未公布），所以该基因独有的 4 个碱基对的重复突变再一次出现了。一个服务性实验室（数据未公布）在另一个病例中检测出 SCD-2 型是 MESP2 基因突变所导致的一种复合杂合子。SCD-2 型病例的影像学表型与 SCD-1 型既有相似又有不同；不同处在于 SCD-2 型病例与 1 型相比其肋骨通常更加接近正常排列，并且 SCD-2 型胸椎的分节缺陷往往比腰椎的分节缺陷更加严重（图 3.2）。病人身高很少受影响。同 SCD-1 型一样，SCD-2 型没有合并另外其他器官畸形的报道。

SCD-2 型遗传学研究

对一个 DLL3 基因检测为阴性的近亲家

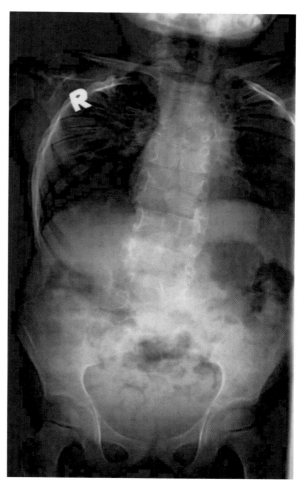

图 3.2 基因 MESP2 突变造成的 2 型脊椎肋骨发育不良的影像学表型。本图显示了整个脊柱分节异常，胸廓区域严重的异常。（转载自 Turnpenny et al. University of Washington, 2009）

族病例行全基因组扫描测试来证明 SCD-2 与 15q21.3–15q26.1 的关联性。体节发育基因 MESP2 位于此区域，同时测序鉴定出一处 4 个碱基对（AGGC）的重复，存在一个移码突变，其受试病人属于纯合子，父母属于杂合子[39]。在 68 条正常种族匹配控制的染色体中并未发现这种突变。

MESP2 基因编码一个碱性螺旋 - 环 - 螺旋（bHLH）转录因子和翻译出一个包含 397 个氨基酸的蛋白质：人类 MESP2 蛋白质同鼠类 MESP2 蛋白质存在 58.1% 的一致性。人类 MESP2 蛋白质氨基末端包含一个碱性螺旋 - 环 - 螺旋（bHLH）区域，其包括 51 个氨基酸，分为一个 11- 残留碱性域、一个 13- 残留螺旋 I 域、一个 11- 残留环形域及一个 16- 残留螺旋 II 域。人类与鼠类的 *MSP*1 和 *MSP*2 的环形域均是保守的。另外，*MESP*1 和 *MESP*2 包含一个独特的 CPXCP 基序直接通过羧基端与 bHLH 域相连。人类 *MESP*2 基因的氨基和羧基末端被一个 GQ 重复区域（13 次重复）分隔，GQ 重复区域也出现在人类 *MESP*1 基因中（2 次重复）。鼠类 *MESP*1 和 *MESP*2 基因并没有 GQ 重复，但是在相同区域包含有几个 QX 重复。在 SCD-2 型的病例中，被识别的突变似乎并不是衍生蛋白质无义介导降解的原因，与脊柱胸廓发育不良型（STD 型）的基因突变产生的影响相比，SCD-2 型突变的 *MESP*2 基因导致了病变较为严重的表型。

3.4 脊柱胸廓发育不良型（STD）

SCD 型病人沿着肋骨长度方向的融合点通常很明显，而 STD 型病人的肋骨呈后端融合，侧边展开（蟹形表现），并不是沿着肋骨长度方向的融合。在疾病早期，SCD-1 型病人具有多个圆形半椎体（卵石滩征）[33] 的特征表现，并且椎弓根不清晰。相比之下，*MESP*2 基因相关的 SCD 型和 STD 型病人的椎弓根在胎儿期和儿童早期就完全成形并清晰显著（图 3.3），基于此种表现我们将其称之为"轨道征"。Cornier 等曾详细描述过最严重类型的 STD，他们在婴儿期具有显著的患上致命性呼吸功能不全的风险 [40]。绝大多数病例报道的病人为波多黎各人，但全球各地均有出现。此类型病人的 *MESP*2 基因突变导致了无义介导的衰变。

3.4.1 脊柱肋骨发育不良 III 型（SCD-3）

据我们所知，目前仅报道过一个且唯一一个因为 *LFNG* 基因突变而患有 SCD 的病人家族 [41]。该家族具有黎巴嫩 – 阿拉伯血统，病人双亲为近亲。该病人表现出比 SCD-1 型和 SCD-2 型更

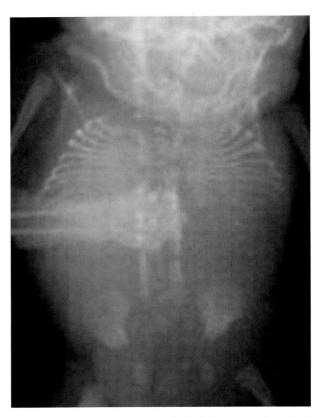

图 3.3　基因 *MESP*2 突变造成的脊椎胸廓发育不良的影像学表型。本图显示了脊柱严重短缺、广泛分节缺陷、脊肋区后部肋骨的蟹状扇形展开和对齐的肋骨。椎弓根在这一早期已经骨化了（与 1 型脊椎肋骨发育不全相比），称为轨道征（由 eLS 惠允转载）

为严重的椎体分节破坏，导致了躯干明显短缩，但四肢长度正常（图 3.4）。在成明显角状的胸椎节段中存在多个椎体骨化中心。病人臂展长度（186.5cm）与病人成年身高（155cm；下半部分 92.5cm）的对比提示病人的脊柱有严重缩短。同时病人也表现出轻度上肢远端关节挛缩，但该表现源自本病还是继发于周围神经卡压尚不明确。

SCD-3 型的遗传学研究

运用候选基因检测方法确定一例未发生 *DLL*3 和 *MESP*2 基因突变的 SCD 病人的遗传发病原因。*LFNG* 基因编码一个翻译后修饰 Notch 家族细胞表面受体的糖基转移酶（特异性岩藻糖 β1，3-N- 乙酰氨基葡萄糖），这是信号传导通路调节的关键步骤 [42]。*LFNG* 基因是一个"周

变引起了纯合子个体疾病的发生。

3.4.2　脊柱肋骨发育不良Ⅳ型（SCD-4）

目前为止，共有两篇关于 HES7 基因突变和 SCD 有关联的病例报道[43,44]。在第一篇病例报道中，病人具有类似轻度 STD 的 G-SDV 表现，并有肋骨呈后端融合，胸廓蟹形展开（图 3.5）。此病人为 HES7 基因纯合子突变，同时患有腰椎脊髓脊膜膨出神经管缺失；在第二篇病例报道中，SCD 只发生于 HES7 复合杂合子突变的个体，而且病人并没有相关畸形[44]。SCD-4 型与神经管缺失及其他中线缺陷的相关性有待阐明。

SCD-4 型的遗传学研究

HES7 基因编码一个 bHLH-Orange 域的转录抑制因子蛋白，该蛋白质是 Notch 传导通路的直接靶点和减弱 Notch 信号负反馈调节机制的一部分。同 LFNG 基因一样，HES-7 基因也是 Notch 传导通路的一个周期基因[45,46]。作为循环

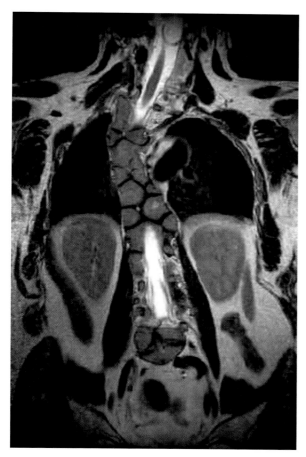

图 3.4　基因 LFNG 突变造成的 3 型脊椎肋骨发育不良的影像学表型。本图特别展示了脊柱胸段的严重短缺。（转载自 Sparrow et al. Elsevier,2006）

期"基因，这个"周期"基因的表达波在体节中胚层中沿着头尾方向行进，LFNG 基因对下一个体节边界的形成至关重要。基于 LENG 基因在缺失 DLL3 基因的老鼠胚胎（DLL-3 表型的小鼠与 LFNG 基因无效突变的小鼠几乎一模一样）中表达严重失调，以及 LENG 基因与 Notch 传导通路是有关联的（同 DLL3 与 MESP2 基因），我们对 LFNG 基因进行了测序。在相关病例中，纯合子错义突变（c.564C → A）致使苯丙氨酸取代亮氨酸（F188L）；未患病父母则为杂合子突变。未来一些评估 F188L 功能的试验可以为 LFNG 基因错义突变导致 SCD 的发生提供更多的证据。研究表明，像野生型 LFNG 蛋白质一样，F188L 未被定位于高尔基体，并且 F188L 缺乏转移酶活性。总而言之，c.564C → A 的错义突

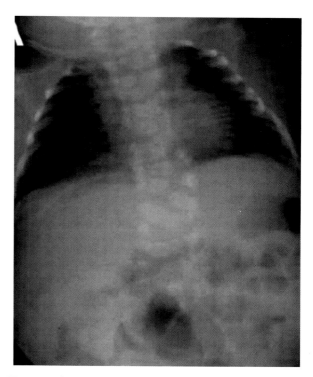

图 3.5　基因 HES7 突变造成的 4 型脊椎肋骨发育不良的影像学表型。本图显示了整个脊柱分节异常，外观类似 2 型脊椎肋骨发育不良或是脊椎胸廓发育不良。（经惠允转载自 Sparrow et al.Oxford University Press,2008）

基因，*HES*7 基因依靠自动调节回路的震荡模式在体节中胚层表达。一旦转录生成 HES 蛋白，其反作用于启动子，抑制 *HES*7 转录，并且由于 HES 蛋白半衰期短，自动抑制很快就被解除，从而在小鼠体内每 90~120min 可产生新一波的转录和转译。

3.4.3　脊柱肋骨发育不良 Ⅴ 型（SCD-5）——常染色体显性

目前仅确定了一个能引起 SCD 常染色体显性遗传的基因——即突变的 TBX6[47]。该突变基因从一个超过两代的马其顿家族中分离出来，这个马其顿家族也可能患病超过三代人。相关家族成员之前被证明不存在 *DLL3*、*MESP2*、*LFNG* 以及 *HES*7 基因突变，48 该家族患病成员表现为广泛性的 SDV，同时不伴有其他器官畸形（图 3.6）。

SCD-5 型的遗传学研究

*TBX*6（或称 T-box6）基因编码一个在体节前体细胞内表达的公认的 DNA 结合蛋白，这表明 TBX-6 与轴旁中胚层的特化密切相关。小鼠实验表明 TBX-6 蛋白直接锚定到 *MESP2* 基因上，调节 Notch 信号和之后在体节中胚层 *MESP2* 基因的翻译。在该报道的家族中，通过运用外显子捕获和第二代测序技术识别出 *TBX*6 基因的终止密码子缺失突变，这是使两代患病成员表型分离的原因（Sparrow 等 2013 年发表），而功能性研究表明该突变对 *TBX*6 蛋白的转录激活活性产生有害影响，这很可能是由于单倍剂量不足所导致的。

3.5　椎体分节障碍的一种新的分型方案和影像学报告系统

目前，尽管一些作者已经意识到导致 CS/SDV 的不同疾病，而且在使用术语时做了合理的区分[49,50]，但是用于描述 CS/SDV 的术语非常不一致和混乱。例如，以人名命名的 Jarcho-Levin

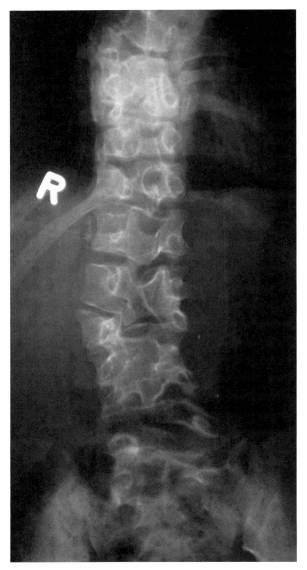

图 3.6　基因 *TBX*6 突变造成的 5 型脊椎肋骨发育不良的影像学表型。本图显示了成年人整个脊柱分节异常。这一型外观类似于成年人 1 型脊椎肋骨发育不良。（由 Dr. Zoran Gucev 惠允转载）

综合征，我们建议停止使用。Klippel-Feil 综合征，特别用于与颈椎异常融合相关的疾病，是一个由来已久的术语（表 3.7，表 3.8）。尽管表型分类的比较宽泛，但停止使用 Klippel-Feil 综合征不太现实。我们建议术语——脊椎肋骨发育不良和脊椎胸廓发育不良只用于特定的表型（表 3.2）。从严格意义上来说，这些疾病是骨发育不全，而不是发育不良症。因为，这是由椎体分节异常或是早在形态发生中的形成错误造成的，而不是在产前或是产后，软骨和骨组织的畸形生长造成的。

经验表明，广泛使用的术语，如 Jarcho-Levin 综合征 [51-56]，Costovertebral 综合征 [57-59]，脊椎肋骨发育不良 [依据"在线人类孟德尔遗传数据库（OMIM）"简称为 SCD 或是 SCDO] [60-61] 和脊椎胸廓发育不良 [62-64] 在使用时是可以相互替代和不加以区分的 [23,65,66]。1938 年，Jarcho 和 Levin 报道了两个兄弟具有躯干短小、多脊椎分节不全畸形（M-SDV）和肋骨异常融合的临床表现。自从这个报道开始，Jarcho-Levin 综合征就作为一个涵盖性术语包含了广泛性的影像学表型以及不同模式的椎体分节不全畸形。然而，有很多报道把严重的脊柱短缩和蟹状肋骨的表型与 Jarcho-Levin 综合征等同看待。今天推荐使用的术语是脊椎肋骨发育不良 [40,56]，这个术语首次是由 Moseley 和 Bonforte 建议使用的 [62]。Bonforte 等人澄清了历史 [67]。与其他地方的人相比，波多黎各人因为 MESP2 的突变导致 STD 发病率相对来说较高 [68]。Jarcho 和 Levin 报道的两个兄弟的种族特性是"colored"，这对兄弟没有表现出独特的蟹状肋骨外观，而且他们的表现型与前面描述的 SCD-2 或是 SCD-4 的表型非常相近。进一步说明术语命名不一致的例子是，一种罕见的同名病——Casamassima-Morton-Nance 综合征 [69]，出现在少数的病例报道中。这种疾病临床表现为 SDV 和泌尿生殖系统畸形，并且遵循常染色体隐性遗传。然而，随后的报道 [70,71] 得出了一个不同的 SDV 表型，这一个 SDV 表型与 Casamassima 等报道的案例 [69] 不同。而且，从 SDV 表型上来分析，所有这 3 个报道之间缺乏一致性。

新提出的关于 SDV 疾病的分型方案和报道体系如图 3.7 所示，是由脊柱畸形和脊柱侧凸的国际联盟（ICVAS）工作组提出的。ICVAS 的目的是提出一个 SDV 分型方案，这个体系提供简单的、统一的术语，既适用于人

类也适用于动物模型。这一体系考虑到这些疾病的临床表现既可以是综合征也可以是非综合征。表 3.3 列出了大量的综合征和与其相关联的例子。非综合征的疾病包含了大多数符合孟德尔遗传的 SCD 和 STD 的病例，它们的畸形一般只局限在脊柱中。有大量单个或多个 SDV 的病例，这些 SDV 存在于局限的区域，同时伴随脊柱侧后凸，有一些病例被分类为 Klippei-Feil 综合征（没有其他异常相关的）。一般而言，这些疾病是由遗传缺陷造成的，这种遗传缺陷是体节生长时正常的分节和（或）椎体的形成是否被真正破坏造成的。在提出的分型方案中（图 3.7），SDV 疾病在本质上被分为了 7 类。这样的简化形成了统一。例如，一个胸椎短缺的病例，以前被诊断为 Jarcho-Levin 综合征或是 SCD，现在可以被划分并报道为未定区域（胸椎）的 M-SDV 病例。一旦任何特定的病例符合这 7 个分类中的一个，关于分节畸形的部位和影响都能被进一步详细描述并加入其中。因此，在适当的时候，ICVAS 方案会包含已存在的所有术语。这一策略大大降低了使用 Jarcho-Levin 综合征和脊椎肋骨发育不良术语时造成的混淆。我们建议至少10 个脊柱节段以上受到影响并且受影响的脊柱节段不连续的病例可以被命名为"多区域"的 M-SDV，而不是 G-SDV。这一组的表现型是多样的，而且只有我们在认识病因上取得进步，更深入地描述疾病才是可能的。

上面已经详细描述了，细致的临床体检和影像学发现之间的关联是有用的 [2]。这一体系已经经过了检验 [72]，相比于不加区分地使用包括人名在内的少数术语，根据影像学表型特征来进行分型更加准确。而且，除了各个椎体的畸形，这一体系包含整个脊柱的影像模式的评价。这个体系中术语的一致性使用将会改善诊断共识，同时也会提高病人队列的人群分层，以方便检测新的候选基因和评估自然史。推荐在临床实

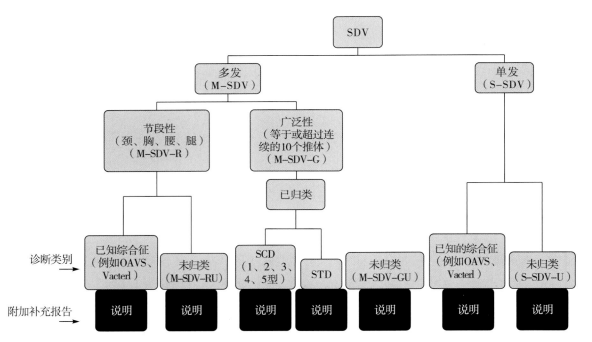

图 3.7 ICVAS 提出的脊柱分节异常的分型方法。每一个病人都能够被归纳到这 7 个基本分类中的一个，任何人都能提供对疾病进一步发现的临床表现。缩写：SCD，脊柱肋骨发育不良；SDV，脊椎分节不全畸形；STD，脊柱胸廓发育不良；OAVS，眼耳脊椎综合征；Vacterl，脊椎，肛门、心脏、气管食管、肾和四肢综合征

践中采用 ICVAS 分类体系，尽管我们意识到病人的管理经常依赖于其他评估（例如，在肺容量限制和或相关的脊柱侧后凸病例中的呼吸功能），以及与日俱新的检测。并且这一体系将会随着时间的发展而逐渐发展，因为新基因的确认能带来对与 CS 和 SDV 相关的不同疾病的病因和对疾病新的分组的探索。

3.6 致谢

我非常感谢英国埃克塞特市的同仁们，他们让我的工作更有乐趣，尤其是 Sian Ellard，Neil Whittock 和 Beth Young。我们在埃克塞特市的研究经费来自英国脊柱侧凸基金。我同样非常感谢在 ICAS 的同仁们，尤其是 Oliver Pourquie，Sally Dunwoodie，Kenro Kusumi，Phil Giampietro，Alberto Santiago-Cornier，Amaka Offiah 和 Ben Alman。来自团队的分子和细胞生物学的研究对本书有着重要的作用。

参考文献

[1] Wynne-Davies R. Infantile idiopathic scoliosis. Causative factors, particularly in the first six months of life. J Bone Joint Surg Br,1975, 57: 138-141

[2] Erol B, Tracy MR, Dormans JP, et al. congenital scoliosis and vertebral malformations: characterization of segmental defects for genetic analysis. J Pediatr Orthop,2004,24:674-682

[3] Purkiss SB, Driscoll B, Cole WG,et al. Idiopathic scoliosis in families of children with congenital scoliosis. Clin Orthop Relat Res,2002: 27-31

[4] Maisenbacher MK, Hah IS, O'brien ML,et al. Molecular analysis of congenital scoliosis: a candidate gene approach. Hum Genet,2005,116: 416-419

[5] William DA, Saitta B, Gibson JD,et al. Identification of oscillatory genes in somitogenesis from functional genomic analysis of a human mesenchymal stem cell model. Der Biol,2007,305:172-186

[6] Eckalbar WL, Fisher RE, Rawls A, et al. Scoliosis and segmentation defects of the vertebrae. Wiley Interdiscip Rev Der Biol,2012,1: 401-423

[7] Keynes RJ, Stern CD. Mechanisms of vertebrate segmentation. Development,1988,103:413-429

[8] Brent Ah, Schweitzer R, Tabin CJ. A somitic compartment of tendon progenitors. Cell,2003,113:235-248

[9] Dequeant M-L Pourquie O. Segmental patterning of the vertebrate embryonic axis. Nat Rev Genet,2008,9:370-382

[10] Gibb S, Maroto M. Dale JK. The segmentation clock mechanism moves up a notch. Trends Cell Biol, 2010,20:593-600

[11] Dubrulle J, McGrew MJ, Pourquie O. FGF signaling controls somite boundary position and regulates segmentation clock control of spatiotemporal Hox gene activation, Cell,2001,106:219-232

[12] Krumlauf R. Hox genes in vertebrate development. Cell,1994,78: 191-201

[13] Zekeny J, Kmita M, Aiarcon P,et al. Localized and transient transcription of Hox genes suggests a link between patterning and the segmentation clock. Cell,2001,106:207-217

[14] Aulehla A, Wehrle C, Brand-Saberi B,et al. Wnt3a plays a major role in the segmentation clock controlling somitogenesis, Dev Cell,2003, 4: 395-406

[15] Aulehla A, Herrmann BG. Segmentation in vertebrates: clock and gradient finally joined. Genes Der,2004,18:2060-2067

[16] Hofmann M, Schuster-Gossler K, Watabe-Rudolph M, et al. WNT signaling, in synergy with T]TBX6, controls Notch signaling by regulating Dill expression in the presomitic mesoderm of mouse embryos. Genes Der,2004, 18:2712-2717

[17] Saga Y. The mechanism of somite formation in mice. Curl Opin Genet Dev,2012,22:331-338

[18] Remak R. Untersuchuogen eiber die entwicklung der Wirbeltiere. Belin, Germany: Reimer

[19] Bagnall KM, Higgins SJ, Sanders EJ. The contribution made by cells from a single somite to tissues within a body segment and assessment of their integration with similar cells from adjacent segments.Development,1989, 107:931- 943

[20] Ewan KB, Everett AW. Evidence for resegmentation in the formation of the vertebral column using the novel approach of retroviral-medi--ated gene transfer. Exp Cell Res,1992, 198:315 320

[21] Goldstein RS, Kalcheim C. Determination of epithelial half-somites in skeletal morphogenesis. Development,1992, 116:441-445

[22] Mortier GR, Lachman RS, Bocian M, et al. Mnltiple vertebral segmentation defects: analysis of 26 new patients and review of the literature. Ami Med Genet,1996, 61: 310-319

[23] Takikawa K, Haga N, Maruyama T,et al. Spine and rib abnormalities and stature in spondylocostal dysostosis. Spine,2006, 31:E192-E197

[24] Jarcho S, Levin PM. Hereditary malformation of the vertebral bodies. BullJohns Hopkins Hosp,1938, 62:216-226

[25] McMaster MJ, Singh H. Natural history of congenital kyphosis and kyphoscoliosis. A study of one hundred and twelve patients. J Bone Joint Surg Am,1999, 81:1367-1383

[26] Aburakawa K, Harada M, Otake S. Clinical evaluations of the treatment of congenital scoliosis. Orthop Surg Traulna,1996, 39:55-62

[27] Feil A. L'absence et la diminution des vertebres cervicales [thesis]. Paris, France: Libraire Litteraire et Medicale, 1919

[28] Thomsen MN, Schneider U, Weber M, et al. Scoliosis and congenital anomalies associated with Klippel-Feil syndrome types t-Ill. Spine, 1997, 22:396-401

[29] Clarke RA, Catalan G, Diwan AD, et al. Heterogeneity in Klippel-Feil syndrome: a new classification. Pediatr Radiol,1998, 28: 967-974

[30] Offiah AC, Hall CM. Radiological diagnosis of the constitutional disorders of bone. As easy as A, B, C? Pediatr Radiol,2003, 33:153-161

[31] Superti-Furga A, Unger S. Nosology and classification of genetic skeletal disorders: 2006 revision. Am J Med Genet A,2007, 143: 1-18

[32] Bonafe L, Giunta C, Gassner M, et al. A cluster of autosomal recessive spondylocostal dysostosis caused by three newly identifed DLL3 mutations segregating in a small village. Clin Genet,2003, 64:28-35

[33] Turnpenny PD, Whittock N, Duncan J, et al. Novel mutations in DLL3, a somitogenesis gene encoding a ligand for the Notch signalling pathway, cause a consistent pattern of abnormai vertebral segmentation in spondylocostal dysostosis. J Med Gertet,2003, 40:333-339

[34] Turnpenny PD, Thwaites RJ, Boulos FN. Evidence for variable gene expression in a large inbred kindred with autosomal recessive spondylocostal dysostosis. J Med Genet,1991, 28:27-33

[35] Bonaime JL, Bonne B, Joannard A,et al. Spondylo-vertebral and spondylo-thoracic dysostosis. Clinical, radiological and genetic study, apropos of 7 observations [in French]. Pediatrie,1978, 33:173-188

[36] Turnpenny PD, Bulman MP, Frayling TM, et al. A gene for autosomal recessive spondylocostal dysostosis maps to 19q13.l-q13.3. Am J Hum Genet,1999, 65:175-182

[37] Kusumi K, Sun ES, Kerrebrock AW, et al. The mouse

pudgy mutation disrupts Delta homologue D113 and initiation of early somite boundaries. Nat Genet, 1998, 19:274-278

[38] Bulman MR, Kusumi K, Frayling TM, et al. Mutations in the human delta homologue, DLL3, cause axial skeletal defects in spondylocostal dysostosis. Nat Genet ,2000, 24:438-441

[39] Whittock NV, Sparrow DB, Wouters MA, et al. Mutated MESP2 causes spondylocostal dysostosis in humans. Am J Hum Genet, 2004, 74: 1249-1254

[40] Cornier AS, Ramerez N, Arroyo S, et al. Phenotype characterization and natural history of spondylothoracic dysplasia syndrome: a series of 27 new cases. AmJ Med Genet A, 2004, 128A: 120-126

[41] Sparrow DB, Chapman G, Wouters MA ,et al. Mutation of the LUNATIC FRINGE gene in humans causes spondylocostal dysostosis with a severe vertebral phenotype. Am J Hum Genet, 2006, 78:28-37

[42] Haines N, lrvine KD. Glycosylation regulates Notch signalling. Nat Rev Mol Cell Biol,2003, 4:786-797

[43] Sparrow DB, Guillen-Navarro E, Fatkin D, et al. Mutation of Hairy-and-Enhancer-of-Split-7 in humans causes spondylocostal dysostosis. Hum Mol Genet ,2008, 17:3761-3766

[44] Sparrow DB, Sillence D, Wouters MA, et al. Two novel missense mutations in HAIRY-AND-ENHANCER-OF-SPLIT- 7 in a family with spondylocostal dysostosis. EurJ Hum Genet ,2010, 18:674-679

[45] Bessho Y, Miyoshi G, Sakata R, et al. Hes7: a bHLH-type repressor gene regulated by Notch and expressed in the presomitic mesoderm. Genes Cells ,2001, 6:175-185

[46] Bessho Y, Sakata R, Komatsu S, et al. Dynamic expression and essential functions of Hes7 in somite segmentation. Genes Dev,2001,15:2642-2647

[47] Sparrow DB, Mclnerney-Leo A, Gucev ZS ,et al. Autosomal dominant spondylocostal dysostosis is caused by mutation in TBX6. Hum Mol Genet, 2013, 22:1625-1631

[48] Gucev ZS, Tasic V, Pop-Jordanova N, et al. Autosomal dominant spundylocostal dysostosis in three generations of a Macedonian family:negative mutation analysis of DLL3, MESP2, HES7, and LFNG. Am J Med Genet A, 2010, 152A: 1378-1382

[49] Ayme S, Preus M. Spondylocostal/spondylothoracic dysostosis: the clinical basis for prognosticating and genetic counseling. Am J Med Genet,1986, 24:599-606

[50] Roberts AR, Conner AN, Tolmie JL, et al. Spondylothoracic and spondylocostal dysostosis. Hereditary forms of spinal deformity. J Bone Joint Surg Br, 1988, 70:123-126

[51] Perez-Comas A, Garcia-Castro JM. Occipito-facial-cervicothoracic-abdomino-digital dysp]asia: Jarcho Levin syndrome of vertebral anomalies. Report of six cases and review of the literature. J Pediatr ,1974, 85:388-391

[52] Karnes PS, Day D, Berry SA, et al. Jarcho-Levin syndrome: four new cases and classification of subtypes. Am J Med Genet ,1991, 40:264-270

[53] Martenez-Freas ML, Urioste M. Segmentation anomalies of the vertebras and ribs: a developmental field defect: epidemiologic evidence.AmJ Med Genet, 1994, 49:36-44

[54] Rastogi D, Rosenzweig EB, Koumbourlis A. Pulmonary hypertension in Jarcho-Levin syndrome. Am J Med Genet, 2002, 7:250-252

[55] Bannykh SI, Emery SC, Gerber J-K, et al. Aberrant Pax1 and Pax9 expression in Jarcbo-Levin syndrome: report of two Caucasian siblings and literature review. Am j Med Genet A, 2003, 120A: 241-246

[56] Cornier AS, Ramirez N, Carlo S, et al. Controversies surrounding Jarcho-Levin syndrome. Curr Opin Pediatr ,2003, 15:614-620

[57] Cante JM, Urrusti J, Rosales G, et al. Evidence for autosomal recessive inheritance of costovertebral dysplasia. Clin Genet ,1971, 2: 149-154

[58] Bartsocas CS, Kiossoglou KA, Papas CV, et al. Costovertebral dysplasia. Birth Defects Orig Attic Ser,1974, 10, 221-226

[59] David TI, Glass A. Hereditary costovertebral dysplasia with malignant cerebral tumour. J Med Genet,1983, 20:441-444

[60] Rimoin DL, Fletcher BD, McKusick VA. Spondylocostal dysplasia,A dominantly inherited form of short~trunked dwarfism. Am J Med, 1968, 45:948-953

[61] Silengo MC, Cavallaro S, Franceschini P. Recessive spondylocostal dysostosis: two new cases. Ciin Genet,1978, 13:289-294

[62] Moseley JE, Bonforte RJ. Spondylothoracic dysplasia-a syndrome of congenital anomalies. AmJ Roentgenol Radium Ther Nud Med,1969, 106:166-169

[63] Pochaczevsky R, Rather H, Pedes D, et al. Spondylothoracic dysplasia. Radiology,1971, 98:53-58

[64] Solomon H, Jimenez RB, Reiner L. Spondylothoracic dysostosis: report of two cases and review of the literature. Arch Pathol Lab Med, 1978, 102:201-205

[65] Kozlowski K. Spondylo-costal dysplasia. A further report-review of 14 cases. Rofo,1984, 140:204-209

[66] Ohashi H, Sugio Y, Kajii T. Spondylocostal dysostosis: report of three patients. Jinrui ldengaku Zasshi, 1987, 32: 299-303

[67] Berdon WE, Lampl BS, Cornier AS ,et al. Clinical and radiological distinction between spondylothoracic dysostosis（Lavy-Moseley syndrome） and spundylocostal dysostosis（Jarcho-Levin syndrome）. Pediatr Radiol,2011, 41: 384-388

[68] Cornier AS, Staehling-Hampton K, Delventhal KM ,et al. Mutations in the MESP2 gene cause spondylothoracic dysostosis/Jarcho-Levin syndrome. AmJ Hum Genet, 2008, 82: 1334-I 341

[69] Casamassima AC, Morton CC, Nance WE, et al. Spondylocostal dysostosis associated with anal and urogenital anomalies in a Mennonite sibship. Ami Med Genet, 1981, 8:117-127

[70] Daekha-Dahmane F, Huten Y, Morvan J, et al. Fetus with Casamassima-Morton-Nance syndrome and an inherited（6,9） balanced translocation. Am J Med Genet ,1998, 80: 514-517

[71] Poor MA, Alberti O Jr ,Griscom NT, et al. Nonskeletal malformations in one of three siblings with Jarcho Levin syndrome of vertebral anomalies. J Pediatr ,1983, 103: 270-272

[72] Offah A, Alman B, Cornier AS, et al. ICVAS（International Consortium for Vertebral Anomalies and Scoliosis）. Pilot assessment of a radiologic classification system for segmentation defects of the vertebrae. Am J Med Genet A, 2010, 152A: 1357-1371

[73] McGaughran JM, Oates A, Donnai D, et al. Mutations in PAX1 may be associated with KlippeI-Feil syndrome. Eur J Hum Genet, 2003, 11: 468-474

[74] Philibert P, Biason-Lauber A, Rouzier R ,et al. Identification and functional analysis of a new WNT4 gene mutation among 28 adolescent girls with primary amenorrhea and m011erian duct abnormalities: a French collaborative study. J clin Endocrinol Metab,2008, 93:895-900

第4章

脊柱发育异常对呼吸功能的影响

Robert M. Campell, Jr; 李亚伟 译，张宏 校

脊柱的异常发育可引起严重侧凸、后凸或前凸，继而导致躯干畸形，给患儿及其家庭带来沉重负担。对肺功能的影响是脊柱发育畸形的严重并发症，从长远健康角度来看这也更是严重的威胁。有文献报道超过 90° 的侧凸可引起严重的限制性肺功能障碍。但小角度侧凸对肺功能的影响，尚缺乏充分的认识；尤其是对肺功能的远期影响以及是否需要治疗，此类研究几乎是空白的。肺功能是决定远期生存率的重要因素。幼儿脊柱侧凸未予以治疗，20 岁后因肺功能衰竭的病死率明显增加，到 60 岁的病死率是正常人的 4 倍[1]。本章描述了呼吸运动的生物力学原理，这与脊柱及其正常发育相关；同时讨论和评价了临床及影像评估肺功能和脊柱畸形的指标；此外还总结了已知的脊柱发育异常对呼吸系统生物力学及功能的影响。

4.1 正常肺脏和胸廓的功能

胸廓由肋骨和胸段脊柱构成，底部是膈肌；而正常的脊柱结构是胸廓后方的重要支撑。胸廓为胸部重要器官提供了结构上的保护，包括心脏、肺脏和重要血管；胸廓的肋骨为胸段脊柱提供了结构稳定。胸廓最重要的作用则是作为呼吸引擎为呼吸运动提供原动力，吸气时通过膈肌的收缩下移和肋间肌作用下后外侧胸壁的扩张，双肺产生节律性的扩张和收缩。

在呼吸引擎的带动下，随呼吸运动进肺的气量和流速，对于较为配合的个体可以通过肺功能测量轻易获得其数值，对这两个变量进行复杂的分析可得到多组数值，肺脏学家一致将这些数值命名为肺功能。而有学者认为肺功能这一术语使用不当，因为呼吸运动完全取决于吸气和呼气时胸廓的生物力学扩张。因此，使用肺功能测量的数值大部分是胸廓功能，而这一概念误解由来已久，很难再纠正。

肺功能试验有 10 余个结论数值，而骨科医生最为关注的是用力肺活量（forced vital capacity，FVC）。FVC 数值表示方式有两种：①原始数据，即深吸气后用力呼出的全部气量；

②占预计值百分率，即以正常 FVC 作为起点对比所得的百分数。后者在外科文献中更为常见，而且大多数外科医生认为 FVC 预计值百分率能综合评价肺功能，并以 100% 作为正常肺功能数值。术后 FVC 百分率的升高有统计学意义，通常可认为预示着手术成功。然而肺功能试验较为复杂，本身易受其他因素干扰；因此应谨慎使用该指标，尤其是在儿童中。

肺功能试验结果和方法的标准由美国胸外科协会制订，正常 FVC 百分率在 80%~100%。该数值波动一是因试验方法本身所致，再者是在测量 FVC 流速 – 容积曲线时需患儿一直配合用力吸气和用力呼气的依从性所致。轻至中度限制性肺疾病的 FVC 百分率在 50%~80%，重度则小于 50%。肺功能试验需要重复测定 3 次 FVC，最终结果取平均值。重复测定的成功与否取决于患儿的配合性和积极性。常规肺量计不建议应用于年龄在 6 岁以下幼儿，因为他们用力吸气和用力呼气配合欠佳。幼儿肺功能的测定可以通过一些被动途径，例如幼儿肺功能试验，但是这些技术需要专门的设备，而在大多数机构都难以实现。对于年龄大于 6 岁的患儿，其积极性则是试验准确性的关键；积极性高的患儿通过较为激进的"恶作剧"使他们的试验结果更高，而积极性差的患儿由于缺乏热情往往结果较低。对于患儿而言，有吸引力的呼吸科医生往往能得到更好的结果，而其他的则很难取得儿童的配合。应充分意识到儿童肺功能试验结果这一固有误差，当肺功能试验结果差异有统计学意义时，就会更加谨慎地判断，以排除这一差异是由"配合因素"所引起。

从概念上来说，FVC 测量的是个体需要用力呼吸运动时的"应急储备"通气量，例如在赛跑或者患急性肺炎时。用力呼吸过程运动中最大限度呼气后的深吸气，需要主要呼吸肌肉和辅助呼吸肌的参与，以将呼吸效率提高到可维持的更高水平。相比较而言，通常的平静呼吸几乎是不费力的，能量利用更加高效，甚至也常常不为个体所注意。正常平静呼吸时呼出的气体量称之为潮气量。FVC 显著降低是限制性肺疾病的特征；而对于限制性肺疾病相关的多重原因所引起远期死亡率的增加，大多数学者已达成共识，但认识仍不充分。Jarcho-Levin 综合征在儿童时期可引起严重的限制性肺疾病，但已有文献报道大量的成年幸存者[2]；而如何在如此低水平的潮气量下生存，其具体保护机制尚不清楚。

从生理学角度分析，用力呼吸需要消耗大量能量，而且需要肺叶上部的肺泡参与，以增加毛细血管床的血流量进而为机体提供最大的氧供。除常规呼吸肌外，辅助呼吸肌也参与用力呼吸，包括斜角肌和胸锁乳突肌。成人 FVC 测定中，全部呼吸量的 80% 由膈肌产生，剩余 20% 由肋骨胸廓扩张提供；儿童的膈肌或胸廓对 FVC 的贡献比尚不清楚。用力肺活量依赖于与年龄匹配的胸廓最大扩张度和压缩度对肺部容积变化的影响。膈肌后方固定于 T12 上缘，吸气时膈肌后方提供了扩张肺叶的大部分动力。其余的肺叶扩张力由肋骨胸廓提供，这一过程较为复杂，也尚缺乏认知。目前一致认为，近端肋骨位置相对固定，而位于胸壁中央的远端肋骨通过肋椎关节向外向前旋移，这一过程由肋间肌的收缩调节。越是远端的肋骨越向外向前旋移。这一旋转过程得以实现，与中间肋软骨的柔软性有关。所以正常的老龄化进程中大部分人 60 岁时丧失约 700ml 的潮气量[3]，这很有可能是肌肉力量减退和肋软骨钙化继而硬化所致。

总结来说，正常呼吸运动是发生在胸廓内的一项复杂连续的生物力学运动；从产生潮气量仅需低能耗的平静呼吸，到产生 FVC 需最大做功的用力呼吸。恰当的胸廓容积，正常的肋骨序列及肋椎关节活动和膈肌收缩，产生的呼吸运动在临床上是正常的。然而任何病理过程，如脊柱畸形发育，可导致呼吸运动的胸廓引擎其生物力学效率降低，进而产生严重的限制性肺疾病。

4.2 评估脊柱发育异常对呼吸功能的影响

4.2.1 临床表现

对于早发性脊柱侧凸的患儿，第一步是确定脊柱畸形发生的时间，同时界定呼吸功能状态的基线。这个儿童是否能够加入他或她的伙伴们一起活动？这个儿童在课后能够参加所有类型的活动，还是更喜欢静态的活动？这个儿童能否参与积极的体育运动？这个儿童能否在购物过程中不受限制的步行，且不感到疲倦或喘气？评估儿童患呼吸系统疾病的频率和类型也很重要，包括上呼吸道感染，呼吸道合胞病毒（respiratory syncytial virus，RSV）细支气管炎，以及细菌性或病毒性肺炎；同时需要注意是否需要住院治疗，是否需要呼吸支持，包括吸氧甚至气管插管。疾病发生频率的类型值得注意，尤其是呼吸系统疾病作为影响因素。同样需要注意对于呼吸支持的慢性依赖，例如连续气道正压通气（continuous positive airway pressure，CPAP），双相气道正压通气（Bi-level positive airway pressure，BiPAP），鼻导管吸氧或者呼吸机辅助呼吸，并同时记录使用时间。回顾早发型脊柱侧凸儿童的呼吸系统疾病史，目的在于排除脊柱畸形的临床后遗症，或是发现呼吸功能障碍的早期征象，同时需要确定呼吸功能障碍是否有进展。

4.2.2 早发性脊柱侧凸患儿的体格检查

检查早发性脊柱侧凸儿童的脊柱畸形时，检查者要注意侧凸顶椎、侧凸柔韧性、双肩的不等高、躯干偏移和头部相对于骨盆的平衡。此外，需要评估呼吸系统状态。检查有无杵状指，呼吸时有无鼻翼扇动，有无嘴唇和指甲发

绀。需要记录安静状态下的呼吸频率，这反映了呼吸运动中胸廓引擎为机体供氧的能力。呼吸频率高于平常，意味着正常呼吸时胸廓功能不足以维持机体的氧气需求，因此胸廓引擎必须"过度运转"，表现为每分钟呼吸次数增加。这将消耗更多的热量，因而影响了生长发育期儿童的体重增加，而呼吸急促也影响了儿童的进食和语言功能。正常的呼吸频率，新生儿是每分钟30~80次，2~5岁时为每分钟20~40次，6岁以后是每分钟15~25次[4]。一项简要的"挑战试验"有助于鉴别临界呼吸频率异常。要求儿童在诊所走廊的较短距离做往返跑，正常儿童容易做到；但是处于临界呼吸功能障碍的儿童跑一会儿就不舒服，呼吸困难，停止跑步。

4.2.3 早发性脊柱侧凸伴胸廓功能不全综合征患儿的体格检查

判定早发性脊柱侧凸患儿是否合并胸廓功能不全综合征非常重要[4]。胸廓功能不全综合征被定义为胸廓无法维持正常呼吸作用或肺部发育。值得注意的是，渐进性胸廓功能不全综合征可导致限制性肺疾病患儿早期死亡。体格检查时患儿呼吸运动胸廓的异常表现为反常呼吸，如局域性反常呼吸（吸气时胸壁局部塌陷）或者表现为脊柱先天畸形与肋骨融合处缺乏胸壁运动。还应该进行胸廓对称性及大小的总体评价，测量胸围平乳头线并与正常参考值比较可得到预测值百分比，低值表明胸廓发育不良及由于肺部体积减小可能造成的限制性肺疾病。此类患儿体格检查中一个重要的测试是Marionette征（图4.1）即患儿头部随呼吸运动上下摆动。当胸廓底部过于接近骨盆，如脊膜膨出的驼背患儿，膈肌受腹腔脏器挤压导致移位，移位的膈肌增大了呼吸负担并限制了肺部扩张，这被称为继发性胸廓功能不全综合征。这种现象同样见于神经肌肉型脊柱侧凸伴骨盆倾斜的患儿。患儿吸气时，膈肌收缩遭受脊柱

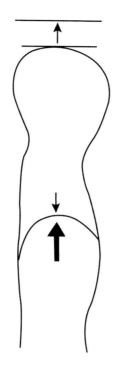

图4.1 图解提线木偶征原理。头顶随呼吸运动上下摆动，反映膈肌的运动（小箭头），膈肌试图向下收缩对抗腹腔内容物向上的压力（大箭头），结果导致躯干的上抬

畸形挤压后腹腔脏器的抵抗，所以膈肌本质上在做对抗体重的俯卧撑，抬高躯干数厘米并竭力使肺部扩张，这是不可持续的。此类患儿出现进一步增加腹内压的情况，如便秘，即可将其逼至呼吸衰竭的临界点。

胸廓扩张和膈肌收缩均可进行临床分级。早发性脊柱侧凸患儿胸椎旋转时通常导致凸面肋骨突起，且通常伴有胸廓扩张受限，这可以用"拇指偏移"试验进行评价（图4.2）。检查者将其双手拇指放于患儿胸廓底部，两拇指距脊柱距离相等，双手轻轻握住胸廓表面，其余四指掌指关节位于腋中线，令患儿做深吸气。此时拇指由于双侧半胸向外扩张应有两侧对称的距中线大于1cm的移动，此为+3级。如果半胸的移动受到畸形的限制，则胸廓随吸气向外运动受到限制，如果移动距离只有0.5~1cm，则为+2级。如果胸廓更加僵硬，则拇指随吸气的移动将更加轻微，小于0.5cm。完全无移动则为

+0级。在胸廓受先天畸形肋骨融合的节段，以及幼儿脊柱侧凸肋骨突起面，拇指偏移试验评级通常为+0级。缺乏仔细的评价，这些患儿将有可能误认为是"正常呼吸"，但体格检查中如果存在这些异常则可以判定他们的呼吸异常。他们可能有正常的活动程度，但通常其呼吸频率在休息时也有提高，这可以被描述为被掩盖的呼吸功能不全，通过增加呼吸频率来代偿，并消耗更多的能量以维持身体正常供氧。

一旦体格检查发现早发性脊柱侧凸患儿脊柱及胸腔存在畸形，则应进一步行影像学检查确诊。

4.2.4 早发性脊柱侧凸的影像学评估对呼吸系统的影响

为确定脊柱发育畸形的发展对呼吸系统的影响，通常第一步都是获得站立位全脊柱的正侧位片。必须强调的是完整的图像很重要，包括胸部和骨盆，这样可以帮助理解胸廓的畸形。

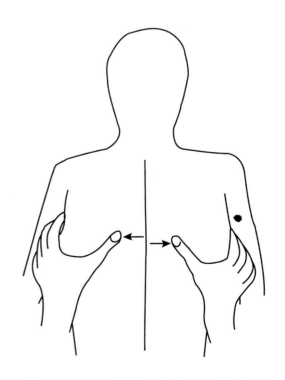

图4.2 拇指偏移试验。双手拇指放于患儿胸廓底部，两拇指距脊柱距离相等，双手轻轻握住胸廓表面，嘱患儿做深吸气，拇指在吸气时随胸腔向外移动

Cobb 角一直是测量严重侧凸的金标准，但是胸廓畸形及横截面积的异常同样影响呼吸功能。通过结合 X 线和 CT 片可以充分了解脊柱和胸腔畸形的形式。这些畸形对胸廓的大小、形状和功能产生负面影响，并且通过多种病理机制使呼吸系统发生功能障碍。脊柱发育对呼吸的影响因素包括：

- 脊柱高度
- 脊柱旋转
- 冠状位弯曲度
- 矢状位弯曲度
- 胸廓的容积
- 胸廓的对称性
- 胸廓的功能

尽管评估侧凸的重点在于 Cobb 角的测量，但是胸椎的高度同样重要，可以通过 X 线片上的测量来评估，而且成角畸形与先天性侧凸的先天性异常正是缩短椎体高度的原因。在 Dimegio[5] 发表的文章染色体年龄表格中，X 线上的胸椎高度与长度相比同样有价值，而且可以得到一个有用的关于异常胸椎高度与正常胸椎高度的百分比。从出生到 5 岁，胸椎的高度每年增长 1.4cm，5~10 岁每年增长 0.6cm，10~15 岁每年增长 1.2cm[5]。这种测量报告的价值在于提供了一个基线，可以提示胸椎在生长过程中被抑制的程度。之后随访的 X 线可以帮助分析并且判断患儿的脊柱是发育正常还是发育迟缓。骨骼发育成熟时正常男性的胸椎高度约为 28cm，女性约为 26.5cm。骨骼成熟胸椎的短缩使发生限制性肺部疾病的风险增加，提示胸廓及肺体积的减少可能由于椎体的异常短缩及过早的手术融合引起[6]。

脊柱旋转的程度可通过正位片进行估计，但最好的方法是测量 CT 片的横切面积。通常会出现一个很严重的胸廓畸形，表现为从脊柱旋转到侧凸，凸侧肺的体积缩小，肋骨呈扭曲状。这种畸形很可能影响呼吸过程中肋骨的扩张能力，从而出现呼吸时凸侧扩张的早，而凹侧扩张的晚的现象。脊柱前凸会减少胸廓的前后径，从而进一步减少胸廓的容积，这可以通过 Dubousser 的后渗透指数来评估[7]。

脊柱侧凸的冠状位弯曲度最好通过站立正位片来评估。同样，这对骨盆倾斜度以及髂嵴与膈肌相对连接的评估很重要，可判断继发性胸廓不足综合征患儿的风险。除了脊柱畸形，胸廓的不对称也可以通过平片测得。早发性脊柱侧凸凸侧胸廓可用凸侧与凹测肺的高度比来评估。测量第 1 肋的中点到膈肌中点之间的高度，这就是肺可利用空间（space available for lung, SAL），且其与肺活量相关性很好，比测量 Cobb 角更好。除了很严重的脊柱侧凸，Cobb 角与肺功能并没有很好的相关性。

在正位片上，复杂的胸廓畸形可分为 3 种类型，我们称之为体积损耗畸形（volume depletion deformity, VDDs；图 4.3）。Ⅰ 型 VDD 是侧凸伴凹侧胸廓缺陷，临床上常见于连枷胸，可见于脊柱肋骨发育不全。Ⅱ 型 VDD 是脊柱侧凸伴凸侧肋骨融合，这种畸形通常限制凹侧肺的生长，可见于 VATER（vertrbral, anal, trachea-esophageal, renal）综合征。早发性侧凸肋骨可能并没有融合，而是并拢聚集在凹侧[8]。Ⅲ 型 VDD 是胸廓全面的减少，Ⅲ A 型为胸廓高度的丢失，见于 Jarcho-Levin 综合征；Ⅲ B 型为胸廓的缩窄，如 Jeune 窒息性胸廓萎缩。对于 Ⅲ 型 VDD 的两种变异，因肺容积的丢失而出现严重的限制性肺疾病，其自然史的死亡率高。

脊柱后凸由侧位片定义。对于严重的脊柱后凸畸形，上位的脊椎向前掉入胸腔，导致脊柱高度丢失，前后径的增加仅能补偿部分体积的丢失。过度的脊柱前凸在腰椎侧位片上减少了胸廓的前后径，从而使肺容积减少。在继发性胸廓不足综合征患儿的侧位片上能很好地观察到膈肌与骨盆异常靠近。

0.5cm 层厚的非增强 CT 能够很好地显示胸

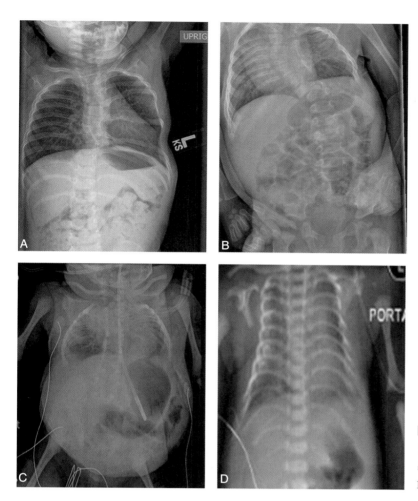

图 4.3 A. Ⅰ型 VDD，侧凸伴凹侧胸廓缺陷；B. Ⅱ型 VDD，脊柱侧凸伴凸侧肋骨融合；C. ⅢA 型 VDD，脊胸伴发育不全；D. ⅢB 型 VDD，Jeune 综合征

腔容积与胸廓对称性。儿童肺部容积可通过 CT 扫描胸腔的自发呼吸而进行肺功能研究，错误率约为 10%。呼吸过程中直接 CT 扫描更精确，但是技术很复杂。结果可跟正常值对比而得到胸廓畸形对肺容积的影响 [9]。但是，对于年龄很小的正常儿童而言，年龄因素对肺容积百分数的作用很微小，而对于发育不全儿童的影响还是很明显的。

　　胸廓的呼吸功能可通过体格检查来评估——特别是拇指漂移试验及 Marionette 征——但是不可能用 X 线或 CT 扫描直接评估肺功能。一方面，早发性脊柱侧凸伴胸廓功能不全综合征的概念对外科医生并未普及，是由于它并不容易通过正位片测量；相反，Cobb 角的测量相对容易。目前，胸廓的功能依靠平片及 CT 扫描，通过详细的临床病史和体格检查来评估。例如，

一个 VATER 综合征的患儿其体格检查和 X 线正位片可能是一个僵硬的、缩短的、肋骨融合的半胸廓，由于脊柱向凸侧旋转，肺的横截面积减少，然而并没有很好的技术来确定胸廓功能特异性节段的缺陷。肺功能检查对于 6 岁及 6 岁以上患儿可以通过通气容量而确定其改变，近似总胸廓功能，但是结果为胸廓节段性缺陷的总和，不能有针对具体的生物力学缺陷。

　　然而，解决这个难题的新方法是做动态磁共振（dMRI），允许对半胸廓进行特殊研究（图 4.4），包括呼吸时胸腔容积的改变以及膈肌的漂移。dMRI 也应用于观察继发性胸廓不足综合征膈肌的功能。Campbell[10] 提供的数据建议早发型脊柱侧凸应用 dMRI，此方法对动态评估脊柱与胸腔发育畸形患儿的胸廓功能具有巨大的潜力。

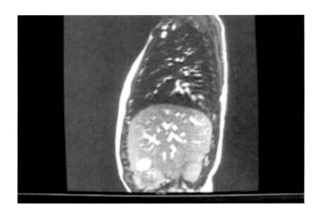

图 4.4 肺研究的矢状位 dMRI

4.3 基于呼吸系统状况的脊柱发育畸形的治疗策略

虽然现在治疗早发性脊柱侧凸有多种方法，但是治疗的目的却各不相同。以往，脊柱侧凸的治疗主要关注畸形矫正的有效性，而很少关注生长相关及呼吸系统的情况。过去的 50 年，脊柱侧凸手术的器械设计已有显著发展，连接棒和固定装置的强度得以提高，矫正更为严重的 Cobb 角已成为可能。然而，有关脊柱畸形矫正对身体本身影响的研究却寥寥无几。治疗的指征依然停留在 Cobb 角的大小：10°~20°，观察；20°~40°，支具固定；对于 10 岁及以上的儿童，侧凸进一步进展，予以生长棒治疗或者脊柱融合。所有这些 Cobb 角的指征并不是基于畸形矫正的长期结果和呼吸系统的影响。目前为止，仍未阐明这些患儿基于解剖基础的限制性肺疾病的生物力学功能障碍。X 线上 Cobb 角的矫正可能会改善侧凸患儿的身体状况，然而，对肺的呼吸动力学性质没有深刻的理解，包括随着畸形进展呼吸功能的下降以及畸形矫正后呼吸功能的改善，就很难确定有效的指征以及进行及时有效的干预。最近提出的一些清晰的概念可以帮助外科医生认识脊柱畸形治疗对呼吸系统的影响以及干预时间。

4.3.1 脊柱早期融合对呼吸功能的影响

以往，脊柱畸形最主要的治疗方式就是脊柱融合，几乎从不考虑患儿的年龄。然而，过去的 10 年里，很多发表的文献对长期保持的传统观念进行了挑战，即脊柱早期融合是治疗早发型脊柱侧凸的最佳治疗方式。2003 年，Goldberg 及其团队[11]指出，随访发现进行早期融合的婴儿型脊柱侧凸的儿童肺活量较低。Emans 等[12]发现 5 岁之前进行了 4 个及以上胸椎椎体融合的患儿有类似的现象出现，并且 Karol 等在 2008 年报道了早期进行脊柱融合的 28 例患儿，他们发现限制性肺疾病与胸椎的成熟程度有明显的相关性。胸椎躯干的高度少于 18cm 的患儿发生严重的限制性肺疾病的比例达到 63%（FVC<50% 预计值），18~20cm 的患儿发生率是 25%，22cm 到正常高度的患儿没有严重的限制性肺疾病。这些发现表明，胸腔容积（和肺活量）受到骨骼成熟阶段胸椎高度的影响，当这个高度减少的时候，早期手术或者先天性畸形，严重的限制性肺疾病是远期的危险因素。在幼儿中首选脊柱融合术在过去的 10 年中已经有所减少，很可能是因为对脊柱融合治疗对呼吸系统并发症有了新的认识。

4.3.2 Growth-Sparing 技术治疗时机

在幼儿阶段出现侧凸的治疗对于家庭和外科医生而言都是困难的。治疗时间长，要么使用支架、石膏或者 Growth-Sparing 技术，这些治疗手段对大多数家庭而言都是一种挑战。脊柱畸形的 X 线检查也可能会因为这些问题而延长，但是一旦发现其进展，就必须开始治疗。

对于早发性脊柱侧凸的病人首先应该考虑用支具或石膏保守治疗。由于幼儿体型较小，支具治疗对幼儿型脊柱侧凸明显是一种挑战，但是有经验的支具师可以做出合身的支具，虽然这不是决定性的治疗，但这种治疗措施可以为减缓侧凸进展争取时间。近年来，侧凸病人使用石膏治疗开始普及，其倡导者认为严重的侧凸也能够用这种方法处理。虽然有很多关于早发性侧凸通过保守治疗矫正的完善的数据，但是有关呼吸系统结果的文章并不多。有趣的是，有些病人胸腔变小与支具的固定有关。但是不得不承认，没有关于支具长期影响的研究以及石膏对呼吸功能的压迫研究。轻到中度具有可塑性的侧凸最适合保守治疗，但是对于严重的侧凸，尤其是那些合并有胸壁异常，例如肋骨融合和缺失，可能用 Growth-Sparing 技术治疗更好，这种方法能够处理胸腔畸形。即便是在进行保守治疗，一旦发现畸形进展，应该考虑手术。但是这个观念也具有争议，有些学者声称应该不惜一切代价延迟手术，因为手术并发症的发生率很高。然而其他研究者则强调了早期手术对于改善呼吸系统预后的重要性。

早发性脊柱侧凸延迟手术治疗

这个研究群体认为由于早发性脊柱侧凸患儿使用了生长棒以及 VEPTR growth-sparing 治疗，需要多次手术并且手术并发症的发生率相对更高，包括伤口感染，生长棒移位、迁移和断裂，这些技术的开始使用时间应该尽可能延迟，以便缩短手术干预的时间和减少并发症的风险。再者，考虑到生长棒的使用，这些学者认为这种治疗方式随着时间的延长，生长棒延迟手术在延长生长棒时会变得更加困难，治疗没有效果。他们使用"功效递减法则"来传播他们的理念[13]。值得一提的是，生长棒延长的阻力能用生物力学解释，矫直的脊柱会限制生长棒对脊柱的撑开。再者，从临床上看，这些病人获得了极好的侧凸矫正以及脊柱的生长，所以很难理解所谓的"功效递减"的意义。这些学者提供给临床医生可替代的更好的手术方式，尤其是当保守治疗失败的时候。也没有讨论延迟手术对呼吸系统预后的影响。

早发性脊柱侧凸早期手术治疗

这个研究群体建议早期对脊柱和胸壁畸形导致胸廓发育不良综合征的 6 个月婴儿进行手术干预，因为畸形可以引起呼吸系统胸腔和肺的生长受限。肺的生长和胸壁的生长是相互依赖的。显然，狭小的胸腔会在外部限制正常肺的生长，随之而来是限制性肺疾病的发生。通常认为肺泡上皮细胞增殖在出生的 2 年达到最大值，很多人觉得正常儿童在 8 岁达到高峰。最近这个观点受到了肺部 MRI 研究的挑战[14]。这项研究表明，肺的生长贯穿于整个青少年时期。然而，这个观点需要进一步验证。出生时，肺活量是成年时的 6.7%；5 岁时是成年的 30%；10 岁时是成年的 50%。任何脊柱或者胸腔的异常都会潜在地扭曲或者减少胸腔容量和功能，使肺达不到最佳发育状态。与超过 2 岁的儿童相比，年龄低于 2 岁的患儿肺处于快速生长状态，采用 VEPTR 技术处理融合肋骨和脊柱侧凸可以获得更好的术后肺活量[15]。

4.4 结论

必须强调，脊柱发育异常引起的呼吸系统并发症是由多种原因造成的。把这个情况简单地归结于在正、侧位 X 线上测量的角度忽视了治疗疾病的基本前提：让这些接受治疗的患儿生活质量明显优于未治疗的患儿。虽然对手术治疗而言，死亡率是明确的评价指标，但是对于这些患儿的生活质量评价更为重要，让这些患儿获得可以存活到成年的有质量的生活也是所期望的。各种生活质量评价标准在成人可以使用，由患儿的父母填写这些调查问卷，并且猜想患儿对生活的感受，因此这种方法在患儿中存在缺陷。

评估和治疗幼儿脊柱畸形的唯一实用方法是全面遵循基本原则，对比参照规则。当病人相对一致，临床问题直接且易理解，疾病容易使用标准化的方法来处理时，规则是合理的治疗方法。但是早发性脊柱侧凸是不同的。首先小儿脊柱畸形发病率低。其次，虽然一些小儿脊柱侧凸的畸形角度类似，但是引起脊柱侧凸的原发及潜在的疾病截然不同。这样给有效的对比研究带来困难。而用基本原则来对待和处理小儿脊柱畸形，聚焦点在于简单。

例如，1 例患有 VATER 综合征的 18 个月女性患儿，脊柱先天畸形且有进展，Cobb 角为 55°。需要考虑的治疗原则是什么？首先要考虑的是生长基线以及何种治疗会影响生长及影响呼吸功能。回顾病史，患儿有严重的发作性肺炎，需要吸氧和住院治疗。日间护理发现患儿在日常活动时无法跟上同龄人，需要不断坐下休息，这说明患儿的肺储备功能存在不足。虽然这个患儿看起来健康并且氧饱和度正常，但是她的呼吸频率达到了每分钟 60 次，远高于她的同龄儿童。她的呼吸功能仅仅依靠每分钟过度的呼吸循环来维持足量。下一步是观察可能引起的胸廓发育不良综合征导致的临床表现。体格检查发现左侧胸壁在呼吸过程中呼吸活动度明显降低，并且伴有左侧胸壁短缩。X 线显示左侧肋骨融合，导致胸壁扩张左肺的能力下降。她的胸椎高度只有 8cm，远低于新生儿 13cm 的平均水平。所以不仅是肺的呼吸功能下降，肺容量也可能随着胸椎高度的下降而减少。CT 显示脊柱旋转形成胸椎前凸，可能是右肺容量下降的原因。相较正常的数据而言，CT 显示的肺容量很低。体格检查也发现先天畸形导致的骨盆中度倾斜。虽然体格检查没有发现 Marionette 征，但肺的 MRI 增强像显示髂峰侵入了上腹部并且引起了一侧膈肌的功能障碍。

通过遵循原则的治疗方法，我们可以推断肺容量和胸腔扩张功能有明显的缺陷，从而影响呼吸功能以及很可能影响胸廓的长期生长能力。这就是胸廓发育不良综合征。VEPTR 胸廓成形能够延长一侧被限制的胸廓，并且通过肋与肋的 VEPTR 可以使胸廓重建达到稳定状态，同时阻碍一侧膈肌的髂峰可以通过一个交叉 VEPTR 从临近的肋骨到髂峰的 S 型钩予以清除。最主要的推断是通过胸廓成形术，解除阻碍的一侧膈肌在扩张的空间得以生长，功能得到改善，并且能够推动上面的肺，这也是所期望的。经过扩张和融合的胸廓在术后肯定无法做呼吸运动，但是希望膈肌能够代偿。由于 VEPTRs 持续的牵拉，胸椎随着人体的生长高度会得以增加，进一步引起双肺容量增加。

虽然，此类患儿在长期随访中可能发生手术并发症，但是遵循原则的方法也会提供远期收益。目标就是通过骨骼的成熟获得最大程度、最为对称的以及最为实用的胸廓。如果这个目标实现了，从呼吸系统的角度而言，患儿很可能会获得更高质量的生活，以及比那些未经治疗或者使用替代治疗的病人获得更高的生存率。由于对这些相关疾病的进一步理解，将会提出用于检验这些效果的更为复杂的评价指标，以至于提出更好的治疗方法。正如 Ralph Waldo Emerson 所说，"要知道，能让一个人因为你的存在而活得更好，这也是一种成功！"

参考文献

[1] Pehrsson K, Larsson S, Oden A, et al. Long-term follow-up of patients with untreated scoliosis. A study of mortality, causes of death, and symptoms. Spine,1992,17:1091-1096

[2] Ramirez N, Santiago-Cornier A, Arroyo S, et al. The natural history of spondylothoracic dysplasia. Paper presented at: Annual Meeing of the Pediatric Orthopaedic Society of North America, May 2-6,2001, Cancun, Mexico

[3] Kory RC, Callahan R, Goren HG, et al. The Veterans Administration-Army cooperative study of pulmonary function. I. Clinical spirometry in normal men. AmJ Med, 1961, 30:243-258

[4] Campbell RM Jr ,Smith MD, Mayes TC, et al. The characteristics of thoracic insufficiency syndrome associated with fused ribs and congenital scoliosis. J Bone Joint Surg Am, 2003, 85-A: 399-408

[5] Dimeglio A, Bonnel E. Le Rachis en Croissance. Paris, France: Springer, 1990

[6] Karol LA, Johnston C, Mladenov K, et al. Pulmonary function following early thoracic fusion in non-neuromuscular scoliosis. J Bone Joint Surg Am, 2008, 90:1272-1281

[7] Dubousset J, Wicart P, Pomero V, et al. Thoracic scmiosis: exothoracic and endothoracic deformations and the spinal penetration index [in French] Rev Chir Orthop Repar Appar Mot, 2002, 88:9-18

[8] Campbell RM Jr, Smith MD. Thoracic insufficiency syndrome and exotic scoliosis. J Bone Joint Surg, 2007, 89-A: 108-122

[9] Gollogly S, Smith JT, White SK, et al. The volume of lung parenchyma as a function of age: a review of 1050 normal CT scans of the chest with three-dimensional volumetric reconstruction of the pulmonary system. Spine, 2004, 29:2061-2066

[10] Campbell R, Epelman M, Flynn J, et al. Thoracic function: a new thoracic performance classification based on dynamic lung MRI with identification of a new mechanism for restrictive lung disease in early onset scoliosis, termed posterior obstructive blockade. Paper presented at: 12th International Phillip Zorab Symposium, March 2011, London, UK

[11] Goldberg CJ, Gillic 1, Connaughton O, et al. Respiratory function and cosmesis at maturity in infantile-onset scoliosis. Spine ,2003, 28: 2397-2406

[12] Emans JB, Kassab F. Caubet JF, et al. Earlier and more extensive thoracic fusion is associated with diminished pulmonary function. Outcomes after spinal fusion of 4 or more thoracic spinal segments before age 5. Poster presented at:11th International Meeting on Advanced Spinal Techniques, July 1-3, 2004, Southampton, Bermuda

[13] Sankar WN, Skaggs DL, Yazici M, et al. Lengthening of dual growing rods and the law of diminishing returns. Spine ,2001, 36:806-809

[14] Narayanan M, Owers-Bradley J, Beardsmore CS, et al. Alveolarization continues during childhood and adolescence: new evidence from helium-3 magnetic resonance. Am J Respir Crit Care Med, 2012, 185:186-191

[15] Campbell RM Jr, Smith MD, Mayes TC, et al. The effect of opening wedge thoracostomy on thoracic insufficiency syndrome associated with fused ribs and congenital scoliosis. J Bone Joint Surg Am, 2004, 86-A: 1659-1674

第二部分

先天性畸形

第5章

中枢神经系统异常

Jayaratnam Jayamohan; 高文杰 译，王晓东 校

颅脑、脊髓畸形与早发性脊柱侧凸发生的关系目前尚不明确。大多数神经系统的畸形是先天性的或发生于围产期。

5.1 先天性颅脑病变与颅颈交界区畸形

颅脑在发育过程中可能因缺血、出血、感染或罕见肿瘤而受损。若怀孕期间受到上述因素侵扰，出生的小孩通常会出现偏瘫或截瘫，并有很大的风险罹患脊柱侧凸。此类病例相对罕见，但多数引起脊柱侧凸的神经系统畸形发生于脊髓，包括各类的脊柱裂或其他发育畸形，如 Chiari 畸形、脊髓纵裂等。畸形也可能是后天获得性的，如由创伤、缺血、脊髓肿瘤等引起。颅颈交界区畸形在早发性脊柱侧凸患儿中较为常见（图 5.1）。

5.2 病史

除了针对脊柱侧凸病人常规的病史采集外，

还应询问涉及患儿生长发育关键时期的问题。产前因素应予以重视，包括患儿母亲的受孕方式、胎儿期患儿的超声检查及其他检查情况、母亲的用药史及家族史等。

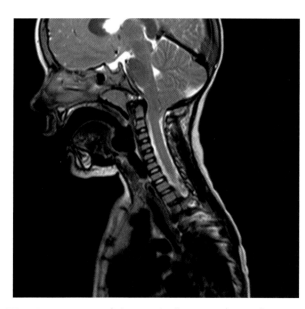

图 5.1 MRI 显示脊柱侧凸合并 Chiari 畸形的患儿。注意小脑扁桃体的位置及低位的延髓，导致脑干和颈髓的压迫和扭曲变形

了解患儿的出生情况非常重要，尤其是应采集患儿出生后即时的体检信息。利用患儿父母能够提供的各类表格中的信息，针对患儿的生长发育情况进行评估。在英国，记录着健康专家对婴儿生长发育评估情况的"红皮书"能够提供重要的信息。针对神经系统畸形的重要生长发育标志事件的评估非常重要，例如关注患儿何时具备注视和凝视的能力（复视是 Chiari 畸形的伴随症状）以及何时能够吞咽。还应注意询问患儿是否有反复的胸部感染或呼吸相关症状。其他的重要生长发育标志事件，包括坐、爬、走以及手部功能等的评估亦应完成。自制能力的出现和发展可能主要决定于小孩的年龄，所以不仅要关注自制能力获得的时间，还应评估其性质。例如，对于 4 岁的小孩，白天尿失禁较夜间尿失禁更具有临床意义。

5.3　体格检查

除了常规检查之外，应特别注意周围神经和中枢神经系统的检查。肢体的不对称发育，包括手、足长度和大小的不对称均应特别留心。接受保守治疗或非手术治疗的病人应定期监测其神经系统的发育情况。体格检查时，整个躯干从上颚、面部到肛门均应接受详细检查。应仔细寻找影响头皮的病变，包括脑膨出、皮样囊肿、毛斑、蒙古斑以及皮肤窦道等。对于皮肤窦道，不应去对其进行穿刺或向其内注射任何刺激性的染色剂。如果无法清晰地看到窦道的底部，则最好对其进行详细的研究而非仅仅进行检查。如果怀疑可能是某种综合征，如 VACTERL（包括脊椎、肛门、心脏、气管食管、肾脏和肢体），则应详细检查病人的肛门生殖器系统。最好由小儿外科医生进行此类检查。

5.4　影像学检查

早发性脊柱侧凸的病因学研究与其他疾病类似。骨科医生通常需要 X 片评估和记录病人的骨性解剖形态。若怀疑中枢神经系统病变，则应行脑部和脊髓 MRI 检查。该项检查能够确定相关部位的异常病变。MRI 尤其对于评估颅颈交界区病变、脊髓裂、脊髓栓系以及确定脑部病变如肿瘤和梗死等非常有帮助。在检查前与放射科医生进行充分的沟通，以便在扫描时选择合适的序列，并能够对可疑的病变区域进行重点扫描，这是非常重要的，尤其是怀疑病人存在脊髓裂畸形时。

当怀疑存在脊髓裂畸形时，CT 扫描很有必要。尽管 MRI 能够显示脊髓裂以及分裂畸形的存在，但 CT 在显示是否存在骨刺、软骨桥或纤维带等方面具有优势。CT 与 MRI 的联合使用有助于脊髓裂或硬膜裂的发现（图 5.2，图 5.3）。对于该类病人，CT 血管造影有助于显示主要的脊髓血管，如 Adamkiewicz 动脉。然而，该检查对于畸形的诊断仍取决于患儿的大小、肾功能情况（会限制造影剂的用量）以及扫描仪与放射科医生的分辨能力。再次强调，与放射科医生的充分沟通以确定这些检查是否必要非常的重要。

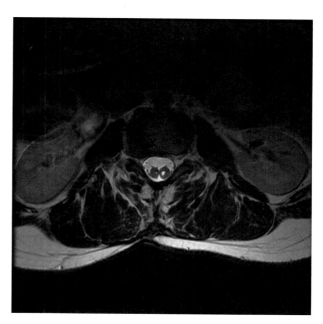

图 5.2　MRI 显示胸髓裂。该患儿两个分裂的脊髓位于同一硬膜囊内

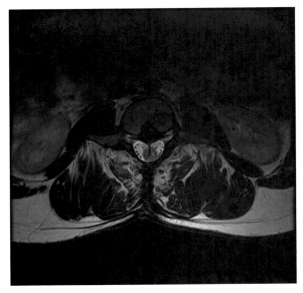

图 5.3　MRI 显示同一患儿脊髓裂的"起始"部位，可见一骨刺插入脊髓

泌尿系统检查通常是必要的。尽管这与侧凸并不直接相关，但对于明确病人是否合并膀胱和肾脏系统的神经性病变非常重要。另外，侧凸病人还需要对其呼吸功能进行评估，尤其是在实施全麻或手术前。

5.5　治疗

保守治疗和手术干预是中枢神经系统畸形治疗的两种基本方法。部分病人通过保守治疗，包括物理治疗和矫形辅助，就能够取得很好的效果。矫形辅助包括相对较小的装置，如增高鞋或踝 – 足矫形器（ankle-foot orthosis, AFO），支具或其他辅助站立和活动的装置。

手术治疗对于部分病人是必需的。一些脑部病变能够通过手术治愈。若药物治疗无效，肌张力障碍能够通过深部大脑刺激得到缓解。

Chiari 畸形能够通过枕骨大孔手术减压进行治疗。手术通常采用后路枕骨下入路显露枕骨和 C1 后弓。从枕骨大孔的枕骨到 C1 后弓均需手术切除。进一步处理包括切开硬膜囊、打开蛛网膜、分离小脑扁桃体以及最终切除小脑扁桃体。目前对于上述手术处理方式的适应证仍

不甚明确，对于通过这些方式是否能够取得更好的疗效仍存在争论。通常，多数神经科医生认为所有的方式均有相应的适应证，取决于病人个体化的解剖结构形态和临床症状。

瘘管形成通常需要更为复杂的手术干预。脊髓任何部位的脊髓裂均可行手术治疗。具体的手术方式取决于脊髓裂的解剖结构。通常，需要去除引起脊髓裂的病变以避免脊柱生长过程中造成脊髓的进一步损伤。若脊髓裂伴随着硬膜裂，在去除骨刺或粘连带时，应保持硬膜囊的完整性，使脑脊液互不相通，手术即宣告完成。但是，若骨刺在硬膜囊内，则必须打开硬膜囊。此时，硬膜囊的关闭可能会比较困难，尤其是硬膜囊腹侧存在缺陷时。通过仔细的术前计划，硬膜囊的闭合是能够实现的，而且鉴于侧凸的顶椎与脊髓裂通常处于同一平面，该手术可与脊柱的矫形手术同时开展。但联合手术的风险应得到充分考虑，尤其是当硬膜囊需要在术中打开时。此时，应考虑实施腰椎脑脊液的引流。通常，通过引流能够促进硬膜囊的关闭和皮肤的愈合，并降低脑脊液漏的风险。若需要翻修手术，假性硬膜膨出是一个非常棘手的问题，应通过各种措施尽量避免该问题的出现。

脊髓栓系若合并病人侧凸持续进展或矫形手术可能增加脊髓张力等情况时，即需要对栓系进行松解。值得注意的是，在栓系松解前应优先处理脊髓裂，否则一旦栓系松解，可能会加重脊髓裂的症状。手术方式取决于病变的解剖结构，包括栓系终丝离断、脂性终丝与皮下脂肪分离、相关病变（如皮样囊肿）切除等。若需闭合开放性的脊髓脊膜膨出，应确定在脊髓、圆锥、马尾神经周围有尽量多的接近于正常组织的皮层覆盖。理想状态下，应至少包括硬膜囊、筋膜层、皮肤层 3 层。许多教科书提到 7 层组织，但在实际操作中很难实现。神经组织与表面组织的分离、减少瘢痕组织的形成、

避免再栓系，以及去除外部环境诱发感染风险，是手术最重要的目的。

痉挛状态的治疗包括口服药物治疗，如巴氯芬、地西泮、加巴喷丁等。若药物治疗无效，即需手术治疗，包括巴氯芬泵的植入以便直接将药物注入脑脊液，或选择性背根切除术。目前关于背根切除术对侧凸的疗效证据不多，但其确实能够减轻肢体痉挛。另外，口服抗痉挛药物与鞘内注射巴氯芬对于侧凸的治疗是否有效亦存在争议。若侧凸是由伸肌群的过度活化引起，则鞘内注射巴氯芬可能是有效的；然而，若侧凸是因肌肉的无力所致，则鞘内注射巴氯芬会进一步松解肌肉进而加重侧凸。因此，当病人因痉挛性脑瘫等情况接受肌松药物的治疗时，应评估药物对于病人侧凸的影响。

若植入了鞘内注射泵，在脊柱手术过程中应特别留意导管的位置。导管可能从腹部周围的泵内通过中线的椎板间隙移位进入鞘内。因此，在脊柱手术中，导管可能会因不恰当的切口选择而被误切。这样就可能在术后加重病人的痉挛状态。然而，风险远不止于此，治疗过程中巴氯芬的急性撤出，病人可能因严重的系统并发症而威胁生命，包括因过度肌肉紧张引起的高血压和横纹肌溶解、癫痫、多器官功能衰竭、心脏骤停、昏迷以及死亡。出现上述情况时，需要立即进行紧急专家会诊。

对于肿瘤或其他占位性病变，治疗过程中应充分考虑病变的病理学特性及手术的风险－收益比。若合并进展性侧凸，通常需要手术治疗。对于占位病变是否需要完整切除取决于脊髓与病变的位置关系、脊髓损伤的风险以及完整切除的必要性。蛛网膜囊肿（图5.4）和良性病变（图5.5）通过手术能够治愈。然而，恶性肿瘤，

尤其是脊髓实质内的肿瘤，则需联合手术与其他的辅助治疗方式。对于该问题的详细讨论超出了本书的范畴，但在其他神经外科的文献中能够找到比较全面的答案。

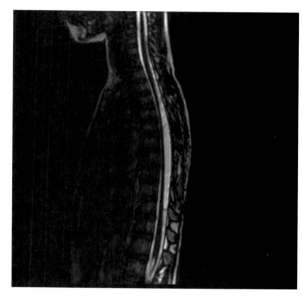

图5.4 MRI显示背侧的蛛网膜囊肿。患儿既往有囊肿的手术史。5年后，侧凸再次进展，MRI显示囊肿复发，需要再次手术治疗

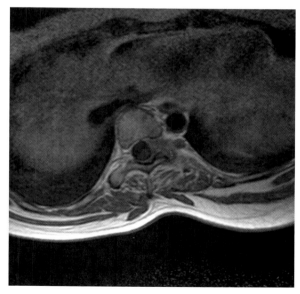

图5.5 轴位MRI显示神经纤维瘤。注意神经根管的扩张

第6章

先天性脊柱畸形

Athanasios I. Tsirikos; 郑燕平 译

先天性脊柱畸形的范围包括了从脊柱侧凸到脊柱侧后凸到单纯脊柱后凸等一系列脊柱畸形。一个或多个椎体的非对称性发育引起了脊柱纵向发育的局部失平衡以及脊柱矢状面和（或）冠状面曲度的逐渐增加，最终导致畸形的发生，并且在躯干生长过程中有进行性加重的风险。脊柱失平衡性生长可能的结果是脊柱轻度弯曲的缓慢进展或无变化，对于该类型的病人可能仅仅需要观察。相反，有些类型的椎体畸形可引起很严重的脊柱非对称性发育和畸形进展，从而出现功能性、外观上、呼吸系统以及神经系统方面的并发症。熟悉每个畸形椎体的解剖学特点以及这些畸形与脊柱其余部分的关系，可以辨别那些可能引起严重弯曲的畸形。对于脊柱畸形自然病程早期阶段的认识，有助于制定合理的手术治疗方案，从而预防严重的脊柱弯曲和躯干失代偿的进展，这些严重的畸形和失代偿往往需要更加复杂和高风险的治疗措施，而且临床效果欠佳。

6.1 发生率

先天性脊柱侧凸是先天性脊柱畸形中最常见的类型；在苏格兰国家脊柱畸形服务中心随访的 1000 多例先天性脊柱畸形病人中的发病率接近 80%。先天性脊柱侧后凸畸形是先天性脊柱畸形中第二大常见的类型，其患病率为14%，先天性脊柱后凸畸形的患病率为 6%。在1000 例活婴中，先天性脊柱侧凸发病的有 1 例，根据报道，家族遗传率为 1% ~ 5%。女孩比男孩的发病率高。

6.2 病因

先天性椎体畸形的病因可能与遗传因素相关，包括 Notch 信号通路的缺陷。在大鼠体内，*Notch* 1 基因通过调节椎体前体细胞的发育来协调体节发生的过程。第 13 号和 17 号染色体易位已经证明与半椎体的形成相关。遗传因素学说，包括几项对于 *HOX* 基因异常表达的研究，已经通过分子学、动物实验以及双胞胎人群研究得到支持。环境因素也可能是致病原因，包括暴露于一氧化碳等有毒物质、服用抗癫痫药物及孕期糖尿病。

6.3 胚胎发育

胚胎时期的脊柱和肋骨发育是密切相关的，其完整的解剖雏形在胚胎宫内发育的前6周成形于间叶组织。在该发育时期，源于中胚层的相邻体节相互靠拢合并，并形成了腹侧的椎体和背侧的神经弓；在器官发生过程中，通过椎体中心单一原始骨化中心形成椎体，两个背侧骨化中心形成椎弓。脊柱和肋骨的畸形可能发生于胎儿发育的这段时期内，一旦间叶组织雏形确定，软骨及骨就按照此雏形发生。出生后，5个次级骨化中心分别骨化形成椎体的终板、棘突及横突。

在间叶细胞时期发生的椎体畸形，可能由原始椎体单侧形成障碍或分节不良造成，导致脊柱在纵向生长时一侧的非平衡进而引起脊柱侧凸畸形。椎体畸形也可能发生在随后的软骨化时期，被认为是软骨中心发育过程中局部血管形成障碍所致。这导致了不同程度的椎体形成障碍，引起先天性后凸畸形或侧后凸畸形。在软骨化和骨化后期，骨化可发生在纤维环和环形骨骺的前部，引起椎体前方或侧前方的骨性融合，这也能引起先天性后凸畸形或侧后凸畸形。

肋骨的形成起源于肋突，它是发育中的胸椎体节侧方一个小的间叶细胞群落，这些细胞逐渐发育成肋骨。只有在胸椎节段，肋突的末梢延长形成肋骨。在胎儿时期，肋骨由软骨性的前体细胞骨化形成。肋骨畸形（肋骨融合、肋骨分割、胸壁缺陷）可能出现于体节发育的分节以及再分节过程中，之后肋骨与其相应节段胸椎形成关节。

肩胛骨伴随着上肢而发育。在胚胎发育的

第3周，从C5到T1椎体的两侧出现一个小而肿胀的上肢肢芽。在胚胎发育的第5周，肩胛骨形成于间叶细胞中，并逐渐向尾侧移行。在胎儿发育的第3个月末，发育中的肩胛骨到达最终的解剖位置，位于脊柱的一侧，范围从T2至T7和T8。偶尔，肩胛骨可能未下降到正常的解剖位置，并永久的处于高位，这就是所说的高肩胛畸形（Sprengel畸形）。

6.4 分型

先天性脊柱畸形的分类依据畸形的解剖位置以及畸形椎体的病理解剖学特点（图6.1）。导致脊柱侧凸，脊柱后凸，脊柱侧后凸畸形的先天性椎体畸形主要是由于椎体形成障碍和椎体分节不良造成。混合型畸形比较少见，通常无法进行分型，而且在出生时难以明确，因为此时仅30%的脊柱发生骨化。

6.4.1 先天性脊柱侧凸畸形

造成脊柱侧凸畸形的椎体形成障碍可分为完全型和不完全型。完全型椎体形成障碍包括四种类型，是由于一半椎体形成障碍导致的畸形。半椎体可以是完全分节的、半分节的、未分节的及嵌入型。完全分节的半椎体畸形有头端和尾端的终板，通过正常的椎间隙与上下椎体分开。半分节的半椎体畸形仅仅有一侧终板和椎间隙，另一侧与相邻椎体先天性融合在一起。半椎体对侧未形成椎体部分的椎间隙为椎间盘组织。未分节的半椎体畸形是指半椎体与头侧和尾侧的椎体融合在一起，没有对侧的椎间盘并且没有生长潜能。嵌入型半椎体畸形是一种小的、卵圆形的椎体节段，它位于上下椎体间形成的壁龛内。它的生长潜能也非常有限，同时引起脊柱畸形的能力也有限。完全分节和半分节的半椎体有正常的骨骺板，可以引起脊柱的非对称性生长，这是因为半椎体的对侧间隙是缺乏生长能力的；因此，导致脊柱侧凸的

先天性脊柱侧凸畸形

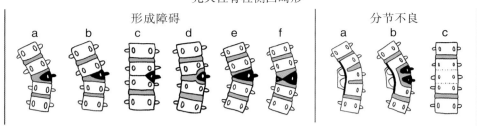

先天性后凸畸形和侧后凸畸形

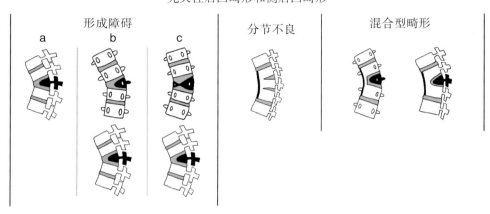

图 6.1　先天性脊柱侧凸畸形、脊柱后凸畸形、脊柱侧后凸畸形的分型。先天性脊柱侧凸畸形分为形成障碍（a. 完全分节型半椎体；b. 半分节型半椎体；c. 未分节型半椎体；d. 嵌入性半椎体；e. 楔形椎；f. 非对称性蝴蝶椎）和形成不良（a. 单侧融合性骨桥；b. 单侧融合性骨桥伴对侧半椎体；c. 阻滞椎）。先天性后凸畸形或侧后凸畸形分为形成障碍（a. 后方半椎体；b. 后侧方 1/4 椎体；c. 后方非对称性蝴蝶椎），分节不良（前方融合性骨桥）和混合型畸形（前侧方融合型骨桥伴后侧方 1/4 椎体）

发生。不完全型椎体形成障碍包括楔形椎和非对称性蝴蝶椎。楔形椎有两侧的椎弓根，但是凹侧椎弓根发育不良。这就导致凹侧生长的非对称性和侧凸的发展。由于椎体生长存在局部的失平衡，非对称性蝴蝶椎能引起脊柱侧凸畸形。

椎体分节不良可以是单侧或双侧的。单侧椎体分节不良包括一侧未分节的骨桥伴或不伴有同节段对侧的半椎体畸形。骨桥能延伸两个甚至更多的椎体节段，并限制单侧椎体的生长，当对侧具有正常终板时可以引起快速进展性的侧凸畸形（正如 X 线片显示在骨桥对侧具有开放的椎间隙）。在未分节椎体一侧阻滞生长和对侧正常生长的共同作用下导致了脊柱侧凸畸形，而当同一节段存在一个或多个半椎体畸形则更加加速了侧凸畸形的发展。双侧分节不良

产生一个阻滞椎节段，它没有生长潜能，同时也不会产生明显侧凸畸形的风险。

6.4.2　先天性后凸畸形和侧后凸畸形

椎体形成障碍也能引起先天性脊柱后凸畸形和侧后凸畸形。这些形成障碍的椎体包括后方半椎体和后外侧 1/4 椎体畸形，这分别是由于前方和侧前方椎体发育不良所致。后方半椎体引起单纯的后凸畸形，而后外 1/4 椎体则引起脊柱的侧后凸畸形。先天性脊柱侧后凸畸形也可以由非对称性蝴蝶椎（由椎体前内侧发育不全导致的椎体矢状裂）或楔形椎（由于椎体前外侧的发育不良）引起。

椎体分节不良包括前方融合性骨桥，这导致了先天性后凸畸形并缓慢发展，通常不需要积极地治疗。相反，在同一节段伴或不伴有对侧半椎体的前外侧融合骨桥畸形可以导致严重

的生长失平衡和向先天性侧后凸畸形进展的高风险。

由椎体形成障碍或分节不良造成的先天性脊柱后凸畸形可能伴随椎管正常序列或移位（图6.2）。当椎管序列正常时，在后凸畸形节段椎体后方是连续一致的。相反，椎管序列移位是由于椎体发育不良所致的该节段椎体半脱位或脱位而引起的错位畸形。这种类型的畸形是进展性的，并且脊柱在矢状面和冠状面高度不稳定；因而，具有较高的神经系统并发症的风险。

混合型畸形可能累及到脊柱的广泛节段和不同部位，同时存在有椎体形成障碍和分节不良。影像学技术的改进能够更好地明确该类椎体畸形的解剖特点，这些畸形通常很难进行分类。椎体畸形通常与肋骨和胸壁畸形合并发生，因此脊柱和胸廓的生长均受限。

通过对CT三维重建图像的分析，最近制订的分型系统包括了椎体后方结构的解剖变异。先天性椎体畸形被分为单发简单型、多发简单型、复杂型和分节不良。后方椎弓可能是完整或畸形发育。椎弓畸形包括与椎管相通的椎弓裂以及部分或完全融合的椎板，该类椎板通常位于上下相邻椎体之间的半椎体对侧。发生椎体后方骨性结构畸形的节段可能与椎体畸形节段不一致。目前三维分型系统的局限性表现在观察者内部与观察者间可信度的不确定性，儿童过度的放射线暴露和费用的增加。制定手术计划需要详细的了解受累椎体的解剖特点。因此，尽管有这些缺陷，术前三维重建CT仍可以提供有用的信息并有助于减少术中神经损伤并发症的风险。

6.5　自然病程

脊柱畸形的自然病程与先天性椎体畸形的类型、数量、部位及其与相邻椎体的关系有关。畸形进展的最快阶段出现在出生后前3年和青春期生长高峰时，这些时期都是骨骼生长的加速时期。由椎体形成障碍和分节不良造成的弯曲其进展模式具有可预测性，然而准确预测由混合型畸形导致弯曲的恶化进展是有挑战的。在青春期需要密切地观察先天性畸形的变化，因为即使是在青春期前较为稳定的畸形，在该时期也有可能进展恶化。对于发生在脊柱交界

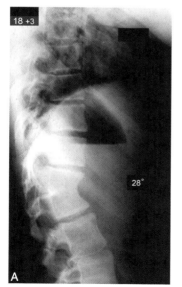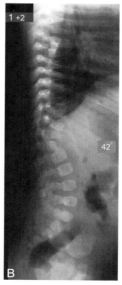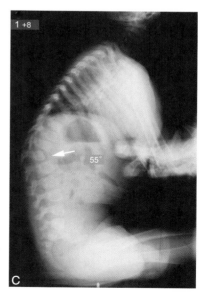

图6.2　A.轻度先天性后凸的成年病人躯干侧位X线片：T12~L1前方融合型骨桥和椎管序列。B.幼儿病人侧位X线片：L1椎体后方半椎体引起的先天性脊柱后凸畸形和椎管序列。C.L1（白色箭头）节段后方半椎体引起的先天性脊柱后凸畸形和T12~L1半脱位，局部错位畸形和节段失稳

区的弯曲，尤其是在胸腰段或腰骶段区域，其
进展恶化的风险最高。

6.5 先天性侧凸畸形

完全分节的半椎体所导致的先天性侧凸畸
形的预后通常难以确定。严重的侧凸病人或者
在 6 个月随访观察时侧凸进展 ≥ 5° 的畸形是有
手术指征的。侧凸角度的进展通常较慢，大约
每年进展 1°~2°。在脊柱同侧有两个半椎体可以
引起进展更快的侧凸畸形，预期每年增加 3°~4°，
10 岁时可以超过 50°，而骨骼发育成熟时可以

达到 70°，而且其相邻节段的代偿性弯曲更易发
展为严重的结构性弯。由一个或多个正常椎体
分开的位于两侧的半椎体被认为是半体节错位，
它们可以位于脊柱的同一部位（通常为胸椎），
或者彼此相距较远。位于胸腰段或腰骶段的半
体节错位更有可能导致失平衡性畸形并需要手
术治疗（图 6.3）。

半分节型的半椎体可以引起侧凸畸形的缓
慢进展，在完成生长发育后，侧凸角度一般不
超过 40°。该类型的畸形除非位于腰骶结合部，

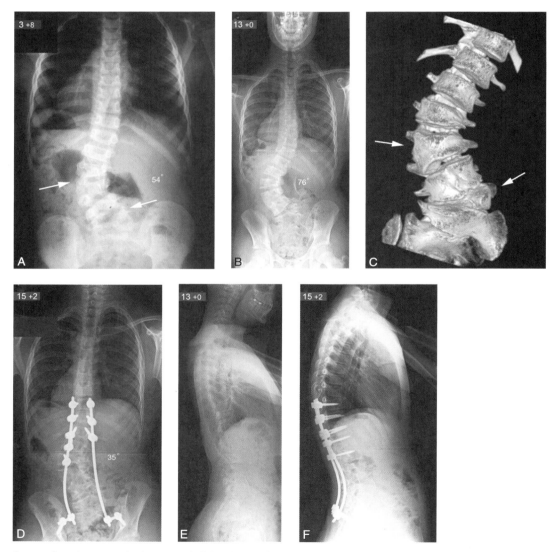

图 6.3　患儿 3 岁 8 个月，由相对的两个半椎体（半体节错位）引起的先天性脊柱侧凸畸形（箭头，A）。脊柱侧凸
在青春期前一直保持稳定，随后影像学显示畸形明显进展（B）。三维重建 CT 影像检查（C）。两处相对侧的半椎
体畸形（箭头）。病人进行了后路脊柱融合术，在冠状位上实现了良好的平衡（D）。术前平背畸形（E）被很好的
矫正，恢复正常的腰椎前凸和良好的脊柱矢状位平衡（F）

一般是不需要治疗的。腰骶部完全分节型或半分节型半椎体可以引起脊柱的倾斜，在脊柱寻求平衡的过程中，腰段容易产生快速进展的结构性代偿性侧凸畸形，为了防止此种情况的发生需要早期行手术治疗。嵌入型半椎体的生长潜能有限，引起的畸形较小，因此通常不需要治疗。未分节型半椎体通常发生在胸段，由于它与上下临近的椎体融合在一起，因此没有生长潜能，不会引起畸形。

因分节不良导致的先天性脊柱侧凸的进展速度取决于其一侧骨桥所产生的生长限制作用的程度以及对侧椎体的生长情况。脊柱纵向的生长来自于每节椎体的上下终板。骨桥对侧未融合的椎间隙表明其具有生长潜能，因而有较高的畸形进展的风险。由单边融合骨桥导致的脊柱侧凸角度的平均进展速度为每年增加5°，大部分弯曲在患儿10岁时可以超过50°，并需要早期的手术治干预。如果单边融合骨桥伴有同一节段的对侧半椎体，那么椎体的失衡性生长预后最差，平均进展速度为每年增加6°。大部分弯曲在患儿2岁时可以超过50°。

6.5.2　先天性脊柱后凸畸形和侧后凸畸形

由椎体形成障碍（后方或侧后方半椎体）或者混合畸形（前侧方骨桥伴有对侧1/4椎体）引起的先天性脊柱后凸或侧后凸畸形其进展风险是最高的。先天性脊柱侧凸或侧后凸畸形通常影响脊柱的胸腰段；如果弯曲位于胸段，出现神经相关并发症的风险明显增加。脊柱后凸的严重程度与前方椎体形成障碍程度相关，当前方出现相邻的两处椎体形成障碍时，其后凸会更加严重。由侧后方1/4椎体引起的侧后凸畸形在患儿10岁之前平均每年的进展角度为2.5°，在青春期平均每年进展5°，在11岁时超过80°，而且神经系统受累的风险最高。由非对称蝴蝶椎引起的侧后凸畸形，10岁以前平均每年进展1.5°，青春期平均每年进展4°。由前方骨桥引起的后凸畸形呈缓慢进展，10岁以前平

均每年进展1°，在青春期平均每年进展小于2°，而且不出现脊髓受压的风险。与前方骨桥引起的畸形相比，前侧方骨桥引起的畸形预后更差，因为它在骨骼发育成熟时，可以引起超过90°的脊柱侧后凸畸形。由前侧方骨桥伴有对侧1/4椎体引起的脊柱侧后凸畸形恶化进展的风险最高，在10岁之前平均每年进展5°，青春期时平均每年进展8°。

脊髓受压可出现在由后方半椎体或侧后方1/4椎体引起的先天性脊柱后凸或侧后凸畸形，据报道其发生率为10%～12%。症状多出现于青少年时期，畸形角度不一。如果未进行治疗，往往会造成截瘫。

扩展阅读

Bush CH, Kalen V. Three-dimensional computed tomography in tile assessment of congenital scoliosis. Skeletal Radio,1999, 28:632-637

Christ B, Wilting J. From somites to vertebral column. Ann Anat,1992, 174: 23-32

Evans DJR. Contribution of somitic cells to the avian ribs. Dev Biol, 2003, 256:114-126

Huang R, Zhi Q ,NeubOser A, et al. Function of somite and somitocoele cells in the formation of the vertebral motion segment itl avian embryos. Acta Anat （Basel）,1996, 155:231-241

Huang R, Zhi Q, Schmidt C, et al. Sclerotomal origin of the ribs. Development ,2000, 127:527-532

Huang R, Zhi Q, Wilting J, et al. The fate of somitocoele cells in avian embryos. Anat Embryol （Bed）,1994,190:243-250

Kawakami N, Tsuji T, Imagama S, et al .Spinal Deformity Study Group. Classification of congenital scoliosis and kyphosis:a new approach to the three dimensional classification for progressive vertebral anomalies requiring operative treatment. Spine 2009, 34: 1756-1765

McMaster MJ, Ohtsuka K. The natural history of congenital scoliosis. A study of 251 patients. J Bone Joint Surg Am, 1982,64:1128-1147

McMaster M J, Singh H. Natural history of congenital kyphosis and kyphoscoliosis. A study of 112 patients. J Bone Joint Surg Am ,1999,81:1367-1383

Morin B, Poitras B, Duhaime M, et al. Congenital kyphosis by segmentation defect: etiologic and pathogenic studies. J Pediatr Orthop ,1985, 5:309-314

Nakajima A, Kawakami N, Imagama S, et al. Three-dimensional analysis of formation failure ill congenital scoliosis. Spine,2007: 32:562-567

Newton PO, Hahn GW, Fricka KB, et al. Utility of three-dimensional and multiplanar reformatted computed tomography for evaluation of pediatric congenital spine abnormalities. Spine, 2002, 27:844-850

Roaf R. Vertebral growth and its mechanical control J Bone Joint Surg Br, 1960, 42-B: 40-59

Shahcheraghi GH, Hobbi MH. Patterns and progression in congenital scoliosis. J Pediatr Orthop, 1999, 19:766-775

Tsou PM. Embryology of congenital kyphosis. Clin Orthop Relat Res ,1977, 18-25

Tsou PM, Yao A, Hodgson AR. Embryogenesis and prenatal development of congenital vertebral anomalies and their classification. Gin Orthop Relat Res, 1980,211-231

第7章

先天性脊柱畸形的手术治疗

Athanasios I. Tsirikos；钱邦平 译

先天性脊柱畸形可造成脊柱在冠状面和（或）矢状面上的失衡，并常伴旋转畸形。准确的诊断并尽早地干预对于先天性脊柱畸形病人的治疗来说至关重要。因为如果能早期发现，可行预防性手术，从而降低先天性脊柱畸形发展为重度畸形的可能。了解脊柱畸形的分型和自然史可帮助医生判断畸形的预后，便于制订手术决策，在适当的时候行早期干预。但术前需要进行充分的评估来排除脊柱和全身其他系统的相关畸形。手术方式包括原位融合、凸侧半骨骺阻滞、椎体切除重建内固定及生长棒植入术等。

7.1　病人评估

对先天性脊柱畸形病人进行细致的临床评估，对于识别可能存在的多器官系统相关畸形是尤其重要的。临床评估包括每次就诊时病人的身高、体重、臂长及 BMI。这些指标反映了骨骼的生长速度，而骨骼生长情况（速度过快）

对脊柱畸形的进展有直接作用。低 BMI 和肺功能降低与限制性肺疾病（包括胸廓发育不良综合征）有很强相关性。先天性脊柱畸形病人应常规进行肺功能测试（包括深吸气量、深呼气量和肺容量测定）来评估是否合并肋骨和胸廓畸形。胸廓发育不良是一种可怕的并发症，多见于复杂的先天性脊柱畸形病人，常合并脊柱肋骨、脊柱胸廓发育不良或 Jarcho-Levin 综合征。它可以严重影响呼吸功能并缩短病人的预期寿命。

7.2　骨骼与全身相关畸形

在胚胎发育过程中，脊柱、神经系统、肌肉骨骼系统、心血管系统以及泌尿生殖系统的发育几乎发生在同一时期。因此，胚胎时期的致病因素可以影响一个或多个系统的发育。在先天性脊柱畸形的病人中，至少 61% 的病例合并其他器官系统的畸形，并累及一个或多个系统。例如 VATER（同时存在脊柱、直肠肛管、气管食管和肾脏畸形）；VACTERL（除了前述各种情况外，同时还合并心脏和四肢畸形）；Goldenhar（眼 - 耳 - 脊柱）综合征；Noonan 综合征（先天性心脏病、身材矮小症、颈椎融合、Ⅰ型 Chiari 畸形、鸡胸或漏斗胸、低肌张力）；Poland 综合征（单侧手和胸大肌畸形）。

7.2.1 肌肉骨骼畸形

脊柱

先天性脊柱畸形病人的评估应该包括全脊柱评估，因为畸形可以同时影响脊柱的多个部位，并且不一定产生临床可见的侧凸。Klippel-Feil 综合征以短颈、后发际线低和至少两个颈椎先天性融合为特征。因为它可能会导致颈部活动受限，随着时间推移，还会造成畸形远端或近端的节段失稳。先天性颈椎畸形与先天性胸椎或腰椎侧凸密切相关。单侧椎板未分节伴或不伴对侧半椎体畸形以及复杂先天性脊柱畸形常发生在颈胸交界区。这些畸形的发生与 Klippel-Feil 综合征相关。因此，这些畸形可以使侧凸凸侧肩部上升，并且头部向侧凸凹侧倾斜。

其他骨骼畸形

和先天性脊柱畸形相关的其他骨骼畸形包括颅面畸形、桡侧棒球手、拇指发育不全、髋关节发育不良、马蹄足、高弓足、垂直距骨以及上肢或下肢发育不良或萎缩。

先天性高肩胛症（Sprengel 肩）

先天性高肩胛症在先天性脊柱畸形病人中的发病率占 7%，并且和单侧固定失败造成的颈胸交界或胸弯关系最为密切。先天性上胸弯合并凸侧先天性高肩胛症会造成重度畸形，因为肩部抬高有时会损害肩部功能。在这种情况下，两者都需要手术治疗，矫正侧凸并恢复肩胛骨相对脊柱的正常解剖位置。然而，当 Sprengel 畸形在侧凸凹侧时，它能部分代偿由于侧凸造成的对侧肩部上抬。这减轻了肩部不对称性，通常不需要通过手术来使肩胛骨恢复到正常位置。

肋骨畸形

肋骨和胸壁与脊柱关系密切，19.2% 的先天性脊柱畸形病人存在影响胸廓发育的畸形。这些发育性肋骨和胸壁畸形分为单纯型（79%）和复杂（21%）型，病因包括肋骨分节或形成不良（图 7.1）。最常见的单纯型畸形是局限性相邻 2 个或 3 个肋骨融合。肋骨融合合并相邻胸壁大缺损为最常见的复杂型畸形。

先天性肋骨畸形通常发生在由于单侧椎体分节不良造成的先天性胸椎或胸腰椎脊柱侧凸的凹侧，它与胚胎早期发育异常造成同侧原始肋骨和椎体的分节不良有关。侧凸的严重程度和进展速度与肋骨分节不良无明显相关性，而

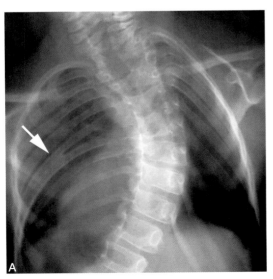
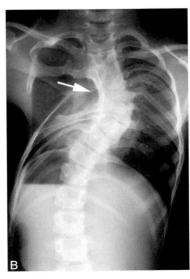

图 7.1 先天性脊柱侧凸病人的胸片 A. 显示第 7、8 肋的先天性融合（单纯畸形）。B. 显示胸壁缺损、单侧未分节骨桥伴先天性肋骨融合

与椎体分节不良有关。因为后者可以导致脊柱纵向生长在单侧出现严重的失平衡。作为此类病人侧凸的主要驱动力，单侧椎体分节不良造成的影响比肋骨分节不良导致的所有影响都大。

长节段胸弯合并肋骨融合会抑制小儿胸廓和肺的发育，影响呼吸功能，出现胸廓发育不良综合征。此情形通常是由先天性椎体分节不良造成，在阻碍脊柱纵向生长的同时，也阻碍胸廓的垂直生长。同时存在的肋骨融合畸形会进一步限制侧凸凹侧的胸廓发育，进而导致限制性肺疾病。肋骨力学的不对称会影响脊柱生长及躯干肌肉的功能，进而增加胸廓内压。在腰椎或腰骶部侧凸、侧后凸或单纯后凸的病人中，肋骨和胸壁畸形的发生率较低。

7.2.2　椎管内畸形

椎管内畸形和先天性椎体缺陷造成的侧凸相关（侧凸合并神经管闭合不全）。神经管闭合不全常合并先天性脊柱畸形（包括 Chiari 或 Dandy-Walker 畸形、脊髓空洞症、脊髓栓系等）（图 7.2）。多种闭合不全可发生在同一病人中，这和脊椎分节不良造成的侧凸关系密切。神经管闭合不全发生率达 18%~37%，合并脊髓栓系最常见。

当先天性脊柱畸形合并椎管内畸形时，病人可能完全无临床症状。神经功能正常或无皮肤缺损不能排除神经管闭合不全。皮肤异常（多毛、皮肤凹陷或皮赘、血管性色素沉着或血管瘤等）的存在与神经管闭合不全有相关性。有椎管内病变的病人可表现不同的神经症状或体征，包括下肢腱反射或腹壁反射不对称、步态异常、重度运动和感觉功能障碍、肠道及膀胱功能障碍，足部畸形、下肢肌肉萎缩或挛缩。全面的神经功能检查对于诊断十分重要的，包括四肢运动、感觉、腱反射检查。检查者应该检查神经根张力和腹壁反射的对称性并且排除阵挛。当平片上能发现先天性脊柱畸形时，全脊柱 MRI 应该作为常规检查，尤其对需要手术治疗的病人。Chiari 畸形病人应做头颅 MRI。椎管内畸形与先天性脊柱畸形的发生及进展有关。通常椎管内畸形应首先处理，再进行脊柱矫形手术。在椎管内畸形尚未矫正之前行脊柱畸形矫形手术可能产生严重的神经并发症，尤其是当脊髓栓系、脊髓纵裂或小脑扁桃体疝存在时。近来文献报道了一期同时处理椎管内畸形和脊柱畸形的可能优势。

7.2.3　心脏损害

先天性脊柱畸形病人中先心病发生率达 26%，在复杂畸形和分节不良病人中发病率最高。室间隔和房间隔缺损最常见，也可见于更复杂的畸形，如法洛四联症、动脉导管未闭、

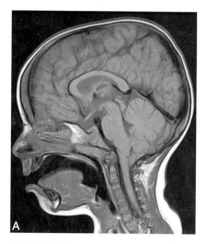
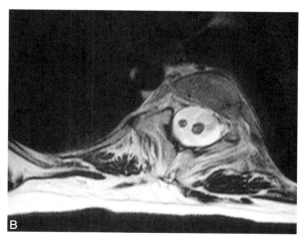

图 7.2　A. 头颈部侧位 MRI 显示 Chiari 畸形，小脑扁桃体通过枕骨大孔向下突出。B. 胸椎 MRI 轴位片显示脊髓纵裂

大动脉移位等。应将心脏彩超纳入病人的初始评估中。在脊柱矫形前，必须先行处理先天性心脏畸形。在生长发育的不同阶段，可能需行多次手术来治疗严重的心脏畸形。

7.2.4　泌尿生殖道畸形

先天性脊柱侧凸中20%~35%的病人可能出现肾脏、输尿管、膀胱或尿道畸形。例如无症状单侧肾脏缺如、阻塞性肾病（包括双重输尿管、巨大输尿管、马蹄肾、异位肾、肾脏发育不全、尿道下裂或尿道上裂等）。肾脏超声应作为常规检查。1/3的病人需要泌尿系统治疗。包括腹部的脊柱MRI平扫也能发现畸形。

7.2.5　胃肠道畸形

胃肠道系统畸形的发生率为5%~15%。包括食管闭锁、食管气管瘘、先天性横膈疝、直肠肛管畸形等。

7.3　影像

平片有助于对先天性脊柱畸形进行分型，进而对畸形的进展及疗效给出预判。一般来说要求站立位摄片，对于尚不能行走的婴儿，可行仰卧或坐位摄片。当病人从卧位改为坐位摄片时，侧凸度数会增加，并不能真实地反映畸形的状况。部分后凸畸形存在较高的神经并发症率，侧位片对于排除此类畸形是必要的。

正侧位平片可用于脊柱畸形分型的确定、侧凸角度的测量以及评估畸形椎体周边区域的生长潜能。可使用平片上恒定的解剖标志来评估畸形的进展情况。Cobb角测量误差可为3°~12°。在脊柱发育成熟前，准确判定其生长潜能有助于确定畸形进展的危险因素。与半分节或未分节半椎体相比，完全分节半椎体伴正常椎间隙和终板是畸形进展的危险因素，常可在平片上发现。对于伴单侧未分节骨桥且侧凸角度大的病人，预后取决于对侧椎间盘是否张开、形态是否正常。如果对侧椎间盘张开且形态正

常，则提示生长板活跃，后期可能出现严重畸形。冠状面及矢状面上畸形的柔韧性评估，主要包括卧位牵引、侧方bending位及支点弯曲位X片。

CT可全面立体地反映包括后方缺损在内的脊柱畸形情况。CT三维重建已成为手术方案制订的重要部分，可以识别仅能术中发现而平片难以发现的畸形，准确度高达100%。MRI已代替脊髓造影，成为发现隐性脊柱裂的重要手段。需要手术治疗的进展性畸形病人、伴有神经症状、神经影像学异常以及合并脊柱表面皮肤异常的病人都需要进行此项检查。对于后方或侧后方半椎体造成脊柱侧凸或侧后凸畸形的病人，脊柱MRI可以发现因畸形导致的椎管狭窄和脊髓压迫，并可用以评估手术效果。

7.4　治疗

在先天性脊柱畸形病人的治疗中，对畸形的判断和分型是治疗的基石，必须早期准确地识别可能造成畸形进展及神经功能受损的畸形。这会使手术策略的制订更加从容。对于外科医生来说，不但应具备卓越的手术技术，可以完成一些高难度且有高神经损伤风险的手术，同时应具备早期发现畸形，准确判断预后并适时地尽早行预防性手术的能力。

7.4.1　观察

所有病人都应密切观察，以便早期发现畸形进展，选择合适的治疗方案。不同类型的脊柱畸形具有不同的自然史及预后。病人应随访至骨骼发育成熟。每次间隔6~12个月并行摄片复查。3岁以内和青春期应更加密切观察。每次就诊应检查神经功能，以期早期发现神经功能的细微变化，进而早期手术治疗。

未分节或半分节半椎体所造成的脊柱畸形常保持稳定或进展慢，需要手术治疗的可能性小。相反，单侧分节不良（单侧骨桥未分节伴或不伴对侧半椎体）或完全分节半椎体会导致

畸形加重明显，常需要早期手术。

7.4.2 支具

支具对于有结构异常且僵硬的先天性脊柱侧凸治疗无效。此外，在小儿中使用支具可能由于矫正力过大加重胸壁畸形。支具可以延缓或阻止先天性脊柱侧凸在上下端椎代偿弯的进展。腋下支具也可以在半椎体切除和上下端椎固定融合后使用，以控制侧凸在所固定上下端椎的进一步发展。这样不但能保留脊柱生长潜能，且能推迟长节段融合的时间。

7.4.3 手术治疗

当畸形持续进展时需要行手术矫正。当畸形预后不良，且可能造成严重畸形和（或）神经并发症时，手术可作为一种预防性策略，适应证如下：①单侧未分节骨桥伴或不伴对侧半椎体畸形；②后方半椎体造成后凸畸形；③侧后方 1/4 椎或侧前方 1/4 椎合并对侧 1/4 椎造成的侧后凸畸形。对预期进展迅速的畸形病人，年龄不一定是限制因素。

制订手术策略时，应考虑畸形的不同类型及位置对于全脊柱失衡和躯干失代偿的影响具有差异性。先天性交界区脊柱侧凸是更严重的先天性侧凸。颈胸段侧凸会由于双肩不对称和颈部倾斜造成严重畸形，进而需要固定。除此之外，腰骶部弯曲常由于严重的骨盆倾斜及结构性代偿腰弯的迅速进展，最终发展为一种严重畸形。先天性腰骶部侧凸的矫正手术应尽早进行，在结构性代偿腰弯发生之前最为理想的。如果病人已有结构性代偿弯，该侧凸应在融合节段内，但会严重影响脊柱生长。

手术主要目的是平衡脊柱，维持胸廓的稳定性，通过推迟融合时间尽可能保留脊柱及胸廓的生长潜能，并且通过缩短融合节段最大限度地保留脊柱的活动度。对于脊髓栓系、脊髓纵裂和Ⅰ型 Chiari 畸形等相关神经管闭合不全的病人，先行神经外科手术可以降低脊柱畸形矫正术中神经并发症的风险。同时，术中通过监测体感诱发和动作诱发电位也可以有效降低神经并发症风险，尤其是在矫正具有较高并发症发生率的后凸畸形时。外科医生、麻醉医生和神经监护医生应相互协助密切关注诱发电位的变化。对于伴有广泛先天性椎体和椎管内畸形的病人，其脊髓血供是异常的。因此，应努力减少术中出血及避免低血压的发生。同时，当存在椎体和神经轴畸形时，应避免牵引。为获得更佳的矫形效果，在前路松解后，可行数周的头环重力牵引、颅骨股骨髁上牵引或颅骨骨盆牵引，逐步增加侧凸的柔韧性。

手术技术包括原位融合、凸侧骨骺阻滞、后路内固定融合联合松解及关节突切除、脊柱截骨融合、全脊椎切除融合和保留生长潜能手术（生长棒、脊椎可扩张假体钛肋 VEPTR）。对于畸形同时累积脊柱多个部位的病人，通常需要联合使用多种技术来处理。

原位融合

原位融合最适用于 Cobb 角不大的由单侧未分节骨桥伴或不伴对侧半椎体畸形或混合畸形引起的先天性侧凸。手术目的是稳定畸形，因为用植骨的方法无法矫正畸形。当畸形进展且侧凸角度不大时应将原位融合作为预防性治疗的方法。当椎体分节不全限制脊柱纵向生长时或存在混合畸形时，早期融合不会对病人的预期身高和生长发育造成不良影响。后路关节突完全切除去皮质后植骨融合效果满意。自体取髂骨植骨是植骨的金标准，但仅适用于年长儿童。在年幼病人中，因植骨量不足，植骨部位相关并发症风险较高。自体肋骨可以通过脊柱后路手术行骨膜下剥离获得，且可为异体骨补充。融合范围应包括畸形椎体的上下各一节段，再应用 3~4 个月的石膏背心固定。脊柱石膏不能用于颈胸段或上胸弯的固定，即使存在分节不良或混合畸形时，融合失败发生率较小。如果病人年龄较小，可联合使用儿童型内植物和原位融合以提供更为牢固的固定，进而降低发生植骨不融合和曲轴效应的风险，并且使侧凸畸形在固定的上下节段均获得一定程度的矫正。当后柱完全融合后，前柱的持续生长会造成曲轴效应，但这种效应可通过二期的前路融合（开放或胸腔镜手术）来消除。

针对单侧未分节骨桥伴或不伴对侧半椎体畸形造成的先天性胸椎侧凸畸形，单纯前路凸侧融合及畸形上下各一节段的自体肋骨植入均是可行的，而不需二期行后路原位融合。通过消除受累节段残余的生长潜能，消除了凹侧的牵拉效应和凸侧的致畸形力。在将肋骨块植入椎间的过程中，低体重儿可能会有较多出血。

局部后路原位融合同时适用于先天性后凸达 50° 或小于 5 岁的病人。融合范围应包括矢状面上最倾斜的椎体（顶椎）的上下各一椎体。尽管后柱被融合固定，但前柱的生长潜能却得以保留，随着后期的生长发育后凸可自发矫正，但这难以准确预测。初次术后不融合率较高，这是因为植骨块的机械应力不足。术后支具应佩戴 3~4 个月。如果去除支具后 1 个月内畸形进展超过 5°，应该对融合节段进行探查，对假关节或融合不良部位进行修复。先天性脊柱侧凸中，单纯前路原位融合对于控制畸形进展是足够的。

凸侧生长阻滞（半骨骺阻滞）

此手术可以通过前后联合入路于侧凸凸侧进行，尤其适用于胸椎半椎体造成的中度先天性侧凸的矮小儿童。手术切除范围包括：半椎体层面的凸侧半椎间盘和相邻终板以及畸形上下各一椎间盘。后路半骨骺阻滞在同样节段进行，不暴露凹侧。这种术式消除了凸侧的致畸形力，且随着对侧脊柱的生长，畸形可自发矫正。然而，最终矫形效果差异很大，由 0°~20° 不等。单侧骨桥未分节的半骨骺阻滞可以阻止凸侧生长，起到与原位融合相似的作用，均不能减少侧凸度数。

在治疗因半椎体畸形造成的先天性胸椎侧凸中，单独自体肋骨植骨前柱凸侧生长阻滞可以获得与前后路联合手术相似的效果。因为后柱的生长潜能得以保留，随着后期生长造成的局部后凸效应可以维持正常脊柱矢状面形态。相反，单独前路腰椎半骨骺阻滞可能造成前凸不足或后凸畸形。在这种情况下，凸侧生长阻滞应采用前后联合入路进行。总而言之，随着半椎体切除技术的发展，尤其是后路技术，大大提升了临床疗效，也降低了半骨骺阻滞的作用。

半椎体切除

半椎体切除适用于由侧方、侧后方或后方完全分节或半分节半椎体造成的进展性先天性脊柱侧凸、侧后凸或后凸畸形。这种技术的优势在于它去除了异常椎体并消除了致畸形力，有利于更好地平衡脊柱。它甚至可以运用于严重侧凸病人，而此类病人运用原位融合或半骨骺阻滞往往不能获得满意的矫形效果。但是此项技术神经并发症风险较高，因此应由高年资医生进行。

半椎体切除的理想年龄是 2 岁左右。因为这时椎体骨化程度较高，有利于识别出畸形，并能够使用椎弓根螺钉获得满意的融合。当半椎体位于脊髓水平之下时，这种手术更安全。腰骶部半椎体是半椎体切除的理想适应证，这种半椎体会导致脊柱严重的倾斜畸形。但是对于合并宽脊柱裂的病人要十分小心，因为此类病人骶骨后份常发育不全，这会使内固定植入困难。胸椎半椎体可以安全切除。对于超过一个的同侧半椎体可以一期或分期切除，这取决于病人对手术的耐受度。

侧方或侧后方半椎体可以通过前后路联合或单纯后路来切除。侧卧位病人也可联合前后路来暴露，这样可以切除半椎体和邻近椎间盘，接下来可通过后路加压内固定来矫正畸形。与单纯后路相比，前后路联合半椎体切除可以因为前路时椎体出血而显著增加术中出血量。

单纯后路手术创伤较小，包括异常后份切除及经椎弓根半椎体切除。通过腹膜下暴露切除半椎体侧壁可以保护前方主要的节段性血管。切除半椎体上下的椎间盘，松解半椎体对侧的椎间盘，采用内固定加压使残留的凸侧间隙闭合。与石膏固定相比，脊柱内固定可以提供更好的矫形效果并使矫形得以维持。现代的脊柱内固定器械切迹较低，半椎体切除后建议佩戴石膏背心 3 ~ 4 个月。相对于前路，后路手术能更易楔形切除造成单纯先天性后凸的半椎体。

半椎体造成的先天性侧凸或侧后凸畸形有时累及的脊柱节段较长。在这种情况下，融合节段会相应增加，从而会对脊柱生长造成影响（图7.3）。病人可通过佩戴腋下支具来控制邻近节段退变、保留脊柱生长潜能并推迟融合的时间。

内固定矫形及融合

这种方法适用于僵硬性年长的先天性侧凸病人，可以通过局部畸形矫正及邻近活动节段的自发矫正获得总体平衡（图 7.4）。联合使用椎弓根螺钉和钩或采用全椎弓根螺钉固定可以

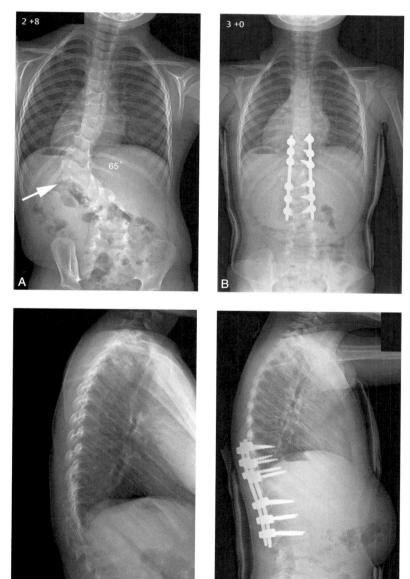

图 7.3　严重先天性侧后凸伴侧后方完全分节半椎体，可见显著性脊柱失平衡，病人后前位（A）和侧位（C）片。半椎体切除后行固定融合来恢复脊柱在冠状面及矢状面的平衡（B、D）。术后使用脊柱背心3 个月

部分地矫正畸形，提供牢固的把持力，有利于植骨融合。由于脊柱后柱的融合或缺损，椎体形态会难以辨认，置入内固定会比较困难。后凸存在时应避免术前行骨牵引以及术中在先天性脊柱侧凸凹侧进行牵拉，因为这会增加神经损伤的风险。

一期前路松解（包括畸形上下各一正常椎体）后，可由前路行胸廓成形来改善外观，并通过增加侧凸柔韧性来降低患儿术后产生曲轴现象的风险。若采用分期手术方案，在一期的前路松解与二期的后路固定融合之间有大概几周的时间间隔，可行牵引治疗，以使畸形获得更大角度的矫正。但在这个过程中看，为了避免过撑导致的脊髓神经受损，需要持续的神经功能监测。

在合并角状后凸的先天性侧凸病人中，特别是体形较瘦的低龄病人，后方内植物会明显突出于皮下。采用带血管或单纯肋骨自体移植的方式行前路融合，在对脊柱提供足够支撑力的同时，也可以获得满意的融合效果。但术后

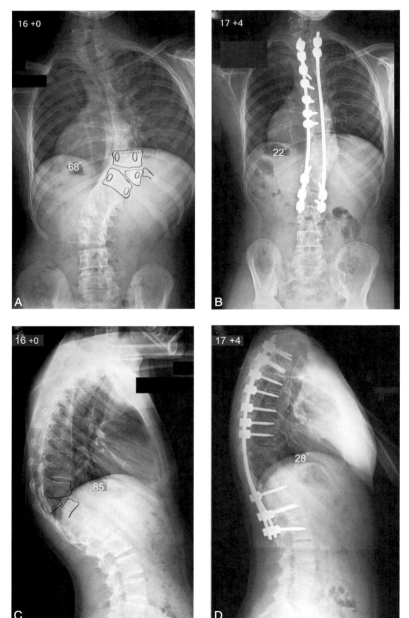

图7.4　1例青少年病人，因胸腰椎交界区1/4半椎体造成的严重先天性侧后凸畸形正位（A）及侧位（C）片。该病人行后路脊柱融合，术后冠状面及矢状面示矫形良好（B、D）

3~4 个月需要佩戴石膏来增加稳定性，直至肋骨融合。

截骨及全脊椎切除重建脊柱

多节段闭合楔形经椎弓根截骨或全脊椎截骨后行固定融合是复杂的脊柱重建方式。适用于重度畸形、畸形僵硬，脊柱躯干显著失衡、骨盆固定倾斜或合并神经功能不全的病人。根据畸形种类及位置的不同，可行单纯后路或前后路联合的方式来部分切除脊椎。

后路手术尤其适用于伴或不伴有神经并发症的严重先天性后凸或侧后凸畸形，且前柱和顶椎位于后方的病人。单纯后路骨膜下剥离有利于保留局部血管，这些血管可能异常，尤其是在畸形的脊椎节段。因此，与要牺牲凸侧节段血管的前后路手术相比，单纯后路手术神经并发症风险较低。

单纯后路手术可通过单一入路矫正严重畸形，但技术要求高。除此之外，因为需要处理硬膜和脊髓，所以医疗及神经并发症风险会增加。大量出血会破坏前柱血供，对于身材较小的血容量较小的病人是致命性的。脊柱不稳可能会发生，这会导致术中或术后的截骨椎移位。尤其在严重先天性侧凸或侧后凸病人，伴有特别大的需要环形截骨矫正的高度旋转畸形行肋骨横突切除术时，后方入路也可暴露前柱椎体。

对于矫形效果不佳或复发性先天性侧凸的病人，在其翻修手术中需在先前已行脊柱融合的区域进行脊柱截骨。若侧凸存在单侧未分节骨桥，可以在侧凸顶椎区进行截骨。对于重度先天性侧凸畸形，经后路行对侧半椎体切除及固定融合矫形效果较好。

保留生长潜能技术

对于复杂的先天性畸形患儿，其躯干高度和胸廓发育常会减缓且减缓程度与椎体畸形的数量及程度呈正比。5 岁以内脊柱生长最快。正常儿童 5 岁时，坐高可达到成人水平的 2/3。对于小于 5 岁严重先天性侧凸的患儿，若同时合并结构性代偿弯，其治疗相当困难。因为如果过早行脊柱融合，会阻碍脊柱的后续生长。

生长棒作为一种非融合的内固定技术已广泛用于早发型脊柱侧凸（特发性或综合征）。

生长棒也可应用于先天性侧凸病人来阻止畸形进展，最大限度地保留脊柱生长潜能，推迟终末期手术时间。生长棒可以控制融合上下邻近节段畸形的发展，适用于单侧分节不良，前方凸侧融合受限的侧凸儿童（图 7.5）。同时，生长棒也适用于半椎体引起的具有巨大胸弯的患儿，凸侧生长阻滞可作为辅助方法来阻止半椎体头尾侧侧凸的加重。具有明显的解剖标志且可在上胸弯及腰弯区域完成椎弓根螺钉的置入是生长棒运用的前提。

在侧凸远近端通过有限的骨膜下剥离置入钩钉，并通过局部植骨加强内固定。生长棒置于筋膜之上，采用端对端连接或侧方连接，单侧或双侧固定均可。生长棒并发症包括断棒、脱钩和螺钉拔出，单侧固定发生率高。此外，继发的脊柱僵硬以及自发融合会影响脊柱延长，这种情况在双侧固定时会更早发生。近端交界区后凸是其中最严重和最难矫正的并发症，常见于每 6 个月进行 1 次延长撑开的患儿。生长棒植入术后，佩戴支具可以降低内植物失败的风险。

肋骨融合会产生栓系效应，使胸廓扩张受限造成肺实质发育不良。进展性先天性侧凸可以进一步阻碍胸廓及肺的发育。早期行胸椎融合是治疗进展性先天性侧凸的方法，通常在 8 岁之前，因肺尚未发育完全。若不及时处理，会影响脊柱和胸廓的生长，造成限制性肺疾病，进而出现胸廓发育不良综合征。VEPTR 技术已被用于解决可能引起胸廓发育不良综合征的重度先天性肋骨畸形。胸壁畸形可单独发生，或

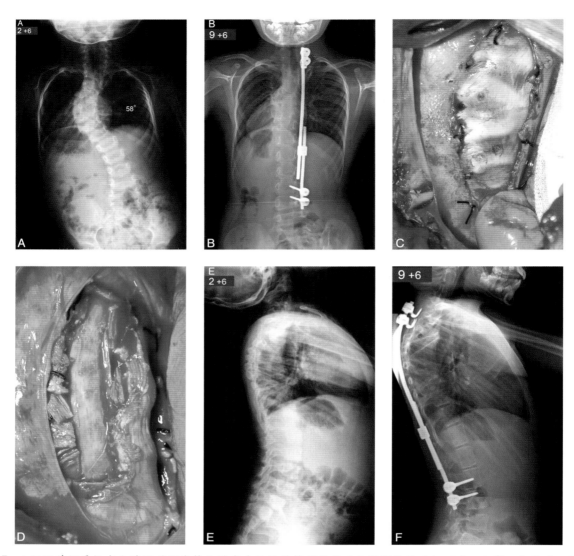

图 7.5　1 例因单侧骨桥未分节及对侧半椎体造成先天性胸椎侧凸的病人的影像片（A、E）。2 岁 6 个月时，该病人进行肋骨支撑前方凸侧半骨骺阻滞（C、D），同时凹侧放置生长棒。通过序贯延长技术逐步获得侧凸的完全矫正，维持了较好的矢状面平衡，保留了脊柱的生长潜能（B、F）

与脊柱分节不良同时存在，也可作为综合征（例如脊柱肋骨发育障碍或脊柱胸廓发育不良）的一部分。

　　Campbell 等提出在儿童生长发育的过程中，先天性侧凸凹侧半胸廓的广泛性肋骨融合是造成脊柱发育不平衡的牵拉力，他们将此称为"风刮"的胸廓。为了解决先天性侧凸合并胸廓畸形造成胸廓发育不良的问题，Campbell 等提出了胸廓扩大成形术，在该技术中，位于凹侧的融合肋骨被截除，使凹侧的胸廓被延长，并通过 VEPTR 技术分次行肋骨牵引固定。这包括使

用挂钩在肋骨间及肋骨 – 脊柱间建立稳定的连接。和生长棒类似，这种棒每隔 4~6 个月也需要延长一次。VEPTR 技术的并发症和生长棒相似，包括断棒、脱钩、内固定移位、伤口感染、臂丛神经损伤以及肋骨骨折。胸廓切开扩大术以及在已经发育不良的胸廓上瘢痕形成的副作用还未被阐明。近来研究显示，初次胸廓扩张后扩张侧胸廓的容积增加及肺总量的增加会持续存在。VEPTR 的作用以及它与传统生长棒相比在治疗不伴肋骨融合的先天性脊柱侧凸及胸廓发育不良上的优势尚未达成共识。

扩展阅读

Andrew T, Piggott H. Growth arrest for progressive scoliosis. Combined anterior and posterior fusion of the convexity. J Bone Joint Surg Br,1985, 67:193-197

Basu PS, Elsebaie H, Noordeen MH. Congenital spinal deformity: a comprehensive assessment at presentation. Spine, 2002, 27:2255-2259

Beals RK, Robbins JR, Rolfe B. Anomalies associated with vertebral malformations. Spine,1993, 18:1329-1332

Campbell RM Jr,Hell-Vocke AK. Growth of the thoracic spine in congenital scoliosis after expansion thoracoplasty. J Bone Joint Durg Am, 2003, 85-A: 409-420

Campbell RM Jr ,Smith MD, Mayes TC, et al. The characteristics of thoracic insufficiency syndrome associated with fused fibs and congenital scoliosis. J BoneJoint Surg Am, 2003, 85-A: 399-408

Oeviren V, Berven S,Smith JA, et al. Excision of hemivertebrae in the management of congenital scoliosis involving the thoracic and thoracolumbar spine. J Bone Joint Surg Br ,2001, 83: 496- 500

Holte DC, Winter RB, Lonstein JE, et al.Excision of hemivertebrae and wedge resection in the treatment of congenital scoliosis. J Bone Joint Surg Am, 1995, 77:159-171

Klemme WR, Denis E, Winter RB, et al. Spinal instrumentation without fusion for progressive scoliosis in young children. J PedJatr Orthop, 1997, 17:734-742

Klemme WR, Polly DW Jr ,Orchowski JR. Hemivertebral excision for congenital scoliosis in very young children. J Pediatr Orthop ,2001, 21: 761-764

McMaster MJ. Occult intraspinal anomalies and congenital scoliosis. J Bone Joint surg Am, 1984, 66:588-601

Ruf M, Harms J. Hemivertebra resection by a posterior approach: innovative operative technique and first results. Spine, 2002, 27:1116-1123

Ruf M, Jensen R, Letko L, et al. Hemivertebra resection and osteotomies in congenital spine deformity. Spine ,2009, 34:1791-1799

Thompson AG, Marks DS, Sayampanathan SR, et al. Long-term results of combined anterior and posterior convex epiphysiodesis for congenital scoliosis due to hemivertebrae. Spine, 1995, 20:1380-1385

Tsirikos Al, McMaster MJ. Congenital anomalies of the ribs and chest wall associated with congenital deformities of the spine. J Bone Joint Surg Am,2005, 87:2523-2536

Winter RB, Moe JH, Eilers VE. Congenital scoliosis. A study of 234 patients treated and untreated. Part 2. Treatment. J Bone Joint Surg Am,1968, 50: 15-47

Winter RB, Moe JH, Lonstein JE. Posterior spinal arthmdesis for congenital scoliosis. An analysis of the cases of two hundred and ninety patients, five to nineteen years old. J Bone Joint Surg Am,1984, 66:1188-1197

Winter RB, Moe JH, Wang JK. Congenital kyphosis. Its natural history and treatment as observed in a study of 130 patients. J Bone Joint Surg Am, 973, 55:223-256

第8章

外科治疗：诺丁汉经验

John K, Webb and Nasir A. Quraishi, 王征 译

早发性脊柱侧凸是一种极其复杂的疾病。根据病因是先天因素、特发因素、继发性因素或神经肌肉因素决定了这类疾病的病史及其预后变化多样。早期特发性脊柱侧凸病人绝大部分可自限性发展。只有不到 10% 的病人病情会继续进展，但如果这些病人早期得不到有效治疗，病情将会迅速进展，最终导致严重的脊柱畸形。因此，对这些有潜在进展性的侧凸病人早期诊断并使之稳定是成功治疗这类复杂性疾病的关键。治疗处于生长发育阶段儿童早期特发性脊柱侧凸的理想的方法是使之稳定，对此应做到如下几点：①纠正侧凸并使之稳定；②保持脊柱正常生长；③防止出现曲轴现象。然而，令人遗憾的是目前没有任何治疗措施，包括手术、非手术的方法能同时充分地做到以上几点。

人体脊柱发育随着年龄增长呈现双峰变化，生长速度最快的时期为出生到 2 岁，另一个生长高峰期是青春期。除了脊柱生长带来的高度增加对肺脏和胸腔发育起到主要作用，胸腔容积增大的另一因素——胸廓横断面增加同时也依赖于肋骨的发育，肋骨的长度及倾斜度均起到较大作用。人类 5 岁时胸廓容积增长到成人的 30%，10 岁时是成人的 50%。脊柱侧凸的进一步加重或早期融合将限制胸廓容积，因此可能导致呼吸衰竭甚至过早死亡。

因为早发性脊柱侧凸自然病史不明确，且早期脊柱融合的不利影响，所以临床上应用了各种各样的手术方法试图避免、延迟或减少脊柱融合。这些有利于生长发育的技术及植入材料可以控制侧凸的进展及避免脊柱早期融合[1]。脊柱内固定材料问世之前，石膏技术曾广泛性用于治疗脊柱侧凸[2]。针对该项技术，有关皮肤并发症早有报道，因此应谨慎应用该技术。有利于生长发育的植入材料可控制胸部脊柱畸形，并将影响脊柱和胸廓生长发育的副作用降到最低，这些将成为牵引分离技术的基础。这些技术包括生长棒，垂直方向可伸缩性钛肋骨假体（VEPTR 技术 ;Synthes,West Chester,Pennsylvania）。植入物也需利于引导生长发育（例如 Luque 滑棒技术、Shilla 技术）或

者加压技术（例如缆绳技术、加压钉技术）。较大的侧凸，有时在内固定术前应用 Halo 架牵引，有助于降低神经损伤风险及改善术前的肺功能，畸形得到很好的矫正。有文献报道对于早发性脊柱侧凸、侧凸角度大于 80° 及侧凸伴有后凸畸形的病人，需在有利于生长的内固定物植入前应用牵引技术[3]。

1990 年，资深学者 [JKW] 第一次对于节段性脊柱内固定装置做了报道，将 Luque 棒非融合技术应用于早期特发性脊柱侧凸病人。这一技术的原理是将部分棒分别垂直放置于两侧端椎，穿过侧凸节段，使脊柱沿着棒的方向生长。Luque 棒相当于"车轨"，引导脊柱沿着正确方向生长，直到青春期生长发育高峰。此时 Luque 棒装置可能会松动，因为脊柱生长的长度超过了该装置所能控制的范围。我们将用融合内固定器械代替 Luque trolley（LT）装置实施最终的融合手术。

经过若干年的发展，LT 装置的结构在一定程度上进行了改进，但是基本的理念仍保持不变。1999 年有学者报道了一项 5 年的短期随访，单独应用 LT 棒不能防止侧凸进展 [Cobb 角由 56°（46°~67°）变为 43°（24°~55°）]。某些病人凸侧的椎体骨骺过早闭合导致了脊柱侧凸固定；实施融合手术后侧凸角度术前平均 Cobb 角为 65°（40°~95°），术后为 26°（8°~66°），术后 5 年随访时为 32°（0°~86°）。经过 5 年的随访发现，单独使用 LT 棒组病人凸侧脊柱增长了 2.9cm[是同性别、同年龄段正常人群的 49%（31%~71%）]；LT 和凸侧半骨骺闭合术（CE）联合应用组增长了 2.0cm[为同性别、同年龄段正常人群的 32%（11%~53%）]。这些结果着重说明了单独使用 LT 很难有效阻止侧凸进一步加重，但是当和 CE 装置一起应用时既有利于脊柱的正常生长，而且有益于消除或者纠正侧凸。进一步随访中，正如预期，有些病人在脊柱迅速生长的青春期侧凸进一步加重，最终只能实

施固定、融合手术。然而令人惊讶的是大多数病人脊柱侧凸并未进一步加重，即使是脊柱进一步迅速增长时仍未实施其他手术治疗。这一章节我们将描述 CE 和 LT 技术联合应用于早期特发性脊柱侧凸的病人，并对他们进行了长期随访，至少随访到 16 岁。

8.1　手术技巧

8.1.1　凸侧骨骺闭合术

凸侧胸廓切开术在顶椎以上两个节段水平的肋骨实施。暴露在 Bending 像上未复位的顶椎、顶椎椎间盘及相邻的骺板，在凸侧切除这些结构及后方的韧带复合体（顶椎附近 3~5 个节段）。切除的肋骨可以提供该侧的植骨，LT 固定术和骨骺闭合术分期进行；首先实施骺板闭合术，平均间隔 5 周后实施 LT 固定术。

8.1.2　非融合脊柱节段性内固定术

我们发明了一种后方骨膜外热疗方法阻止新骨形成。治疗过程中保护小关节囊。在每一节段椎板下穿过钢丝，末端椎体应用双钢丝。1988 年之前，有 14 例病人应用了 L 型重叠 Luque 棒，在任何一端棒的直行末端需长于弯形末端 3~5cm，以利于脊柱沿着棒的方向生长。1989 年后，因为棒的直行末端在皮下容易突出，因此将棒的形状改变为 U 型（图 8.2~图 8.4）。任何一位病人术后均未佩戴支具。所有病人术中均应用了脊髓监测（感觉和运动诱发刺激电位）。

8.1.3　结果

1984—1992 年，我们对 31 例早期特发性脊柱侧凸进展期病人实施了 CE 和 LT 手术。病人手术时平均年龄为 4 岁 4 个月（1.5~9 岁），自诊断至实施手术间隔时间平均为 2 年 7 个月（4 个月至 6 年）。所有病人初始手术前 Risser 征 0 级。手术指征：已证实的进展性侧凸，侧凸顶椎肋 – 椎角差（RVAD）超过了 20°，伴或不伴

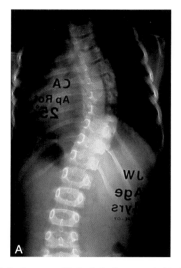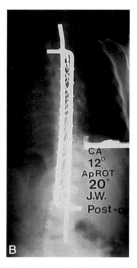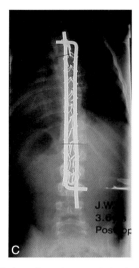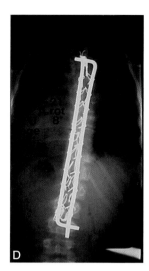

图 8.1　A.4 岁男孩伴有 44°右侧胸弯。B. LT 棒和 CE 联合手术，术后即可给予拍片检查，L 型棒的直行末端利于脊柱的进一步生长。C. 术后 3.6 年的随访，病人脊柱沿棒生长，侧凸角度纠正且保持良好（12°）。D. 经过 5 年的随访（病人 9 岁），在生长棒头端脊柱生长超过了控制范围，侧凸加重（21°）

凸侧肋骨头与椎体重叠。1989 年之前纳入标准的 6 例病人因选用支具固定失败而放弃继续使用。我们对 31 例病人中的 23 例（14 例男性和 9 例女性）做了回顾，最后一次随访时年龄最小的为 16 岁。所有病人主胸弯 Cobb 角平均为 62°（30°~90°）。23 例病人中有 9 例病人侧凸处于继续进展中（平均 Cobb 角 61°），4 例病人存在交界性后凸，因此病人去除 LT 行内固定融合术时平均年龄为 14.5 岁（9~23 岁）。有 10 例病人未实施内固定融合手术，但侧凸得到了纠正且保持到骨骼成熟（到最后一次随访时平均 Cobb 角为 29°），23 例病人中有 3 例侧凸明显回到了原来状态。

病人脊柱的被固定节段生长长度是初始手术术后长度和最后一次随访时的长度之差，被固定节段的长度是上下端椎上下终板中点的距离，放大的因素得以纠正。平均固定长度为 3.17±1.44cm（1~5cm），仅为预期长度的 32%。术前凸侧顶椎 RVAD 可预测脊柱侧凸是否进一步进展（P=0.03，logistic 回归）。额外固定的椎体是为了预防交界性后凸的出现，而不是为了预防侧凸的进一步加重。手术年龄和初始弯的大小不能认为是固定融合手术的确切

指征。最终，选用 L 型棒 72%（10/14）的病人、选用 U 型棒 33%（3/9）的病人出现了侧凸进展，需要实施固定融合手术。

8.1.4　并发症

最常见的并发症是钢丝断裂（11 例），特别是接近 LT 棒末端的钢丝，这种情况多发生在固定节段迅速生长时。这些病人常常没有症状。其他常见并发症见于接近脊柱固定节段末端的突出的棒，这种情况多见于 L 型棒。因此需要将棒突出的末端进行修整。3 例病人出现了明显的深部感染，其中 2 例需要调整甚至取出固定棒。4 例病人出现了交界性后凸；1 例病人出现了术后胸部感染；1 例病人术后出现了自愈性 Horner 综合征。

8.2　需行固定融合术的危险因素

12 例病人做了取出 LT 重新内固定融合手术，13 例病人做了取出 LT 非内固定融合手术，所有病人平均年龄为 14.5 岁（9~23 岁）。病人行后路内固定手术，9 例选择了脊柱通用内固定系统（USS；Synthes,Oberdorf,Switzerland），3 例选择了 Cotrel-Dubousset 内固定器械。9 例

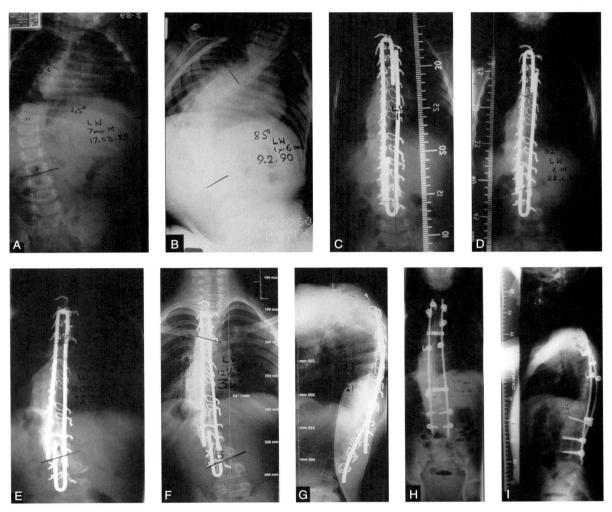

图 8.2　A.7 岁男孩出现了 45° 右侧胸弯。B.18 个月时，病人侧凸迅速发展到 85°。对其实施了 CE 和 LT 棒联合手术（U 型棒）。C~E. 侧凸很好地控制在 32°，孩子 11 岁半之前脊柱沿棒生长良好。F,G. 男孩青春期（12 岁半）脊柱迅速生长，侧凸加重，且出现了冠状位和矢状位失代偿。H,I. 病人 12 岁半时去除了 LT 棒，实施了固定融合手术。最终存留了 45° 的大侧凸

病人行固定融合手术的指征是青春期脊柱快速生长时侧凸进行性加重；4 例病人为皮下 LT 棒显著凸起且伴有逐渐进展的后凸。9 例侧凸进行性加重的病人，侧凸平均 Cobb 角为 61°（55°~75°），行固定融合手术后 Cobb 角纠正到 47°（24°~55°）。这预示由于 LT 生长棒内固定导致了脊柱柔韧性的下降，尽管植入棒时行骨膜外剥离以预防骨融合发生。2 例病人出现了较大的僵硬性侧凸，其中 1 例需要一期行前路松解、后路内固定；另外 1 例则需要一期前路截骨，随之做 Halo 牵引后路内固定。3 例患者在去除 LT 棒时出现了确切的侧凸顶端骨融合，

其中 1 例曾发生了明确的感染。这些病人做了后路内固定和肋骨成形术，有 1 例患者 23 岁时仅做了肋骨成形术而未做内固定。其余 4 例患者出现了中度侧凸加重 [Cobb 角平均为 48.5°（40°~55°）]，但是出现了严重的后凸畸形。交界性后凸多发生在固定节段的头端或尾端，或者出现在侧凸顶椎附近、Luque 棒近端或远端相交处。所有病人均做了去除 LT 棒后的内固定融合手术。10 例病人侧凸得以纠正后保持到骨骼发育成熟，未再行任何手术。截止最后一次随访本组病人侧凸 Cobb 角平均为 27°（13°~45°）。与初始手术术后即刻相比，有 3 例病人出现了

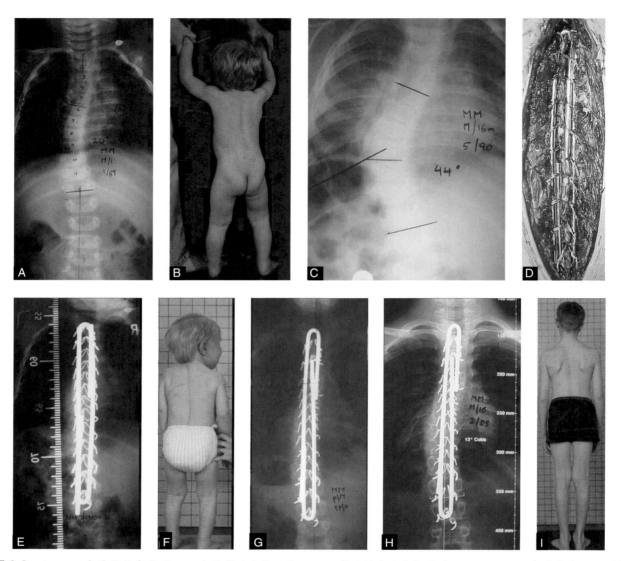

图 8.3　A,B. 12 个月男孩出现了 20° 左胸弯及右位心脏。C.16 岁时侧凸迅速加重到 44°。D~F. 2 岁时接受了 LT 棒（U 型棒）和 CE 联合手术。G. 侧凸维持在 32°，直到 11 岁半病人脊柱沿棒生长良好。H,I. 青春期病人脊柱迅速生长，直到 16 岁骨成熟时侧凸维持在 25°，未进一步实施固定融合手术

侧凸恢复到原来状态。

　　初始手术年龄、侧凸的 Cobb 角、固定节段生长、LT 棒形状（L 或 U）及术前 RVAD 等因素可能会影响侧凸进展。根据预期被固定节段过度生长 [平均 3.17cm（1~5cm）]，超过 LT 棒控制的范围将导致侧凸的进行性加重，最终需实施固定融合手术。与预期相反，实施固定融合手术组被固定节段生长长度（2.96cm ± 1.51SD）小于非手术组（3.45cm ± 1.36SD），尽管差异无统计学意义（P=0.45）。生长长度比较以固定融合手术为基准，4 例进行性后凸的病人

被固定节段生长的长度（4.25cm ± 0.96SD）比 9 例进行性侧凸病人更长（2.39cm ± 1.36SD；P=0.032）。

　　前期连续 14 例病人应用 L 型 Luque 棒，棒的直头端延伸跨过重叠部分以适应脊柱的生长。棒的直头端仅留有限部分供延长生长用，而过长的末端会在皮下显著突出。后期连续有 9 例病人应用了 U 型 Luque 棒，未再出现类似问题。前期使用 L 型棒的 14 例病人中的 10 例（72%）由于进行性侧凸或者进行性后凸实施了固定融合手术，进行性后凸病人中 1 例发生在棒的近端，

1 例发生在尾端。后期使用 U 型 Luque 棒的 9 例病人中仅有 33% 最终实施了固定融合手术；手术原因 1 例是侧凸进行性加重；另外 2 例是后凸进行性加重：其中 1 例在棒的交界处，另 1 例发生在 U 型棒的远段 1/2 邻近弯的顶椎处。

两组病人术前凸侧顶点 RVAD 显著不同（P=0.001）。固定融合手术组平均 RVAD 是 58.54°±14.03SD，然而在非手术组为 31.90°±7.99SD。我们对青少年实施固定融合手术的确切的手术指征做了 logistic 回归分析，并做了初始手术年龄比较。我们发现只有 RVAD 因素可以明确预测青少年实施固定融合手术（P=0.03）。

8.3　与其他技术比较

1972 年，Mehta 报道了一种影像学方法来预测早期特发性脊柱侧凸进展情况，这种方法主要观测顶椎的 RVAD 及侧凸凸侧面顶椎和肋骨头的重叠程度[2]。这种方法可以很好地辨别侧凸潜在加重的早期特发性脊柱侧凸，一旦确诊可对这些病人进行早期干预，以纠正侧凸并使

之稳定。理论上讲，早期特发性脊柱侧凸实施手术后可以纠正侧凸畸形并保持脊柱正常生长，且无须佩戴支具。这些技术的共同特性是纠正脊柱侧凸的同时保持脊柱生长，但是大多数文献报道的病人是由其他原因导致的脊柱侧凸（例如先天性脊柱侧凸、神经肌肉型脊柱侧凸），这些病人的症状和早期特发性脊柱侧凸类似。

8.3.1　基于撑开牵引的生长棒

基于撑开牵引的内置物通过对脊柱的撑开牵引来纠正脊柱畸形并维持纠正后的状态，这种棒的原理和原始的 Harrington 棒功能原理不同。这种装置依据病人的年龄、侧凸的特性及可以利用的骨性支撑决定固定到脊柱、肋骨或者骨盆。

传统的生长棒和 VEPTR 在控制幼小儿童脊柱侧凸方面作用类似。尽管 Bess[7] 和 Akbarnia[5] 等阐述了进行性加重的侧凸纠正和 T1~S1 总长度增长，然而最近大量文献报道了随着病程的进展并发症日益增多，而且脊柱所能撑开延长的长度也越来越小。对于生长棒的最佳植入时间和最佳延长间期仍存在争论。典型的结果包

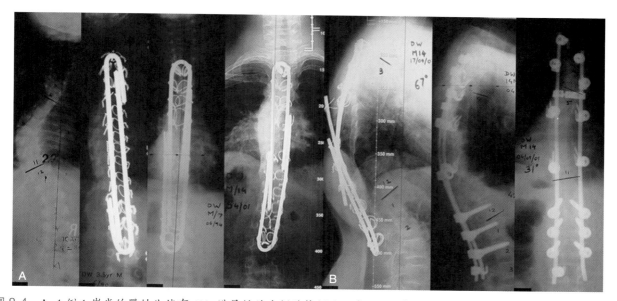

图 8.4　A. 1 例 1 岁半的婴幼儿伴有 60° 进展性的左侧胸椎侧凸，实施 LT 棒（U 型）手术后 Cobb 角纠正到 28°。B. 7 岁时病人脊柱生长超过了棒的控制范围，对其更换了一个更长的 U 型棒。当病人 14 岁青春期时，脊柱进入了生长高峰期，并有了进一步生长（增长了 5cm）。侧凸角度保持在 28°，但是在侧凸顶椎、棒的头端和尾端相交处出现了进行性的脊柱后凸。最终，对其实施了后路固定融合手术（USS；Synthes, Oberdorf, Switzerland）

括 Akbarnia[8] 等所报道的，他报道了 23 例实施双侧生长棒手术的进展性早发性脊柱侧凸的儿童。病人侧凸的 Cobb 角由术前的 82° 改善到融合术时的 36°；T1-S1 长度由术前平均 23cm 增长到融合术时的 32.6cm；并发症发生率为 48%（11/23）。诸如低切迹设计、生长连接器、双棒装置及肋骨固定装置和或椎弓根螺钉等技术革新使得外科医生可以更好地控制脊柱畸形变化。

8.3.2 垂直延长的钛合金肋骨假体

VEPTR 放置最初手术指征是病人有肋骨融合，但是现在 VEPTR 的作用更像是传统的生长棒。和生长棒相比，VEPTR 具有以下特征：圆周性肋骨锚定物；可延长到原长度的两倍；延长机制使其可在胸椎后凸节段延长；传统轴状连接物一般都需要放置在胸腰段连接处。许多研究已经证实了 VEPTR 装置在控制侧凸进度和促进脊柱生长方面的有效性。Campbell 和 Hell-Vocke 回顾了 27 例患有先天性脊柱侧凸和肋骨融合的儿童，这些儿童实施了胸椎截骨术和 VEPTR 植入术。他们对这些病人进行了平均 5.7 年的随访，发现侧凸 Cobb 角由术前 74° 减小到 49°，胸椎平均每年生长 0.8cm。椎体分节不全不能阻止脊柱生长，在 4.2 年的随访中，扩大的胸廓成形术使得脊柱节段长度平均增长了 7.3%。并发症和传统的生长棒相似，包括切口问题、肋骨骨折及缓慢性融合。有些学者已经报道了关于髂嵴钩移位，使用撑开牵引装置的病人骨盆的确定方式一直存在争议。

8.3.3 椎体加压钉

椎体加压钉是应用于青春期和青少年特发性脊柱侧凸的新技术。依据 Hueter-Volkmann 原理，增加生长板的压力将延缓椎体生长的速度。尽管这一现象在动物模型上已经得以证实，然而 1850 年代在先天性严重侧凸病人中应用 Stapling 加压钉效果差强人意。最近有文献报道，将柔韧的缆索捆绑于椎体的锚定处以调节脊柱的生长。Newton 等 [9] 证实人为椎体楔形变或许能纠正脊柱侧凸。

现代椎体加压钉由可塑形的记忆合金组成（如镍），合金在人体温度条件下可以固定为 C 型。相关文献提示加压钉的作用远远不够。Betz 等 [10] 对 28 例实施加压钉手术治疗的特发性脊柱侧凸患儿进行了 2 年的随访。患儿侧凸角度和手术前相比纠正超过 10° 或者接近 10° 就认为是有效治疗。对于小于 35° 的侧凸，应用加压钉技术后 86% 的腰弯和 80% 的胸弯得到成功治疗，未见明显神经血管损伤和加压钉移位。对于超过 35° 的侧凸加压钉治疗效果欠佳，作者建议选择其他的治疗方式。基于加压原理的植入物尚需进一步改进，且需要密切随访以明确最佳手术适应证和潜在的手术风险。此外，这类创新型植入材料需要通过不断改进得到认可。同时，早期的研究工作已经证实了这一治疗理念的正确性。

经过长期的随访发现，除了迅速生长的青少年病人，经 CE 和 LT 治疗的病人中 43%（10/23）的人侧凸得到了纠正并得以维持，脊柱保持正常生长且无须固定融合手术治疗。对于临床上的疑难病例这是巨大的福音，在儿童时期仅需单一的手术方式就可以达到最终的治疗目的。作者不断探索影响手术成功的因素，初次手术时的年龄，侧凸的大小不能作为实施固定融合手术的预测标准。然而，RVAD 可以作为一个强有力的预测标准，我们的发现着重强调了影像学因素对于婴幼儿特发性脊柱侧凸生长潜能预测的重要性。

一般而言当脊柱生长的速度超过了固定装置控制范围时，脊柱侧凸就会进一步加重，需要实施固定融合手术。然而相反的，我们这组病人脊柱固定节段虽然有很大生长但并未实施融合手术。由于脊柱过度生长，内固定未能有效控制侧凸进展常常发生在后凸情况，但较大的侧凸往往保持不变。固定融合手术治疗组固定节段生长长度相对较小。脊柱未沿生长棒线性生长常常因为内固定僵硬或医源性导致的骨性融合，这将导致脊柱单边生长并最终导致脊柱侧凸进行性加重。再次实施手术时，可见侧凸及大量软组织变得僵硬，甚至有时侧凸顶椎周围融合。实施固定融合手术组侧凸平均仅能纠正23%（由61°变为47°）。

内固定器械的发展对手术有巨大影响。实施L型棒固定组72%的病人（10/14）和应用U型棒固定组33%的病人（3/9）侧凸有进展且需要进一步实施固定融合手术。U型棒明显可以引导脊柱线性生长，防止单侧生长而导致脊柱侧凸进展。这种情况有利于内固定技术的进一步提高。最开始的U型棒是不完整的，一侧臂只有另一侧长度的一半，近段棒和远段棒放在一起时所跨过的节段任何水平都只有3根棒。这样的布局将引导脊柱成线性增长，但是当脊柱生长速度超过棒的控制范围时将导致中部的后凸畸形。因此，这一装置被改进为完整的U型棒，改进的棒有两条相同长度的臂，这样内固定棒所跨过的节段任何水平都有4个棒。脊柱过度生长时，这样的装置明显可以防止侧凸中部、脊柱和棒的近端及远端相交处后凸发生。

最新改进是将4根单独的棒组合在一起。近端一对棒头端带有爪形结构（现为椎弓根螺钉），远端一对棒在尾端应用椎弓根螺钉固定在脊柱上，中间跨越部分应用椎板下钢丝固定，这样使得脊柱沿着棒的方向线性滑动性生长。爪形结构和椎弓根螺钉能防止脊柱以棒为中心轴性旋转，这一风险仅靠椎板下钢丝预防是远远不够的。将来会有这些新型装置的长期随访结果被报道。

8.4 结论

LT生长棒装置对早期特发性脊柱侧凸病人的疗效显著。它利于脊柱生长；可纠正侧凸并保持纠正效果，术后无须佩戴支具。较大的RVAD可以预测固定融合手术，这类手术一般在青春期脊柱快速生长时实施，特别是脊柱具有较大生长潜能的人群。重叠U型LT生长棒更能控制侧凸发展，且不需要后续太多干预及弥补，即使在病人很小的时候实施该手术也是一样的。RVAD能预测侧凸的巨大生长潜能。

参考文献

[1] Gomez JA, Lee JK, Kim PD, et al. "Growth friendly" spine surgery: management options for the young child with scoliosis. J Am Acad Orthop Surg,2011,19:722-727

[2] Mehta MH. The rib-vertebra angle in the early diagnosis between resolving and progressive infantile scoliosis. J Bone Joint Surg Br ,1972, 54:230-243

[3] D'Astous JL, Sanders JO. Casting and traction treatment methods for scoliosis. Orthop Clin North Am, 2007, 38: 477-484

[4] Pratt RK, Webb JK, Burwell RG, et al.Luque trolley and convex epiphysiodesis in the management of infantile and juvenile idiopathic scoliosis. Spine,1999, 24:1538-1547

[5] Akbarnia BA, Breakwell LM, Marks DS, et al. Growing Spine Study Group. Dual growing rod technique followed for three to eleven years until final fusion: the effect of frequency of lengthening. Spine ,2008, 33:984-990

[6] Campbell RM Jr, Hell-Vocke AK. Growth of the thoracic spine in congenital scoliosis after expansion thoracoplasty. J Bone Joint Surg Am,2003, 85-A: 409-420

[7] Bess S, Akbarnia BA, Thompson GH, et al. Complications of growing-rod treatment for early-onset scoliosis: analysis of one hundred and forty patients. J Bone Joint Surg Am, 2010,92:2533-2543

[8] Akbarnia BA, Marks DS, Boachie-Adjei O, et al. Dual growing rod technique for the treatment of progressive early- onset scoliosis: a multicenter study. Spine, 2005,30 Suppl: S46-S57

[9] Newton PO, Farnsworth CL, Faro FD, et al. Spinal growth modulation with an anterolateral flexible tether in an immature bovine model: disc health and motion preservation. Spine, 2008,33:724-733

[10] Betz RR, Ranade A, Samdani AF,et al. Vertebral body stapling: a fusionless treatment option for a growing child with moderate idiopathic scoliosis. Spine ,2010,35:169-176

第三部分

婴儿型特发性脊柱侧凸

第9章

外科手术干预

Adrian Gardner, David Marks;　颉强 译

在治疗非先天性早发性脊柱侧凸和婴儿型特发性脊柱侧凸时，如果保守治疗失败（不论是石膏或是支具），或者在保守治疗时畸形过于严重，没有改善希望，都表明应该进行外科手术干预。外科手术治疗非先天性早发性脊柱侧凸和婴儿型特发性脊柱侧凸的目的是：在控制住脊柱畸形的同时，尽最大可能保证心脏及呼吸系统的发育，并允许脊柱生长和达到尽可能正常的长度。有许多不同形式的手术干预方式，主要包括：后路撑开内固定系统、生长导向系统或前路栓系系统。所有这些治疗早发性脊柱侧凸的方法都有其相应的适应证和禁忌证及特定的并发症。然而事实上，并不能给出一个可以治疗所有类型脊柱畸形的满意答案，这已成为一个困难烦琐的问题。本章的目的包括：介绍这些理念，不同手术方式的适应证，病理进程以及探讨每一种手术干预的禁忌证和并发症。

9.1 早发性脊柱侧凸的手术治疗分类

Skaggs 等已经描述过在治疗早发性脊柱侧凸中生长保留技术的分类[1]。

- 非手术方式：

观察

支具

石膏

- 手术方式：

后路撑开内固定系统

- 生长棒（单棒或双棒，人工或遥控延长）

- 纵向延长钛合金肋骨假体

- 脊柱肋骨混合重建

生长导向系统

- Luque 棒

- Shilla/Shilla 类似技术

前路栓系系统

- 螺钉、线缆／张力带

截骨术

这些技术可被分为非手术组和手术组。非手术组包括动态观察，石膏（伴有或不伴有牵引）和支具。所有这些技术都有特定适应证，并已成功在全世界广泛运用，本书他处已做详述，此处不再赘述。

手术组分为 3 组：

1. 撑开技术包括："生长棒"（单棒或双棒），纵向延长钛合金肋骨假体（VEPTR），以及脊柱肋骨"混合"重建。所有这些系统的共同点：需要其构造可以间歇延伸（无论是通过连续的再手术还是通过外部分离的形式 – 通常是磁力驱动）

2. 生长导向系统的目标是使脊柱沿着提前设定好的"路径"生长；其设备被用于引导脊柱沿着合适的方向生长。它不需要靠连续的延长步骤。这是 Luque 原始的节段性器械固定理念，最开始发展于 Luque 棒（以及衍生的现代椎弓根螺钉），后来经 Shilla 技术改良。

3. 前路栓系系统通过在椎体生长板表面放置非融合器械发挥固定作用，线缆、束带或者多个张力带。其目的是阻止脊柱凸侧的生长，从而希望凹侧可以"赶上"疾病引起的不对称生长[2]。

试图保留生长是基于我们目前对早期融合会抑制脊柱和胸廓发育的认识。正如 Pehrrson 等所述[3]，这种抑制同时干扰了心脏和肺的发育，并引起发病和呼吸衰竭导致的早期死亡。Karol 等的后续工作表明，在成年后胸腔脊柱椎体高度未能达到至少 18cm 与早期成年人呼吸系统疾病发病明显相关。因此，所有生长保留技术都致力于达到 18cm 以上的胸腔脊柱高度，以最大限度地让胸腔生长和相应器官发育[4]。

Dimeglio 等认为生长保留技术试图尽可能达到脊柱和胸腔正常生长水平，总体目标是尽可能接近脊柱正常高度，胸腔和内部器官的正常三维立体发育[5]。

9.2　撑开内固定系统

9.2.1　生长棒

这种后路撑开内固定系统是 Harrington 在 1960 年代小儿麻痹伴脊柱侧凸治疗的原始理念。在畸形部位的尖端凹面一侧放置了一个撑杆，以防止畸形的程度变大。然后这个撑杆会定期被延长以保证手术矫形效果。出现的任何生长都是第二隐患，在 Harrington 文章中只做了简要的思考。然而，因为钩没有锁到棒上此系统没有旋转控制作用。同时，在后路拴系而前路发育未加抑制的情况下，曲轴现象加重会出现比开始更严重的畸形。另一个并发症是固定期间，会有超过 66% 的内固定断裂[6]。

二代后路撑开内固定系统在整个内固定系统中具有显著地位，如儿童 ISOLA 脊柱系统（DePuy Synthes Spine, Raynham, Massachusetts），在伯明翰这种系统已经成为生长棒治疗的基础。这种结构运用了置于脊柱后路的单棒或者双棒，同时结合位于侧凸近端和远端的钩或螺钉。伯明翰技术通常使用双棒，两端置于上胸椎和腰椎中段。方法为通过一个后路皮肤长切口，然后在骨膜下暴露固定所需的椎体。这一过程，类似于 Wiltse 技术，可以通过固定物上面中线侧面的小切口实施操作，随后由棒在皮肤桥之间打开通道。生长棒被置于肌肉下（或者皮下层）以最小化皮肤问题和最大化软组织覆盖。多米诺接头被置于矢状位相对较直的胸腰椎连结处上方，位于腰椎前凸和胸椎后凸的外侧（图 9.1）。这种方法可以最大程度保护侧凸，包括顶端，植入过程中不被累及，因为不需要从脊柱后侧进行后部肌肉的骨膜下剥离。

在固定的间隔时间内（根据病理情况，但通常是 6 个月），进行延长手术。这是一个日向手术，在不累及中线的情况下在多串型接头上方做一个小切口。然后从下方内固定中移动上方的生长棒，从而延长脊柱。重复这一过程

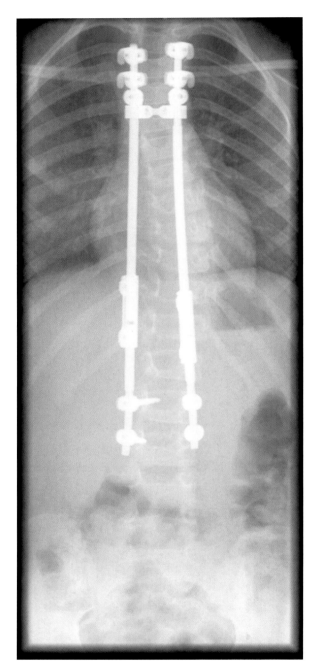

图 9.1 后路生长棒前后位 X 线片

直到成年或者出现脊柱自发性融合并变得僵硬，以至于不能进行进一步的延长操作。研究表明在脊柱僵硬，出现延长效果微弱及愈发困难前，大概可以进行 7 次延伸操作 [7]。开始生长棒技术的时机必须考虑到这一限制，同时要与儿童的生长速率相匹配。因此，植入生长棒的平均年龄大概为 6 岁。然而，每一例都应该根据个体化考虑，并且如果侧凸控制失败可能会在更早的年龄强制进行手术干预。

成年后，如果顶椎仍然存在小关节突软骨或者完好的椎间盘，则通常建议进行终末融合手术。后路显露更换连接棒，通过后柱截骨进一步矫正畸形。脊柱后方去皮质化，将异体骨或者人工骨混合到从脊柱后方截骨获取的自体骨中并植入，以促进骨融合。如果需要，可以从髂后上棘取自体骨。

通过在伯明翰队列研究中的脊柱生长研究团队对儿童 ISOLA 生长棒固定系统病人的原始队列研究表明，双生长棒技术能在 4.37 ± 2.4 年的治疗期间引起 5.7 ± 2.9cm 的脊柱生长，与间隔超过 6 个月时进行一次延伸相比，每间隔 6 个月进行一次延伸会有更高的生长率 [8]。

当侧凸近端和远端能够固定时，生长棒技术就适用于侧凸。近年来，衍化出一种远端螺钉结合近端螺钉或螺钉 - 钩的固定方式。如果生长棒不能有效固定到脊柱上时，或者如果儿童不适合或即将不适合多次手术时，甚至如果它们比最初植入的器械强度要低时，都应禁止使用生长棒。材料更新意味着生长棒、椎弓根螺钉、钩，现在都能用钛生产，因此由钢制植入物导致的 MRI 的困难也降到了最低。感染率似乎也已下降 [9]。

尽管开始植入后侧生长棒过程中需要辅助脊髓监测，但延伸操作未被一直监测。已有生长棒延伸造成神经系统并发症的报道。涉及类型涵盖全部范围，从暂时的运动及感觉功能缺失（去除内固定后恢复），到永久性不完全神经损伤。良好的操作要求每一次延伸步骤的唤醒试验都要在手术室进行，所有器械保持无菌，直到患儿成功度过唤醒试验，并观察到其能够同时有意识地、用正常力度移动手臂和双腿。即便在延伸的整个过程中都使用了多模式监测，也依然要这样操作。

生长棒的并发症有三重。首先，内植物有感染风险。这是由于在多年的时间内，通过同一个切口的脊柱和植入物在许多场合、时机都有暴露。这个部位的软组织将会变得僵硬和伤痕累累，血供下降，增加了整体风险。随着钛质植入物取代钢质材料的运用，感染率已有下降，因为钛表面具有氧化特性。治疗感染的方法同所有骨科手术感染一样，使用清除术和常用的 VAC 疗法（封闭式负压引流，Kinetic Concepts, Inc, San Antonio, Texas）。持续的深部感染有必要去除所有固定物，包括挂钩、螺钉和棒杆，以消除感染。一旦移除了植入物，对脊柱侧凸的控制就丧失了，畸形很快会再次出现。感染清除前需采用替代方法控制畸形发展，例如支具或石膏。一旦好转，感染清除，可以考虑再次植入脊柱固定物继续生长棒方案或更换其他形式固定物。

脊柱生长技术内植物在整个固定周期（包括多次延伸手术、螺棒翻修等）的感染率为10.4%[9]。脊柱生长技术中感染率增加可能由于延伸手术方法中护理不当导致，也可源于皮下棒放置和大型植入物上方皮肤条件不佳（尤其是在更幼小的儿童中）。某些情况下，如 Prader-Willi 综合征、黏多糖病以及移植物抗宿主疾病，更易于感染。

生长棒的第二重并发症是断棒。通常认为这是由于长年累月日常生活中脊柱运动引起未融合的顶椎上方内植物的循环载荷。这一问题在骨科内固定手术中广为人知。最终，如果融合不牢固，内植物就会松动或者断裂。断裂最先在初始系列的 Harrington 生长棒中被观察到，后来在所有生长棒系统中都被观察到。脊柱生长研究团队调查过这一问题并发表了其发现：15%的断棒率会伴有 33% 的再断棒率。如果使用双棒而非单棒的话，断棒率会更低（11%∶36%），推测原因可能是压力被双棒分担[10]。

在断棒的病例中，目前对于单棒的折断是否需去除固定的所有棒杆仍存在争议。原因在于所有棒都经受了可以导致断棒的循环载荷，因此有较高断棒的风险。近期一篇关于伯明翰生长棒系列的综述显示，不论在第一次断棒后改进或更换了哪一根棒，80% 的二次断棒发生于初始失败的棒杆。这一发现似乎确实说明固定的不平衡载荷导致了单棒的反复折断。我们目前的实践是当第一次断棒时仅修整折断的棒，在出现第二次断棒时替换所有棒，以使带给病人的手术创伤最小化[11]。

生长棒相关的最后一个主要并发症是矢状面排列不齐。生长棒使脊柱"生长"的观念是错误的。真正出现的是脊柱前柱本身的过度生长，这似乎是早发性脊柱侧凸或婴儿特发性脊柱侧凸的最终共同道路。这种过度生长导致曲轴现象发生于由生长棒固定后侧带来栓系的情况。延长生长棒弥补了前侧曲轴引起的松弛，增加脊柱椎体的高度，降低侧凸的大小。孩子们通常会表现出"知情"，当他们约定好要进行延伸手术时，他们通常在术前口述脊柱和胸腔周围的疼痛发作情况。这种疼痛可能与脊柱前柱过度生长有关，并且发现这种疼痛通常可以通过手术缓解。如果出现过早的自发性后侧融合，以及发现前侧生长仍在继续，则这些就会导致脊柱前侧旋转，并通过确切的曲轴现象来恶化其畸形。在这种情况下，胸廓成形术可以改善已出现的严重胸廓畸形。

交界区后凸是任何后路撑开固定使用中的难题。时间会告诉我们是否新一代系统相对于前几代更不易造成交界区后凸。后路撑开可以同时在装置的近端和远端诱发严重的交界区问题。正是由于生长棒活动机制的本质，后路牵开容易导致后凸，尤其是在固定的近端。近端交界区后凸会成为一个脊柱生长固定中的严重问题，导致固定失败和近端固定物脱出。已有多例报道无支撑的螺钉向后脱出并出现脊髓横切引起灾难性的神经损伤[12]。因此，近端钩担当了避免固定螺钉脱出的角色，抑或是作为"爪子"与螺钉结合应用。

生长发育末期，患儿在接受融合手术后出院，但存在再次入院接受脊柱手术的风险，或与生长棒有关或与脊柱其他病变有关，终末手术后，如果没有完全融合，则会出现假关节。这将导致断棒，带来后续的突发性疼痛以及/或者皮肤内可触及肿块的发展。残余畸形的进展也可能发生，需要翻修融合或者换棒。

在终末融合后，源自椎间盘和小关节的退变引起的固定及融合节段末端的疼痛，也成为后期进一步手术干预[即成年期的减压和（或）融合手术]的原因。后路撑开固定后的远端交界性后凸的问题近年来仍缺乏认识，但随着更多的带有生长棒的儿童成长，它必然引起到更多的外科医生的注意。

由于伴随的并发症问题，人们不断改进生长棒系统，研发出磁力自动撑开装置。借助Phenix(Soubeiran, 法国)和MAGEC(Ellipse科技, Irvine, 加利福尼亚州)的仪器，已经有了自动化装置。这些磁场激活装置允许完成自动撑开，以此作为一种非手术门诊病人的操作方法，消除了小的重复性间断性手术需求。如Akbarnia等人所报道的，使用MAGEC植入物的早期经验是有益的，并在治疗这些孩子方面取得重大突破。然而，需要长期随访（超过10年）来准确评估这一点以及其他用于早发性脊柱侧凸的创新技术和他们在治疗早发性脊柱侧凸中的地位。遗憾的是，目前还不能对体内植入MAGEC的儿童进行MR拍照，因为在扫描仪的磁场环境下装置会被加热。生产商们正在努力解决这一议题（图9.2）。

9.2.2 纵向延长钛合金肋骨假体

纵向延长钛合金肋骨假体最初是设计用来处理Jeune综合征，后来他的应用迅速拓宽到包括遗传性或获得性脊柱侧凸。（脊柱侧凸联合肋骨融合以及胸廓容积减少；图9.3）。VEPTR技术可以牵开融合的胸廓来增加空间适应肺的发展。VEPTR技术通过固定最接近的肋骨来发挥作用。

远端固定是一个肋骨钩固定到下肋骨，脊柱固定通过椎弓根螺钉或钩或通过Dunn-

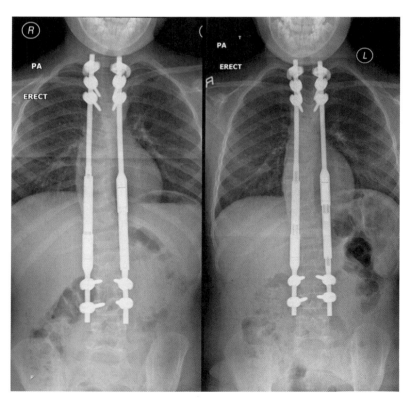

图9.2　撑开前后的MAGEC棒的前后位X线片

Macarrthy 钩固定于髂嵴形成骨盆固定。对于锚钉的选择取决于病理类型、脊柱侧凸的长度、干预的目标。如同生长棒一样，需要手动分离来使得这个器械的总长度在一个间隔基础上有所增加。一般来说是 6 个月。必须住院实施短时间全身麻醉，但是手术进程属于日间手术．VEPTR 尤其是 VEPTR Ⅱ（Synthes 公司，西切斯特，宾夕法尼亚州）适用于早发性脊柱侧凸，因为它通过近端棒塑形可以在后凸区域提供近

端肋骨附着。这是非常有帮助的，特别是当因为解剖或者位置原因难于放置一个生长棒用于近端脊柱锚定时。使用近端肋骨锚定可以使近端脊柱不受干扰，这有利于减少近端交界性后凸畸形或为将来手术预留新的固定点。相对于标准的生长棒，VEPTR 技术一个特有的并发症是近端肋骨固定沿着肋骨移位，刺激臂丛神经从而造成臂丛神经病变。这可以在延长过程中很快被发现，或者在延长间隔内观察到。一些中心报道说使用臂丛神经监测来避免这种并发症。当远端连接到骨盆，Dunn-McCarthy 钩可能通过髂骨翼向远端移位，需要手术翻修和植入物的重新固定。

　　VEPTR 植入物的特点是远离脊柱而作用于后胸壁上。在年轻的孩子身体上，这里有较少的肌肉组织，所以植入物会显得更加突出。所以初始切口和肌肉切开后允许全层肌皮瓣覆盖植入物是很重要的。与使用生长棒时出现的脊柱僵硬相似，VEPTR 使用后期会出现继发性胸壁僵硬和肺顺应性降低。

　　伯明翰经验提示，使用 VEPTR 设备的病人包括获得性脊柱侧凸病人和胸廓不全症病人。除了扩张胸廓，这个设备作为一个延长的系统也已用于早发性脊柱侧凸。在早发性侧凸病人中使用尤其有帮助，因为在严重侧凸畸形的儿童近端肋骨固定要易于近端脊柱固定。肋骨支撑也可以在一个以上的肋骨周围放置，在小而脆弱的骨上可提供更好的稳定。植入物被放置在肋骨的底部及远离中线的位置会有更好的软组织覆盖率。

　　最近为克服个别植入物带来的特有问题，外科医生尝试建立联合固定系统及原则。典型的例子是联合应用多肋骨锚定以及脊柱钩在生长棒远端固定脊柱。联合固定技术的早期报道表明，植入物相关的并发症相较于任何传统的生长棒或 VEPTR 要少，但是长期的结果仍然有待观察（图 9.4）[10]。

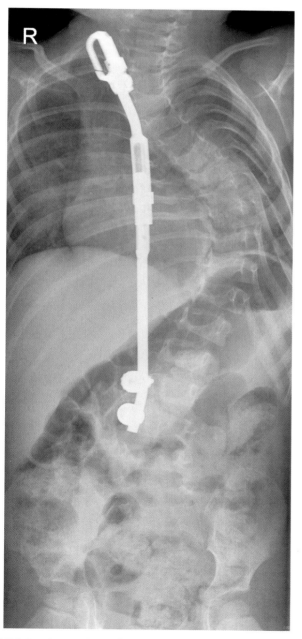

图 9.3　应用于早发性脊柱侧凸的 VEPTR 前后位 X 线片

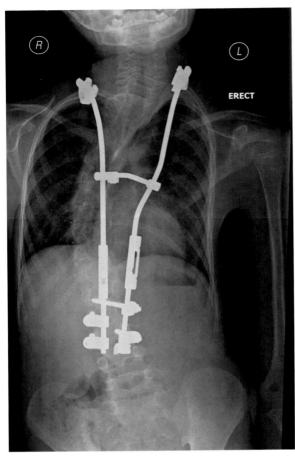

图 9.4　带有近端肋骨锚定的后路生长棒前后位 X 线片

9.2.3　前路非融合性松解

作为后路撑开技术治疗严重或僵硬的幼儿侧凸病人的辅助治疗，前路松解手术在青少年特发性脊柱侧凸手术治疗中仍有一定作用。前路非融合性松解技术包括纤维环切开和髓核切除，累及纤维环 270° 的切口暴露髓核，通过咬骨钳切除而不损害生长板。这个技术试图防止前侧融合以及保护生长板，然而青少年特发性脊柱侧凸的前端松解中椎间盘切除会导致融合。此外，这个方法能够处理脊柱侧凸凹侧，因而可以改善柔韧度，特别是在顶椎区，改善最初的矫正程度以及纵向生长和维持畸形矫正的远期效果。这个手术可以在不横断和结扎节段血管的条件下进行，因此它适用于那些与硬膜内异常相关的脊柱侧凸患儿。它可以通过一个小的胸廓切开术来完成，也可以在合适器材以及

训练后通过胸腔镜来完成。这个手术用于那些侧凸角度大约在 60° 或者更大的病人，也适用于那些在过伸位片或者侧屈位片上侧凸没有矫正的病人。一篇关于伯明翰脊柱侧凸系列手术的综述表明，最初的侧凸矫正比没有前路松解的效果要好得多。在非融合前路松解技术的节段没有发生融合，且脊柱的生长在前侧和后侧都良好。这项技术在伯明翰与后路牵开技术（脊柱 - 脊柱和脊柱 - 肋骨混合）以及 VEPTR 技术联合应用，效果俱佳。

9.2.4　生长引导技术

生长引导的原则在于通过最小的手术干预来引导脊柱沿着预先决定的路线（棒）生长从而纠正脊柱畸形。该技术促进脊柱沿着适当的方向生长来控制脊柱侧凸以及防止压迫胸腔脏器。这需要通过棒或者骨锚等后路的植入物来固定在椎体上，但不锁定在棒上使固定结构可以沿着棒的方向滑动，而不抑制生长或者栓系住后侧。基于此想法的原系统是 Luque-Trolley，由 Eduardo Luque 所推广。它是由一系列多节段椎板下钢丝 L 型棒组成的。Luque-Trolley 系统是一个非常低切迹的结构，不需要间隔手术调整允许生长。Luque-Trolley 系统的缺点是椎板下钢丝的置换需要整个手术节段后方骨膜剥离，这会诱发后侧自发融合，产生后路栓系以及引起曲轴现象，从而导致纵向生长失败。文献中对于 Luque-Trolley 系统成功的报道褒贬不一[16]。

最近，英国诺丁汉的 Mehdian 等以及加拿大蒙特利尔的 Quellet 等[17,18]重新评估了 Luque-Trolley 理念，试图通过使用椎弓根螺钉以及使用更少或者不使用钢丝的方法来应对自发融合的问题。这些研究者描述近端和远端的固定是靠重叠棒之间通过钢丝连在一起（Mehdian 等）或者是靠新设计的滑动螺钉（Quellet 等）。伴随生长，近端和远端互相远离然而滑动的生长棒仍然控制着侧凸而没有生长抑制。尽管对于畸形的控制毫无疑问得到加强，仍然需要长期

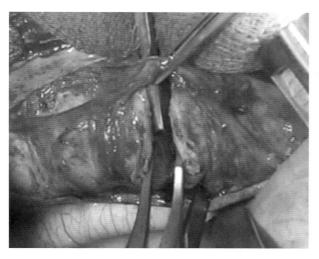

图 9.5 纤维环切开与髓核切除的临床图像。非融合性前路松解

的随访去确定早发融合的问题是否得到解决。

近期流传的作为 Luque-Trolley 系统的一种替代物是 Shilla 技术。它使用一种短节段的前端和后端的顶端融合，通常是三到四个椎体，最大程度的纠正畸形，解决以往未成熟脊柱背部大面积暴露的问题。椎弓根螺钉在影像引导下穿过肌肉放置于脊柱的上端和下端（上胸椎和腰椎中段）不暴露中线的脊柱中轴。一个由 Shilla 帽产生的滑动机制，是将 Shilla 帽的一端旋进椎弓根螺钉的头，从而使帽的转矩在于螺钉而不是棒，允许螺钉在棒上滑动。

McCarthy 和 McCullough 在 2012 年 SRS 脊柱侧凸研究协会的年会上报道了他们对于该技术的 5 年随访结果。脊柱沿着固定物长轴生长，尽管不是和后端牵开技术（比如生长棒或者 VEPTR）一样的程度。并发症的发生率与生长棒组相似，但感染率较低。每个病人平均经历 2.7 次手术，然而使用了后路牵开技术的病人平均经历了 9.9 次。由于断棒，植入物翻修手术的发生率为 32.5%（40 个病人中的 13 个），这远高于生长棒技术[19]。不幸的是，由于植入物的本身特性（不锈钢结构），一旦 Shilla 植入物已经放置入体内，想要获得好的 MR 图像是不可能的。因此，对于继发于硬膜内损害或脊髓空洞症或

如 Arnold-Chiari 畸形的脊柱侧凸需要进行手术的儿童，该技术并不适用。尽管一些外科医生进行 Shilla 手术只通过后路顶椎融合，避免胸廓切开术，经典的 Shilla 手术不适用于无法经受胸廓切开术进行顶椎区前路融合的儿童。这种手术改进的效果现在仍需观察（图 9.6）。

9.3 基于前端拴系理念的技术

脊柱的纵向生长发生在椎体的生长板而不是在脊柱的后柱。此外，脊柱侧凸的旋转被向前推动，这似乎是主要病理的根源。基于前路拴系的技术在早发性脊柱侧凸上是试验性的：它们被应用于青少年脊柱侧凸目前仅限于小案例研究。拴系的理念旨在直接改变主要病理而不是像后路技术一样旨在驱使脊柱生长在一个合适的方向。与用于手术治疗早期脊柱侧凸的后路系统相比较，另一个区别是前路系统似乎是真正的"没有融合"，不以脊柱侧凸曲线的融合和测量为结束。如同其他理念一样，后期随访证实，前路拴系与骨骼成熟同步。另外，

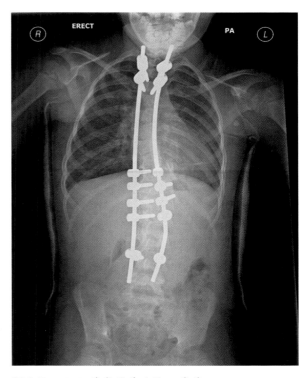

图 9.6 Shilla 手术的前后位 X 线片

未来继续取得进展的可能性非常令人振奋。

前路技术最初起源于先天性脊柱侧凸的椎体钉。结果令人失望，主要是因为植入物的技术问题。该技术是由 Betz 等人通过使用镍钛诺钉重新引入。钉子在顶椎不同节段凸侧越过椎间盘嵌入。镍钛诺是一种合金，随着温度的变化会改变形状，据此设计成体温变化使钉子的尖端并拢，形成椎间盘两端压缩。钉子可以通过胸腔镜植入。无须开胸，或者通过微创方法到达膈下脊柱。由于没有其他入路到达椎体，不需要结扎腰椎周围的节段血管。畸形程度较轻的儿童脊柱侧凸应用该技术的现有结果令人满意，尽管在侧凸到达一定程度时不适用此技术且实施后仍会进展。目前的指南考虑后路其他固定，如脊柱 – 肋骨的混合固定，或在胸弯35°~45° 且侧屈位 X 线片上减少至 20° 或更少，干脆放弃椎体钉而使用前路椎体拴系。前路椎体置钉适用于可应用支具的病人，并且可以避免支具的非依从性困难[20]。值得注意的是，这项技术并未被用于控制早发性脊柱侧凸，尽管原理是相似的。镍钛诺钉的另一种改变由 Wall 开发[21]。这个器械试图拴系脊柱的生长板同时压缩椎间盘的凸侧。该技术还处于临床试验阶段，并且目前未被授权用于早发性脊柱侧凸。

最近，一项令人振奋的进展是在顶椎区横跨多个椎体的前路椎体拴系非融合技术。通过螺钉冠状面植入椎体固定脊柱，这和一些前路脊柱内固定类似。这项技术由 Crawford 和 Lenke 成功应用于儿童脊柱侧凸病人[22]。尽管现在它还未被广泛常规应用且被禁止用于不适应开胸或者胸腔镜入路的儿童。建议使用的适应证有特发性（或者类似特发性的）脊柱侧凸且年龄大于 8 岁并保留生长潜力，Risser 指数 0~2，以及胸弯在 35°~60° 且具有良好柔韧度，可以改善至 30° 以下。对这些病人需要认真随访因为生长可能逆转侧凸导致侧凸向相反方向发展。

9.4 结论

对于早发性脊柱侧凸手术干预的目的是矫正脊柱畸形并长期维持。然而，手术同时要允许脊柱和胸廓最大限度生长，以促进心肺功能的发育。早发性脊柱侧凸手术治疗长期而复杂，包含 3 种不同治疗理念。

● 后路撑开，手动的或者电磁力的，通过使用带有近端脊柱固定的生长棒，带有近端肋骨锚定的 VEPTR，或者两种的混合；

● 通过 Luque-Trolley 手术或者 Shilla 手术来引导脊柱的生长；

● 前路阻滞钉或栓系绳。

它们有各自的优缺点，在处理各种复杂畸形时也各不相同。在治疗期间，根据患儿的生长以及个体需求，很可能从一种治疗改变到另一种治疗或者采取另外的办法。

最后，外科医生需要对这些充满挑战的病人给予足够的重视，重视侧凸的不断变化，同时更要尊重和同情患儿及其家属，因为他们通常需要经历漫长的治疗过程。

参考文献

[1] Skaggs DL, Akbamia BA, Flynn JM, et al. Chest Wall and Spine Deformity Study Group. Growing Spine Study Group. Pediatric Orthopaedic Society of North America. Scoliosis Research Society Growing Spine Study Committee. A classification of growth friendly spine implants. J Pediatric Orthop, 2014, 34: 260-274

[2] Aronsson DD, Stokes IA, McBride C. The role of remodeling and asymmetric growth in vertebral wedging. Stud Health Technol Inform, 2010, 158:11-15

[3] Pehrsson K, Bake B, Larsson S, et al. Lung function in adult idiopathic scoliosis: a 20 year follow up. Thorax, 1991, 46:474-478

[4] Karol LA, Johnston C, Mladenov K, et al. Pulmonary function following early thoracic fusion in non-neuromuscular scoliosis. J Bone Joint Surg Am, 2008, 90:1272-1281

[5] Dimeglio A, Canavase E. The growing spine: How spinal

deformities influence normal spine and thoracic cage growth. Eur Spine J ,2012, 21:64-70

[6] Klemme WR, Denis F, Winter RB, et al. Spinal instrumentation without fusion for progressive scoliosis in young children. J Pediatr Orthop ,1997, 17:734-742

[7] Sankar WN, Skaggs DL, Yazici M,et al. Lengthening of dual growing rods and the law of diminishing returns. Spine, 2011, 36:806-809

[8] Akbarnia BA, Breakwell LM, Marks DS, et al. Growing Spine Study Group. Dual growing rod technique followed for three to eleven years until final fusion: the effect of frequency of lengthening. Spine ,2008, 33:984-990

[9] Kabirian N, Akbamia BA, Pawelek JB, et al. Deep surgical site infection following 2344 growing-rod procedures for early onset scoliosis. J Bone Joint Surg Am, 2014, 96: e128

[10] Yang JS, Sponseller PD, Thompson GH, et al. Growing Spine Study Group. Growing rod fractures: risk factors and opportunities for prevention. Spine ,2011, 36:1639-1644

[11] David M, Gardner A, Jennison T, et al. The impact of revision of one or more rods on refracture rate and implant survival following rod fracture in instrumentation without fusion constructs in the management of early-onset scoliosis. J Pediatr Orthop B,2014, 23:288-290

[12] Skaggs KF, Brasher AE, Johnston CE, et al .Upper thoracic pedicle screw loss of fixation causing spnal cord injury: A review of the literature and multicenter case series. J Pediatr Orthop, 2013, 33:75-79

[13] Akbamia BA, Cheung K, Noordeen H, et al. Next generation of growthsparing techniques: preliminary clinical results of a magnetically controlled growing rod in 14 patients with early-onset scoliosis. Spine, 2013, 38:665-670

[14] Akbamia BA, Emans JB. Complications of growth-sparing surgery in early onset scoliosis. Spine, 2010, 35:2193-2204

[15] Choudhury M, Siddique, Gardner A, Spilsbury, et al. Nonfusion anterior release with growing rod instrumentation in early onset scoliosis-does it work? Presented at: Britspine, April 30, 2010, Liver-pool, UK

[16] Mardjetko SM, Hammerberg KW, Lubicky JP, et al. The Luque trolley revisited. Review of nine cases requiring revision. Spine, 1992, 17:582-589

[17] Mehdian H, Boreham B, Hammett T, et al. Segmental self-growing rod constructs in the management of early onset neuromuscular scoliosis. Presented at: Scoliosis Research Society 47th Annual Meeting and Course, September 5-8, 2012, Chicago, IL

[18] Ouellet J, Klein K, Steffen T, et al. A new gliding anchor for self-growing rods: trolley screw. Presented at: Scoliosis Research Society Annual Meeting and Course, September 5-8, 2012, Chicago, IL

[19] McCarthy R, McCullough E. Five-year follow-up of 40 patients with the original Shilla procedure. Presented at: Scoliosis Research Society Annual Meeting and Course, September 5-8, 2012, Chicago, IL

[20] Betz R, Ashgar J, Samdani A. Non-fusion anterior stapling//Akbaria B, Yazici M, Thompson G, et al. The Growing Spine. New York, NY:Springer-Verlag, 2011:569-577

[21] Wall E. Update on hemibridge. Presented at: 6th International Congress on Early Onset Scoliosis and Growing Spine （ICEOS）, November 15-16, 2012, Dublin, Ireland

[22] Crawford CH III, Lenke LG. Growth modulation by means of anterior tethering resulting in progressive correction of juvenile idiopathic scoliosis: a case report. J Bone Joint Surg Am,2010, 92:202-209

第10章

生长作为一种矫正

Min Mehta（由 Colin Nnadi 编辑）；殷国勇　马原 译 ，惠华 校

10.1　简介

2011 年 9 月 8 日，在英国牛津大学的基督教堂，Min H. Mehta，皇家外科学院院士，世界领先的治疗早发性脊柱侧凸的先行者，罕见的公开露面演讲（在过去的 10 余年，Mehta 夫人没有做过公开演讲）。她凭借建立肋椎角差来评价早发性脊柱侧凸的进展及预后而闻名于世，她也推广了石膏技术治疗早发性脊柱侧凸并使之流行于当世。有她这种伙伴是我们的骄傲。

以下是根据她当天所发表演讲而整理的内容，编辑成印刷版以便于阅读。

由 Mehta 夫人提出并推广的治疗早发性脊柱侧凸的石膏技术的经验总结会在下一章。

——Colin Nnadi

自从 2005 年我在《骨与关节杂志》发表论文后就再没有取得新的进展了，因为有许多事情我一直没有弄清楚。但是，我敢确定，我们必须早期关注那些很小的侧凸病人，越早越好，因为最佳的矫正治疗是有时效性的，这可能不适用于所有病例，但对很多病人有好处。

早发性脊柱侧凸是导致不同程度畸形的一类疾病，在某些范围内，脊柱侧凸可以自发缓解，重要的是需要理解为什么这些脊柱侧凸病人可以自发缓解，这也是治疗中需要关注的。另一些病人会出现相对良性的进展，然而也有一些病人侧凸的进展是恶性的，这些原因都是未知的。另一类早发性脊柱侧凸病人会合并各种各样的畸形，这些都是临床常见的并需要适当治疗的病人，也可以分为两种不同类型，即稳定型（病人会逐渐改善）和瘦弱型／细长型（病人不会逐渐改善、变得更好）。

治疗计划的第一步是检查患儿，一个非常小的孩子，最基本的是必须拆除尿不湿。在图 10.2A 可以看出，虽然孩子被扶持着，凸侧向右，尿不湿没有拆除，覆盖了孩子的一半身体。应该让家长处理孩子，因为孩子相信他们的父母。医护人员对他们来说太陌生。在图 10.2B 中，患儿头旋转向脊柱侧凸的凹侧，也要注意到对侧的骨盆倾斜。

在早期，学习这些非常基本的检查方法对早发性脊柱侧凸很重要。孩子的头也应该被检查，因为头骨不对称常常与脊柱侧凸有关（图

10.3）。从上方看，头右侧有轻微凸起和左侧轻微变平，可能发展成严重脊柱畸形。

脊柱侧凸是一种类似光谱的表现为不同程度畸形的疾病（图10.1）。在疾病的一定范围内，脊柱侧凸会自发改善。在很长一段时间，这是治疗的重点。明白为什么脊柱侧凸会自发改善是非常重要的。

一部分脊柱侧凸是良性进展的，但也有另一部分脊柱侧凸是恶性、快速进展的，原因尚不清楚。而这部分脊柱侧凸病人往往伴随其他不同的畸形，这也是需要我们特别注意的，尤其是在治疗上。脊柱侧凸也可以分为两种不同构型：稳定型（病人会逐渐改善）和细长型（病人不会改善）。

体检是治疗患儿开始的第一步。对幼儿来说，尿布的移除是必须的，如图10.2A所示，患儿被撑起后可见脊柱侧凸向右侧，尿布仍遮挡了患儿的半个身体。体检可以由患儿父母协助进行。如图10.2B中所示，患儿头部向脊柱侧凸凸侧旋转，也可以看到骨盆倾斜。

开始时，在早发性脊柱侧凸患儿中，遵循这些基本的体检方法很重要。应该检查患儿的头部，因为颅骨的不对称往往合并脊柱侧凸（图10.3）。从前方看，左侧头部的凸起和右枕部和

扁平会进展出严重畸形。

脊柱侧凸也会影响孩子的脸（图10.4）。虽然在普通人群中面部不对称很常见，但如果发现患儿有一个侧凸的脊柱，一定要注意面部是否对称，因为如果面部不对称存在，这表明脊柱侧凸可能会进展，甚至有时会迅速进展。

这种表现只在早发性脊柱侧凸病人中存在，在青少年特发性脊柱侧凸病人中并不出现。

在检查过程中注意股骨。正如前面所说，让家长来协作检查孩子。医护人员通过父母适当检查患儿，很可能孩子会变得好奇并逐渐信任你检查他或她，从而使医生做出早期诊断。

图10.5A图示较小的消瘦的患儿，他已经表现出躯干左侧的侧凸，表明早发性脊柱侧凸存在。图10.5B图示无脊柱侧凸孩子的外形，但孩子稍微有些前凸。因此，应当小心随访，已确保前凸不再进展。

评估侧凸的柔韧性和硬度。肌张力低下是很明显的特点。当你观察和触诊到这些特点，让家长为你做些工作，简单的方法，就是提供一些孩子不同动作下脊柱发生变化的图片。

脊柱侧凸有许多不同的特点。有一些孩子肌张力低下，另一些患儿会出现肌肉痉挛，合并驼背，关节松弛，持续的头部抵抗旋转到侧凸脊柱的凸侧等是一种常见的临床表现特点（孩子不喜欢向右侧移动，因为整个脊柱会被移动）。此外，也可能是最重要的，还有些其他异常，至少在某种意义上，都是些不同寻常的表现。

确保患儿由父母引导平卧躺下，注意体态不对称的程度，头部倾斜到一侧，骨盆将会向另一侧倾斜，提示身体可能是存在脊柱侧凸。身体左侧侧凸畸形，头部旋转向右旋转在相反的方向上（这些特征常见，但很少被记录）。

在影像学评估中，医护人员必须做到很多浅显易懂的事情。在拍摄X线片时，不要拉伸病人的手臂，因为那样会减小侧凸的度数（图10.6）。正如前面提到的，执行此任务最佳方式

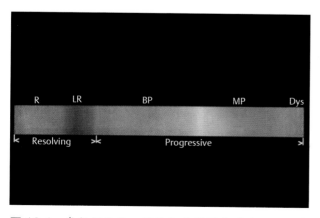

图10.1 脊柱侧凸是一种类似光谱的表现为不同程度畸形的疾病。R：改善型；LR：迟发改善型；BP：良性进展型；MP：患性进展型；Resolving：改善性；Progressive：进展型

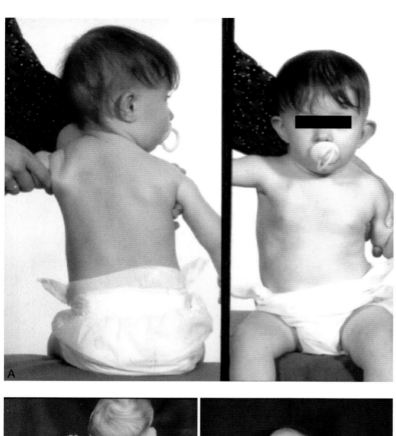

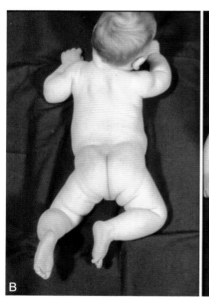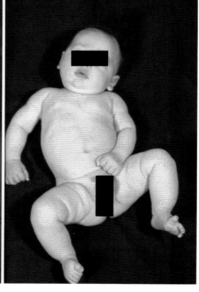

图 10.2　（A,B）孩子的体格检查

是让父母轻轻地用他或她的手臂搀扶着孩子伸展开的手臂。

　　图 10.7 展示了许多年前我在产房遇到的两个孩子的 X 线片，有关旋转因素存在。一个孩子 2 个月大，另一个 6 个月大。在 1970 年代，医学界还不知道应该对他们做些什么。在我的学习经历下，我认为似乎 2 个月大的孩子必然

会出现严重畸形，6 个月大的孩子的侧凸度数为 14°。但回顾他们的病史记录和评估脊柱侧凸畸形模式之后，我们发现，14° 的侧凸畸形可能进一步发展，2 个月大的患儿脊柱侧凸畸形有可能逐步改善。我还比对了几个数量不大的序列性的患儿，年龄在 12~51 岁，来了解生长的脊柱到底会发生些什么。

以前，医生并没有注意到脊柱侧凸畸形椎体的旋转，相反，认为 Cobb 角很重要。然而，有时侧凸角度看上去无关紧要，椎体旋转就会呈现出来。（图 10.7）可以看到两个曲度，一个是侧凸畸形曲度小，椎体上有一个小的斑点，这是旋转后的横突。而第二个弯曲在它的近侧。以 15° 角间隔旋转拍摄 X 线片，可以看出，很多时候，这种旋转是导致未来严重问题的原因。

通过旋转图像从 35° 开始，45°，在 60° 可以看见一个直的背部，因为旋转导致的脊柱侧凸曲度消失。因此，医护人员在检查脊柱畸形患儿时需要非常关注旋转的因素，这点至关重要。

2 个月大的患儿的脊柱侧凸与 6 个月大的患儿脊柱侧凸相比，虽然侧凸弯度数更大，但肋椎角差相差 6°，预后会更好。6 个月大的孩子脊柱侧凸畸形更糟糕，因为它肋椎角差更大。6

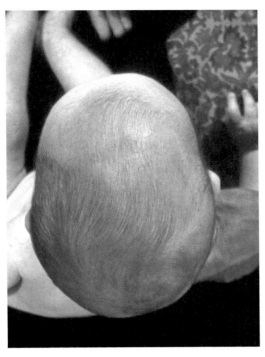

图 10.3　头骨不对称

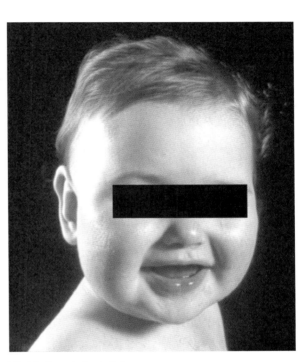

图 10.4　面部不对称

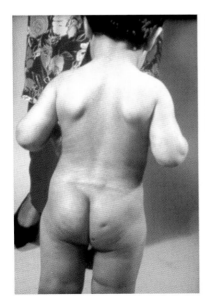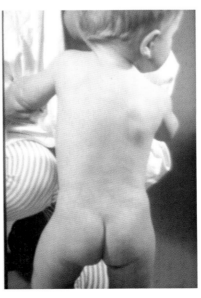

图 10.5　不同表型

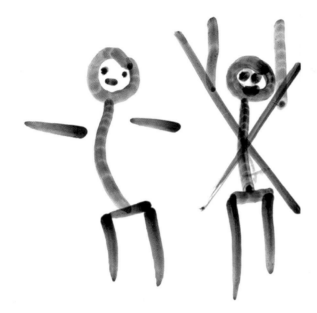

图 10.6　X 线片评估最佳体位

个月就应该是患儿治疗的起始点。

图 10.8A 显示了 14° 的脊柱侧凸畸形患儿的随访治疗情况，在图 10.8B 中可以看出，另一个患儿的脊柱是直线生长的。所以 Cobb 角不是唯一需要关注的指标。

脊柱侧凸畸形的弯曲度及椎体旋转的度数越大，发生侧凸进展的可能越大。一旦旋转出现并加重，再多的手术及新式的技术也很难矫正脊柱侧凸畸形。

医生在什么阶段能够辨别脊柱侧凸畸形将会要发生何种改变？肋椎角差在早期脊柱侧凸发展中很重要，因为这个角度可以帮助判断脊柱侧凸畸形患儿的预后。一旦肋椎角被确定，肋椎角差会给医生提供一个比较明确的预后判断。医生可以判断哪个患儿的脊柱侧凸会发展加重，哪个会改善。可以判断哪个患儿需要早期手术治疗。例如，一个脊柱侧凸畸形患儿，肋骨和脊柱之间存在一个大的角度差。如果肋椎角差小于 20°，患儿经过及时治疗，那么这个侧凸角度是可以恢复正常的。

X 线很重要，应该在出生后 3 个月时就拍摄。最初拍摄不超过两个月就需要复查。

在进展性脊柱侧凸中，肋椎角差通常超过 20°，在 2 个月随访中也许保持不变或者增加。相反，在可改善的脊柱侧凸畸形患儿中，肋椎角差通常小于 20°，随访 2 个月后可能会变得更好。因此，肋椎角差非常重要。随访 2 个月后如果肋椎角差已经增加了，应该开始治疗。继续随访观察意味着治疗太晚了。

病例分析

患儿 3 个月大，测量肋椎角，发现胸廓是对称的。然而，孩子 5 个月大时，可以发现一个相对良性表现的脊柱侧凸，父母担心两侧的肋骨角不对称。7 个月大和 8 个月大时，侧凸看起来更严重了，1 岁时就非常严重了。在这种情况下，保守治疗似乎是唯一的选择。这个病例是一个警告，也就是说，应该在观察到患儿加重前采取适当的治疗，而不是等到加重后才采取治疗。观察需要更频繁一点，因为孩子生长很快。一旦开始出现脊柱侧凸畸形恶化的迹象时，医生就应当采取治疗。一旦错过治疗时机，就太迟了。每个医生不一样，对每个患儿来说也是不一样的。患儿发育不符合特定的规律，所以，治疗脊柱侧凸的方法，治疗上需要个体化。

制订第一和第二阶段的标准来帮助医生决定开始采取措施的时机。如果有疑问，需要检查肋骨头与椎体的关系。如果已经处于第二阶段，应该立即采取措施。如果处于第一阶段，但有任何不确定性的话，需要小心，可能会很快进入到第二阶段。可以设定一个时间点作为第二阶段的开始，一旦超过这个时间点，再多干预也没用了。

应该熟悉人类生长的模式，生长高峰期出现在出生后的最初几年，随后生长速度变得越来越慢，直到青春期出现新的生长高峰。一般情况下，出生第一年高度会增加 20cm，第二年高度只会增加 12cm。因此，出生后第一年是生长的高峰期。一旦孩子进入青春期，生长速度与出生后第二年差不多。所以，如果要预防侧凸，

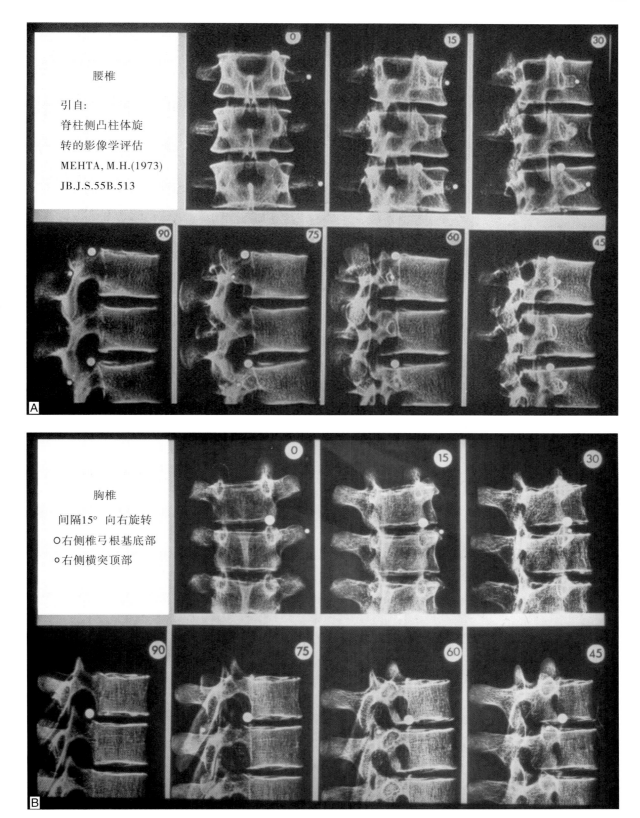

图 10.7　（A，B）2 个月和 6 个月大患儿的 X 线片

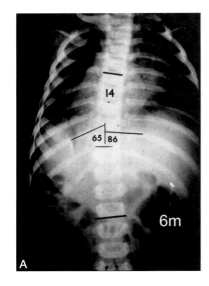
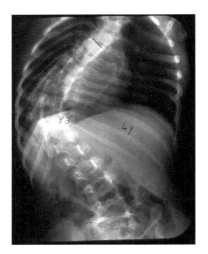
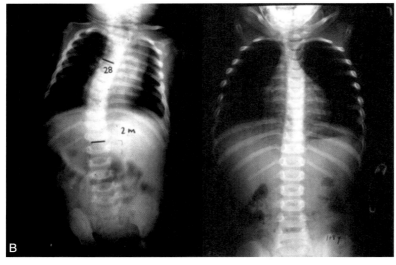

图 10.8　A.6 个月大患儿有 14° 的侧凸。
B. 2 个月大的可恢复的脊柱侧凸畸形（肋椎角差小于 20°）。C. 4 岁时有 83° 的侧凸

医生应该避免告诉父母"6 个月后再来"，因为 3 个月后脊柱侧凸就可能发展到不能挽回的地步。相反，医生应该仔细检查患儿，如果肋椎角差增加，应及时给予患儿治疗，以确保脊柱能平衡生长。

不幸的是，很多 20° 脊柱侧凸畸形的患儿没有接受早期治疗。只要早期采取措施，可能避免脊柱融合，所以应该尽早采取治疗，但在目前仍能经常看到 20° 的脊柱侧凸畸形的患儿，没有接受治疗。为了更早采取治疗，医生必须改变他们的观点。孩子的生长速度是惊人的，当孩子生长超过了设定点后，佩戴支具是没用的。现在的治疗方法比过去更好，但治疗原则

不变：要想摆脱早发性脊柱侧凸，需要早期治疗。

典型案例：一例病人表现出小的侧凸，没有治疗。随后，这个病人侧凸角度很快增加至 63°，并出现肋骨与椎体的重叠和椎体的旋转。没有治愈方法，唯一的选择是手术治疗。另一个病例是一个 4 岁的患儿携带脊柱侧凸的基因，类似综合征型脊柱侧凸畸形，本来应该及时治疗，防止病情恶化。背部畸形和侧凸度数相同，也很快发展，出现快速向严重侧凸发展的趋势（图 10.10）。

另外一例病人，出现在我的诊所时患儿已经不能行走，年龄为 6~9 个月。运用石膏背心矫正肋骨畸形。在肋骨凸侧给予一个推压力；

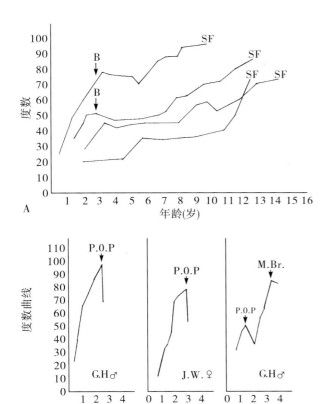

图 10.9　A. 显示侧凸逐渐加重的曲线。由下向上排列的曲线代表脊柱侧凸逐渐加重恶化。注意在 5 岁前及青春期生长发育高峰期的峰值变化。B：支具；SF：脊柱融合。B.3 个婴儿型脊柱侧凸患儿在婴儿期的脊柱快速恶化曲线图。POP：巴黎型支具；M：Milwaukee 支具

同时，在侧凸的凹侧开一个大的肋骨窗，使脊柱平衡生长，使孩子胸腔得以扩展。

在早期治疗时生长可成为一种矫正力。只要病人在继续生长，多数病人脊柱侧凸会被治愈。当然，有些脊柱侧凸是病理性的。在这些情况下，预后是不一样的。如果我们能够发现脊柱侧凸（例如特发脊柱侧凸）的人群，我们可以利用生长的力量作为脊柱侧凸矫正的力量。

如果早期开始治疗，就能得到好的治疗效果。但是，对恶性脊柱侧凸畸形的治疗有区别吗？这些病例一开始也表现出是小的侧凸，开始被察觉时只有 12° 的脊柱侧凸畸形，但也会逐渐发展成灾难性的侧凸。

即使病人已经出现角度较大的侧凸，如果你坚持用自己的方法让孩子生长，治疗或许也

是可行的。但可能需要很长一段时间，脊柱或许可以直线生长。当孩子被早期发现患有脊柱侧凸，有些人常常认为给孩子带上石膏支具是残酷的，但我不这么认为。让脊柱侧凸发展到那种不可接受的严重程度才是残忍的，对这些患儿来说，石膏支具是唯一可以选择的治疗手段。如果早期发现脊柱侧凸畸形，很短时间内就可以纠正脊柱侧凸，孩子就可以有一个正常生长的脊柱。

14 个月大的孩子首次出现在我的诊所时，脊柱侧凸畸形已经有 43° 侧凸和 15° 椎体旋转。治疗到 3 岁的时候，虽然旋转没有完全矫正，她的脊柱已经生长的比较直了。此时，孩子可以继续成长，但她需要频繁到医院接受随访来确保脊柱能直线生长。

另一个 9 个月大的孩子来我诊所时脊柱侧凸畸形已经有 50° 双弯并伴有椎体旋转。不应该让这么小的孩子发展到那么严重的畸形。

许多小的侧凸会变成大的侧凸，而且不会自行缓解。像这种病例应该立即采取治疗措施。也许初始表现是个小的侧凸畸形，但短时间内很快会演变成严重的侧凸。医生应当有这种预见性。

然而，如果你考虑它是一种综合征型脊柱侧凸畸形？也许会发现综合征型脊柱侧凸畸形的相关因素，一旦怀疑到这种疾病，那么一定要早期治疗，因为病情始终在发展。不论肋椎角差及

Cobb 角大小，一旦你怀疑有潜在发展因素，那么先治疗脊柱侧凸。随后再去寻找潜在的问题。

有 1 个病例，出生 8d 的婴儿因为脊柱有明显的问题，接受了气管插管。但对脊柱侧凸没有采取任何治疗。在他 6 个月时，出现严重脊柱侧凸畸形。被送到我的诊所来治疗。当时他有严重的脊柱旋转和肋骨重叠，双弯畸形。手术已经不能解决问题，所以给他做了一个石膏背心。在他 5 岁时，侧凸依然存在，但他的生

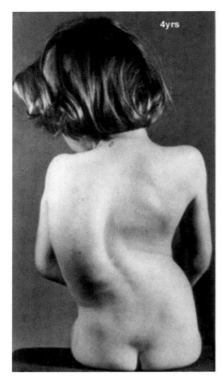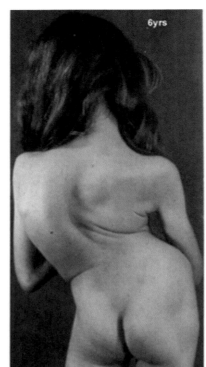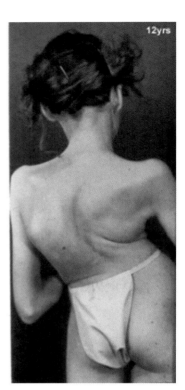

图 10.10　未治疗的脊柱侧凸快速发展曲线

活没有受到影响。虽然他 10 岁时不幸遭遇车祸，但曾经有过一段高质量的生活，这很重要。

延误咨询及治疗很不恰当，如果你发现孩子有脊柱侧凸畸形表现，应该通知家长，如果专业的诊所预约受限，他们可以随后再去预约。父母都会无私地为孩子做任何事，应该告诉父母该做什么，为什么要做，会更容易让家属接受。我们必须教导延误了 12~19 个月的患儿的父母应该怎么去治疗。也可以让家长相互交流，一旦开始，他们就能够对早发性脊柱侧凸更敏感。

10.2　总结

Mehta 夫人强调一旦发现早发性脊柱侧凸畸形，早期治疗的重要性。那么，早到什么程度，合理的时间范围是多少？孩子是在全身麻醉下行佩戴石膏背心的，越来越多证据表明反复麻醉会给儿童带来神经损害风险。那么，这种方法是可行的吗？矫行技术能否在儿童期提供足够的支撑？

不要过分夸大早期治疗的重要性。但临床预后指标不能被遗忘。在检查中可以发现物理体征如面部不对称、关节强直或者关节松弛。影像学上肋椎角的关系在判断侧凸的进展中起着很重要的作用。不能忽视椎体的旋转对侧凸进展的影响。

早发性脊柱侧凸畸形不恰当的治疗可能导致病人一生不健康，甚至早期死亡。因此，医护人员应当利用自己最好的知识及技能来管理这个使人衰弱且复杂的过程。

扩展阅读

Mehta MH.Growth as a corrective force in the early treatment of progressive infantile scoliosis.J Bone Joint Surg Br,2005,87:1237-1247

第11章

婴儿型特发性脊柱侧凸

Min Mehta(transcribed by colin Ninadi); 刘沛 译， 惠华 校

Min Mehta 应用石膏技术治疗早发型脊柱侧凸并使这种技术逐渐风行起来。该技术是基于 Cortel 石膏的拉伸、去旋转及侧方弯曲发展而成的技术，其理论基础在于矫正力可以变为纵向的牵引拉伸、冠状位的推挤、椎体去旋转等力，关键点在于早期治疗。

患儿在准备石膏治疗时的注意事项：

● 侧凸的类型（单弯、双弯、三弯）

● 腰弯或者胸弯

● 结构弯或者代偿弯

● 顶椎的位置

高于 T8：石膏固定应超过肩部

低于 T8：石膏固定在双臂下方

● 理想的石膏矫形，上胸弯需要包括颈部（但需考虑患儿顺从性的问题）

● 结构性上胸弯导致躯干失平衡的危险因素

● 肋骨隆凸（剃刀背）/腰部隆凸

● 肩部不对称

● 骨盆倾斜

● 双下肢不等长

Mehta 石膏技术需要的基本条件：

● 手术室内放射线机

● 手术医生及助手

● 石膏床

● 石膏技术人员

● 熟石膏

● 保护躯干的针织套（两种）

● 羊毛毯

● 棉垫

● 足够的时间

● 全身麻醉

石膏床（图 11.1）由 Risser 手推车平台和一个过头顶上方的框架组成。应用位于框架尾端及侧方的有离合器控制的滑轮系统来做牵引。头、肩部（肩部的支撑横梁在腋下的水平）、骶尾部（骶尾部的支撑横梁在臀部下方，恰位于大转子水平）、双下肢（牵引带）等均有支持。对合并腰弯的病人，给臀部施加侧方的力量可以帮助减小侧凸。

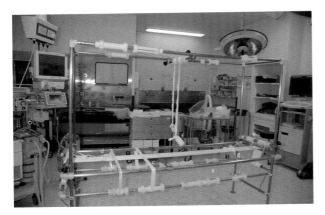

图 11.1   石膏床

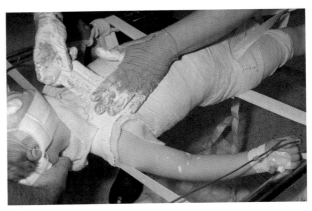

图 11.3   用骨科羊毛毡在布套外保护并小心包裹躯干

11.1   操作过程概述

患儿全身麻醉后，应用针织的布套保护躯干，于石膏床的头尾两端，通过绞盘装置进行头部颌枕带牵引、双下肢牵引（图 11.2）。两条骨盆带在针织布套外包绕腰部，并通过双侧髂骨翼后缠绕捆扎到双侧大转子平面，然后每条骨盆带向下缠绕同侧的下肢后向远端并通过石膏床远端的滑轮固定。双下肢被石膏床上方框架下的横索牵引带支撑保护。

然后应用第二层针织的布套保护躯干，确保两条骨盆带位于两层布套之间，以便于石膏固定后顺利抽出骨盆带。然后应用 0.4in（1in=2.54 cm）厚的羊毛毯贴身包绕患儿躯干（图 11.3），避免出现过于肥厚或堆积，以便于医生能够使石膏层较好塑形，确保不至于出

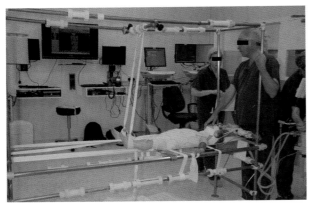

图 11.2   应用颌枕带牵引病人头部，并通过绞盘装置固定至石膏床的头端

现并发症。耻骨联合上方可放置一卷棉垫以防石膏塑形后髂骨及腹部过紧，棉垫放置位置及大小厚薄应以石膏固化后，去除棉垫，石膏在骨盆及腹部仍有较好的固定能力。保持臀部在去旋转及纠正腰弯时处于灵活体位，保持髋部屈曲有利于去旋转及腰弯纠正。警惕双肩不对称（两上臂的位置）及骨盆不对称或双下肢不等长等并注意维护。通过滑轮控制装置，牵引带的牵引方向及力量可以根据需要调整。

通过牵引中的触诊来判断脊柱侧凸需要纠正的角度大小。一旦医生对纠正后的病人脊柱位置表示满意，即应用熟石膏制作躯干管型石膏，确保石膏定型前有数分钟时间，允许医生用以下手法调整塑形石膏支具：

● 肋骨隆凸及腰弯的隆凸点应该使用去旋转技术，应用从后方肋骨隆凸顶点的压力来纠正胸弯的肋骨隆凸畸形，针对腰弯的隆凸畸形，需要从腰段弯曲顶点施加侧方的力量。

● 冠状位石膏管型向远端达到耻骨联合，确保髋关节可以屈曲到 100°。

● 在后方，管型石膏向远端延伸到臀部的中段确保可以进行臀部的卫生保健。

应用一层玻璃纤维后，用石膏剪进行上腹部的窗口切开，以允许腹部扩展及易于呼吸（图 11.4）。凹侧相对的侧凸顶点上，石膏也需要开窗，确保被动的矫正。另一种对侧的开窗位置应用

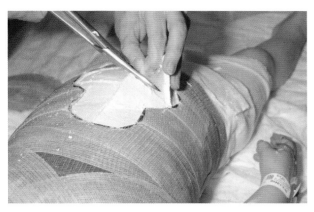

图 11.4 用玻璃纤维层保护石膏，并用石膏剪在上腹部开窗

于腰弯。根据侧凸角度的改变，管型石膏应该平均2~4月更换一次，年龄越小石膏更换越频繁。

应该从历史的角度去观察，过去去旋转是由连接在凹侧侧凸的石膏床上的束带施加力量，及从患儿身下并通过侧凸凸侧高处的滑轮施加矫正力量。现在，医生可以通过从前方、后外侧的手法的压力施加于侧凸的顶椎区来维持矫正力量，并同时塑形管型石膏。

扩展阅读

Cotrel Y, Morel G. La technique de I'EDF dans la correction des scolioses. Rev Chit Orthop,1964,50:59-75

第四部分

专家观点

第12章

双生长棒技术

Matthew J. Goldstein, Behrooz A. Akbamia; 仉建国 译

在早发性脊柱侧凸的治疗中，保留脊柱生长潜力与避免肺功能发育受损，对医生和病人来说都是一个具有挑战性的难题。维持脊柱生长并使胸廓达到必要的高度对胸腔的生长发育与防止胸廓发育不良综合征十分重要。

通常认为肺泡的增殖会持续到 9 岁，此时胸廓垂直高度能达到 22cm，这可以达到最大肺活量的 80%[1]。掌握这些数据，对医生理解脊柱和胸廓的生长发育模式是十分必要的。第一次生长高峰发生在出生后的前 5 年，期间 T1~S1 高度生长的速度大约是每年 2cm。此时，胸段和腰段脊柱大约能达到成人相应脊柱高度的 2/3。6~10 岁增长约 6cm，10~18 岁增长约 10cm[2]。Dimeglio 和 Bonnel[3] 发现未合并脊柱侧凸的新生儿正常的 T1~12 高度是 11cm；5 岁时达到 18cm，10 岁时达到 22cm，在成年女性是 26.5cm，成年男性是 28cm。骨骼成熟后成人脊柱长度是 42~45cm。

采用石膏或支具保守治疗失败、侧凸进展的病人，应接受手术治疗。畸形矫正手术最理想的目的是保留、维持并促进心肺和内脏的发育。对于这一难题，关于治疗的研究力求更确切的效果、更小的创伤或无创的治疗方式。随着我们对脊柱侧凸病理生理及生物机械原理正确认识与理解的提高，目前已经有了微创治疗，临床预后也会有改善。

对于没有合并肋骨畸形或其他可切除的先天畸形的早发性脊柱侧凸病人，外科医生们更倾向于并且通常也会选择有利于生长发育、以撑开为基础的外科治疗方式，如双生长棒技术。

12.1 历史回顾

自 Harrington 在 1962 年提出非融合固定技术治疗早发性脊柱侧凸后，该技术已经越来越成熟[4]。他在侧凸凹侧放置单棒，借助两钩锚定。钩子脱位以及棒的断裂等并发症迫使人们不断改进技术。Moe 等[5] 后来改良了 Harrington 技术，在锚定点有限的骨膜暴露下，使用一系列皮下棒的撑开技术。他们还改良了棒的几何结构，

减少瘢痕形成，并允许矢状面的预弯。但尽管有很多改进，类似的内固定并发症仍会发生。1978 年，为了处理锚定点与连接棒的相关并发症，Marchetti 和 Faldini[6] 介绍了固定端融合技术（稳定区技术）。在初次融合后，医生还需在运动节段行一系列的撑开术。其他具有意义的改良还包括椎板下钢丝、非融合节段性固定以及 Luque 棒的应用。

我们所熟悉的现代生长棒技术是近 10 年开始应用的。尽管手术技术与内固定系统有所提高，关于现代生长棒技术尤其是单生长棒技术的临床预后和并发症的报道仍是多种多样，并且在部分病人中还会出现过早自发融合。

在 2000 年，Akbarnia 和 Marks[7] 介绍了使用稳定区技术行后路节段固定与有限关节融合的双生长棒技术的应用。在 2005 年，Akbarnia 等描述了目前大部分外科医生使用的双生长棒技术[8]。它是目前应用最普遍的双生长棒技术，本章将会详细讨论。

12.2　术前评估

12.2.1　体格检查，临床与影像评估

早发性脊柱侧凸病人常因为担心脊柱畸形向他们的初级护理医生咨询。所有病人都应接受全面系统的病史问诊和体格检查，这是至关重要的。同时还应该包括孕产史以及各个年龄段的生长发育特点。问诊应包括脊柱侧凸的致病因素，如家族史等。体格检查应包括测量身高、体重和臂展长度，以及皮肤、头、颈、胸、骨盆和四肢的评估。全面的神经查体至关重要，腹壁反射不可或缺，因为腹壁反射的消失可能提示潜在的中枢神经系统异常。脊柱查体应该包括脊柱前屈功能和脊柱柔韧性的检查。这可能需要借助医生的膝盖来完成。脊柱侧凸测量器在评估躯干旋转时具有重要价值。还应测量双下肢长度，评估骨盆倾斜程度。如果可能的话应该观察患儿行走步态。

早发性脊柱侧凸病人的临床评估应该包括脊柱的 X 线片（前后位、侧位和全长相），包括颈部、骨盆和髋部，来评估冠状面与矢状面失平衡与侧弯的程度。侧方屈曲相对于评估脊柱柔韧性具有重要价值。悬吊牵引相或支点相也可以考虑。在特发性早发性脊柱侧凸病人中，可以评估测量肋椎角差以及重叠（1 期和 2 期）来预测畸形进展。MRI 用来排除伴发的脊髓或内脏结构病变。CT 三维重建有助于进一步评估脊柱畸形，更加清晰地显示任何先天畸形，以及制订手术计划（例如椎弓根螺钉的长度）。为了减少病人累积的辐射暴露，应该尝试与其他专业一起安排放射检查，因为需要评估不止一个器官系统。

应安排多学科小组来完成术前和术后护理，因为大部分病人的管理很具有挑战性。如果可能的话应在术前完成肺功能测试。术前实验室和营养评估应该包括一套完整的血液细胞计数，总淋巴细胞数，一套全面的代谢功能检查，包括白蛋白与前白蛋白水平，还有凝血化验。术前应获得医疗知情同意，以及详细的术前麻醉评估，必要时还需要肺功能评估。

12.3　治疗方案

12.3.1　保守治疗

早发性脊柱侧凸的保守治疗包括观察、支具和石膏治疗（图 12.1）。有些作者报道了 Halo 头环牵引（环形架颈牵引）的应用，但是在我们看来这效果并不理想，只能作为矫形手术前的辅助治疗，适用于部分严重僵硬性脊柱侧凸的病人。尚未发育成熟的病人胸廓柔韧性较高，可能会限制石膏或支具作用于脊柱上力的传导，最终它可能会致使石膏、支具等保守治疗无效。但是必须在保守治疗无效的前提下，才能进行外科手术干预。例如 Mehta 和 Morel 等[9]

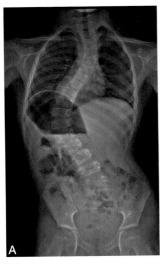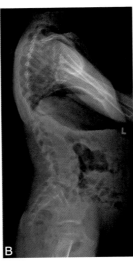

图 12.1 术前，8 岁，女性，特发性脊柱侧凸，前后位（A）以及侧位（B）X 线片。T7~L3 左胸腰段 Cobb 角为 66°。病人接受了 18 个月胸腰骶支具治疗

提出的连续石膏矫形技术，最近作为推迟手术时间的一种策略而得到很大普及。这种治疗是以 4~6 周的间隔对全麻下的病人进行反复石膏矫形，直到病人可以佩戴支具为止。颈胸腰骶部支具，如 Milwaukee 支具，有利于控制胸弯进展。腋下支具或胸腰骶支具，对控制胸弯效果较差。过肩 TLSO Kalibus 支具一直被推荐用于治疗小于 1 岁的早发性脊柱侧凸患儿。畸形进展或由于皮肤或压迫引起支具不耐受等导致支具治疗失败，应该采取手术治疗。对于患有严重胸弯的病人应当进行早期矫形，以防止潜在的肺部并发症。

12.3.2 手术指征及时机

手术干预的最佳时机和适应证仍然存在争议。在一项证据等级 4 级的研究中[10]，对全球范围内治疗早发性脊柱侧凸的外科医生进行调查，医生指出采用生长棒治疗的主要指征包括年龄小于 8~10 岁、畸形大于 60° 的患儿，以 6 个月作为撑开手术的间隔。其他适应证还包括僵硬畸形、支具不耐受以及综合征性侧凸。尽管大家对此达成共识，但在实际的治疗中置入生长棒时的平均角度为 73°，平均年龄为 6 岁。

在生长棒初次置入术后 8.6 个月后行第一次撑开。行最终融合术的指征被认为是骨骼成熟和 Risser 征大于或等于 3°。

正如在另一章详细描述的一样，手术干预进行的越早，并发症发生的可能性就越大[11]。因此，应该尽可能延长观察或保守治疗的时间。然而，大多数学者认为，对于早发性脊柱侧凸患儿，非融合治疗如双侧生长棒置入术应该在 4~7 岁进行。

12.3.3 笔者首选手术方式[12]
初次生长棒置入术

初次生长棒置入术的目的是先进行部分矫形，剩余的矫形主要靠反复的手术撑开和脊柱生长来完成。初次置入术可以在冠状面上获得最显著的矫形。初次置入术需要病人住院并在全麻下进行。静脉使用抗生素和全麻气管插管后，开始行多态神经经颅运动诱发电位（TC-MEPS）、肌电图、体感诱发电位（SEP）和霍夫曼反射，以及动脉血压监测。使用自体血回输（Haemonetics，Braintree，Massachusetts）。在 Foley 导管放置好后，年龄较小的孩子俯卧在平顶的 Jackson 体位垫上（Mizuh OSI, Union City, CA），年龄较大的病人放置在 Relton-Hali 体位架上（Surgmed，Dorval，Quebec，Canadi）。透视以确定近端和远端固定点，并在近端和远端的固定点做一有限切口。应尽量避免非固定节段不必要的显露，因为这可能会导致此节段的自发融合。近端固定点通常选择在 T2~T4 水平，远端固定点常在主弯下端椎以远 2~3 个椎体水平，通常在稳定椎或其远端；对于伴有骨盆倾斜的病人需固定至骨盆以矫正骨盆倾斜。固定椎体的数量和节段应根据疾病诊断和初次生长棒置入术后想获得的矫形程度而定。对每一个稳定区手术，应有 4~6 个双侧椎弓根螺钉或"爪"形钩。当使用钩子系统时，需放置横连来增加内固定的生物力学强度。当采用全椎弓根螺钉系统时，通常不需要使用横连[13]。

初次生长棒置入术中，我们通常选择 4.5cm 不锈钢棒或钛棒。体型较大或行翻修手术的病人需要更粗的连接棒。弯棒以矫正畸形，注意不要预弯过度以免固定点应力过大导致内固定失败。连接棒位于 T10~L2 的区域应保持尽量笔直，以便放置连接器。但是如果预弯较多，可以使用并联连接器，此时可以根据需要预弯。此外，不应预弯位于串联连接器内的连接棒，这样有利于棒与连接器的链接和将来的撑开。在交界处将棒剪断、预弯，将来在此行（通常在胸腰椎交界处）撑开。初次生长棒置入术中，连接棒应剪得稍微长一点以利于撑开。

医生应将连接棒在筋膜下由远端向近端穿过，需注意不要传入胸壁或椎管。然后将棒连接至近端固定点。如果需要近端固定点把持力度强，并且使用钩子系统，两根棒间需放置横连以增加稳定性。使用串联连接器连接远端与近端连接棒。选择能置入的最长的串联连接器。调节螺钉应放置在内侧，方便将来行撑开术时显露。一旦远端棒和螺钉或钩子锁紧，就可以将串联连接器与远端棒锁紧。此时在串联连接器与远端固定点间可行一次撑开术。

在锚定点使用高速磨钻准备关节突、椎板间和棘突间植骨床行植骨融合。这些区域需填充自体骨，必要时使用异体骨填充剂。

考虑到将来需行多次手术，细致的皮肤和皮下缝合至关重要。如有必要，外科医生应该做好进行复杂伤口缝合的准备。无菌敷料覆盖。最后行术中透视（图 12.2）。

术后的护理

在初次生长棒置入术后，为保护固定点，防止内固定松动或拔出，我们通常需要病人佩戴胸腰骶支具 4~6 月。一旦骨融合切实，则停止佩戴支具。撑开术后一般不需佩戴支具。

撑开术

根据个人情况不同，病人需要约每 6 个月住院或在门诊行一次撑开术。定位和神经电生

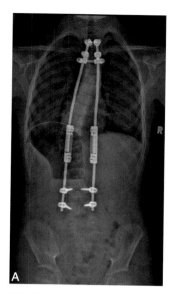
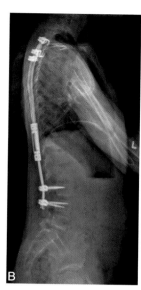

图 12.2　初次生长棒置入术后，前后位（A）和侧向（B）X 线片。Cobb 角矫正到 25°，且 T1~T12 高度从最初的 183mm 增加至 198mm，T1~S1 高度从最初的 289mm 增加至 327mm

理监测与初次生长棒置入术相似。通过触诊或透视定位并标记串联连接器的近端调节螺钉。通常在原切口位置做单一切口。仔细显露软组织以暴露双侧连接棒、调节螺母和串联连接器近端，确保内固定外良好的软组织覆盖。我们通常先撑开凹侧连接棒。先松开凹侧调节螺母，但在完成撑开前凸侧调节螺母也应松开。持棒钳放置于凹侧串联连接器近端，撑开钳放置在持棒钳和连接器之间，完成串联连接器外撑开。维持撑开长度，松开凹侧调节螺母，撑开 5~10mm。锁紧凹侧螺母，在对侧重复此过程。撑开也可以在串联连接器内完成。这种情况下，撑开器应该放置在凹侧连接器内，松开调节螺母，轻轻撑开，然后再锁紧螺母。采用与初次生长棒置入术相似的方法缝合皮肤。最后行术中透视（图 12.3~ 图 12.5）。

最终的融合

当病人生长到足够的年龄（通常是 11~13 岁），额外的撑开术不再获得预期的效果[2]，或者出现内固定失败，此时应行最终融合手术。生长棒平均治疗周期是 5 年。此时，取出生长

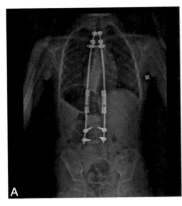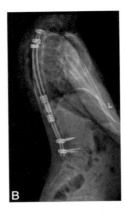

图 12.3　第 1 次撑开术后的后前位（A）和侧位（B）X
线片

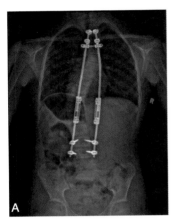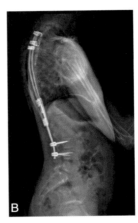

图 12.4　第 2 次延长术后的后前位（A）和侧位（B）X
线片

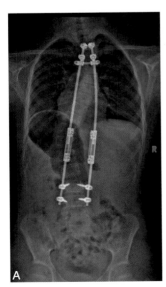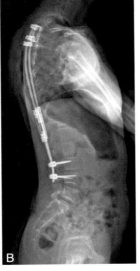

图 12.5　最近的第 3 次延长术后，前后位（A）和侧位（B）
随访 X 线片。Cobb 角为 22°，T1~T12 以及 T1~S1 测量
高度值分别为 231mm 和 368mm，在治疗过程中，未发现
并发症

棒内固定器械，有可能获得额外的矫形，绝大
多数病人可以获得 21%~50% 的矫形[14]。既往
置入椎弓根螺钉的位置可以再固定。在最终融
合固定时可能需要扩大固定节段（通常 1~2 个
节段），但大部分近端和远端固定点与生长棒
固定点相同[14]。

12.4　手术效果

12.4.1　手术治疗：单棒与双杆，设备类型

　　行频繁撑开术的病人每年身高生长较多。
2008 年 Akbarnia 等[15] 进行了一项回顾性病例
研究，在脊柱生长研究小组数据库中，纳入了
从 1990—2003 年接受皮下双生长棒治疗的 13
例病人（平均年龄 6.6 岁，平均随访时间 5.7 年）。
病人既无过往手术史，也非先天性侧凸。接受
最终融合的平均年龄是 11 岁。病人共接受平均
5.2 次撑开，撑开间隔 9.4 个月（5.5~20 个月），
初次生长棒置入术后，T1~S1 高度从 24.4cm 增
加到 29.3cm，行最终融合术后增加至 35.0cm，
每年平均增长 1.46cm。与接受撑开术较不频繁
的病人相比，撑开间隔小于或等于 6 个月的病
人每年身高增长更多（1.8cm *vs* 1.0cm），并且
能够获得更好的畸形矫正（79% *vs* 48%），所
有病人近端固定点均为胸椎钩，在 5 例病人中
远端固定点仅放置钩子，5 例病人仅放置椎弓根
螺钉，2 例病人放置钉钩混合系统，1 例病人放
置钩子和 Galveston 骨盆固定。

　　无论就矫形率或生长发育大小而言，双生
长棒系统均较单生长棒系统有优势。2005 年，
Thompson 等[16] 进行了一项证据等级为 3 级的
回顾性研究，对 28 例从 1992—2004 年接受单
生长棒或双生长棒治疗的病人进行对比研究，
随访至少 2 年以上。在 28 例病人中，有 5 例病
人进行肌肉下单生长棒置入，联合顶椎区域短
节段融合，16 例病人仅进行单生长棒矫形术，
有 7 例病人仅进行双生长棒矫形术。组内病人

的初次手术的年龄以及初次生长棒置入术和最终融合术时间间隔均相似。双生长棒组每6个月常规撑开1次。3组病人当中，双生长棒组拥有最高的初次矫形率（分别为48%、39%和57%），最稳定的矫形维持效果（23%、36%和71%）以及最高的每年生长发育高度（0.3、1.04和1.7cm）和T1~S1的生长百分比（25%、80%和130%）。然而，单生长棒组拥有最好的冠状面平衡与矢状位平衡，尽管矢状面平衡在任何一组都没有严重失衡。

部分病人应该考虑行双生长棒固定联合双侧髂骨固定。对脊柱生长研究小组数据库中1990—2007年的数据进行回顾性研究，并对那些行生长棒固定至骨盆上的病人数据进行分析，Sponseller等[17]指出固定至骨盆可以提高冠状面和矢状面的矫形。此外，双生长棒对于骨盆倾斜的矫正优于单生长棒。髂骨固定比骶骨固定更有效。在文章中，他们建议进行最大锚定长度的双侧髂骨固定，并在远端放置横连以增加稳定性。

最终，撑开术作用逐渐变小，效果也越来越差。Sankar等[2]报道的多中心的回顾性研究中，对38例行手术治疗的早发性脊柱侧凸病人进行研究，术后平均随访时间为3.3年，患儿至少接受3次撑开术，撑开间隔平均6.8月。在初次生长棒置入术后，侧凸Cobb角从74°矫正至36°，但在随后的撑开术后，Cobb角并没有改善。初次生长棒置入术后行反复撑开，Tl~Sl长度的平均每年增长1.76±0.71cm。然而，作者发现，随着反复的撑开与时间的推移，每年增长高度是明显降低的，他们把这种现象称为"效果递减规律"，认为与长期内固定制动导致的脊柱自发融合有关。他们提示，在反复撑开（6~8次）后，医生不要对撑开效果期望过高。

12.4.2 并发症

病人频繁的接受手术治疗，因此并发症在所难免。随访中应经常对病人进行临床和影像学评估。常见并发症包括感染、伤口裂开、畸形进展、交界性后凸、内固定突出或失败、曲轴失衡等。这些都将在下一章中进行详细讨论。

12.5 未来发展方向和新兴技术

在未来，基于撑开、有利生长的手术治疗将集中在通过微创或无创技术来改善临床效果。微创技术可减少组织损伤，并有可能在优化疗效的前提下减少手术和并发症的发生。此外，不需要重复进行麻醉或开放手术的撑开术也引起了广泛的兴趣。由Akbarnia等[18]于2012年发布的令人兴奋的数据带来了电磁生长棒治疗的希望。在猪的模型中，他们可以通过电磁生长棒（Ellipse Technologies, Irvine, California）这一无创技术获得了脊柱生长高度预测值的80%。后来，Cheung等[19]报道了5例鼓舞人心的治疗结果，其中2例随访24个月，病人每月接受一次磁控远端撑开术，这是该装置第一次在人体使用。在他们的研究中，Cobb角平均从67°矫正至29°。此外，固定节段的长度增加了1.9mm。目前尚无并发症发生，通过视觉模拟评分和可靠的脊柱侧凸研究会问卷（SRS-30）评分，病人无明显疼痛主诉。同样，Akbarnia等[20]报道了14例共行68次撑开术的病人，平均随访时间为10个月。在单生长棒组，T1~T12高度增加了共7.6mm，或每月1.09mm，但是双生长棒组共12.12mm，每月1.97mm。Tl~Sl的高度通过单棒撑开，增加了总共9.1mm，或每月1.27mm。然而通过双棒撑开，增加了共20.3mm，或每月增加了3.09mm。无严重的并发症发生，但发现一个病人发生切口表浅感染，1例病人发生内固定突出。通过这样的技术创新，早发性脊柱侧凸病人可以在接受较少手术和麻醉的条件下进行远程治疗，并且有望实现病人的低发病率。

12.6 结论

　　远期效果的研究以及技术的进步，使我们能够更有效地治疗早发性脊柱侧凸。尽管如此，早发性脊柱侧凸的治疗仍然是一个相当大的挑战。对微创的关注越来越多，面对该问题也将会有更明确的选择。通过标准化和最终疗效的提高，一种崭新的、基于一致性的早发性脊柱侧凸分型已经引入。该系统基于对脊柱侧凸的病因（先天性/结构、神经肌肉型、综合征或特发性），Cobb角和后凸程度（平背、正常或后凸畸形），并记录至少6个月的进展情况[21]。

　　未来的研究应集中于对早发性脊柱侧凸的病理生理学和自然史更好的理解上，以及我们目前的治疗方法的效果上。

参考文献

[1] Karol LA, Johnston C, Mladenov K, et al. Pulmonary function following early thoracic fusion in non-neuromuscular scoliosis. J Bone Joint Surg Am,2008,90:1272-1281

[2] Sankar WN, Skaggs DL, Yazici M,et al. Lengthening of dual growing rods and the law of diminishing returns. Spine,2011; 36:806-809

[3] Dimeglio A, Bonnel F. Le Rachis en Croissance. Paris, France: Springer, 1990:392-394

[4] Harrington PR. Treatment of scoliosis. Correction and internal fixation by spine instrumentation. J Bone Joint Surg Am,1962, 44-A: 591-610

[5] Moe JH, Kharrat K, Winter RB, et al. Harrington instrumentation without fusion plus external orthotic support for the treatment of difficult curvature problems in young children. Clin Orthop Relat Res,1984:35-45

[6] Marchetti PC, Faldini A. End fusions in the treatment of some progressing or severe scoliosis in childhood or early adolescence. Presented to the Scoliosis Research Society, 1977, Orthop Trans 1978, 2:271

[7] Akbarnia BA, Marks DS. Instrumentation with limited arthrodesis for the treatment of progressive early-onset scoliosis. Spine: State of the Art Reviews, 2000,14:181-189

[8] Akbarnia BA, Marks DS, Boachie-Adjei O, et al. Dual growing rod technique for the treatment of progressive earlyonset scoliosis: a multicenter study. Spine ,2005,30 Suppl: 546-557

[9] Mehta M, Morel G. The non-operative treatment of infantile idiopathic scoliosis//Zorab P, Siezler D. Scoliosis 1979. London,UK: Academic Press,1979:71-84

[10] Yang JS, McElroy MJ, AkbarniaBA,et al. Growing rods for spinal deformity: characterizing consensus and variation in current use. J Pediatr Orthop,2010,30:264-270

[11] Bess S, Akbarnia BA, Thompson GH,et al. Complications of growingrod treatment for early-onset scoliosis: analysis of one hundred and forty patients. J BoneJoint Surg Am,2010, 92:2533-2543

[12] Mundis GM, Kabirian N, Akbarnia BA. Dual growing rods for the treatment of early-onset scoliosis. JBJS Essential Surg Tech,2013, 3:e6

[13] Mahar AT,Bagheri R, Oka R, et al. Biomechanical comparison of different anchors（foundations）for the pediatric dual growing rod technique. Spine,2008,8:933-939

[14] Flynn JM, Tomlinson LA, Pawelek J, et al .Growing Spine Study Group. Growing-rod graduates: lessons learned from ninety-nine patients who completed lengthening. J Bone Joint Surg Am, 2013, 95:1745-1750

[15] Akbarnia BA, Breakwell EM, Marks DS, et al. Growing Spine Study Group. Dual growing rod technique followed for three to eleven years until final fusion: the effect of frequency of lengthening. Spine, 2008, 33:984-990

[16] Thompson GH, Akbarnia BA, Kostial P,et al. Comparison of single and dual growing rod techniques followed through definitive surgery: a preliminary study, Spine,2005,30:2039-2044

[17] Sponseller PD, Yang JS, Thompson GH,et al. Pelvic fixation of growing rods: comparison of constructs. Spine,2009,34:1706-1710

[18] Akbarnia BA, Mundis GM Jr, Salari P, et al. Innovation in growing rod technique: a study of safety and efficacy of a magnetically controlled growing rod in a porcine model. Spine ,2012,37:1109-1114

[19] Cheung KM, Cheung JR,Samartzis D, et al. Magnetically controlled growing rods for severe spinal curvature in young children: a prospective case series. Lancet, 2012,379:1967-1974

[20] Akbarnia BA, Cheung K, Noordeen H, et al. Next generation of growth sparing techniques: preliminary clincial results of a magnetically controlled growing rod（MCGR）in 14 patients. Spine,2013,38: 66: 5-670

[21] Williams BA, Matsumoto H, McCalla DJ,et al. Development and initial validation of a novel classification system in early onset scoliosis. J BoneJoint Surg Am, 2014,96:1359-1367

第13章

手术选择：Shilla 滑动生长棒技术

Richard E. McCarthy；夏磊 译

对于早发性脊柱侧凸，存在多种多样的病因学诊断，但均指向一个共同途径，即胸廓发育不良综合征。诊断分类包括：特发性、混合性、神经肌肉性和先天性。未予治疗的早发性脊柱侧凸的远期结局是呼吸功能的严重受损，有证据表明其肺功能比预期值降低 20%。此外，Pehrsson 等做了一项研究，他们将脊柱侧凸病人的死亡率与未患此病的成年人的预期死亡率进行比较，结果表明早发性脊柱侧凸病人呼吸功能受损与此类病人早期死亡相关 [1]。对于由于呼吸功能受损导致死亡的情况，甚至在 10 岁以内的早发性脊柱侧凸的患儿中已有发现。

对于先前广为大家接受的直接融合以达到脊柱矫正的治疗方案，在很多病例中出现了胸部生长受限、肺功能受损，甚至早期死亡等情况 [2-4]。这种传统治疗方法的缺点已经得到很多研究的证实，但同时也促使了可延长技术的发展，使其可以促进胸椎高度的增加和肺容量的改善。然而新式的可延长手段的代价又有哪些呢？撑开技术在很多医疗中心已经普遍开展，

但其不仅需要反复手术以作延长，同时也促使了近端交界性后凸的形成。近端交界性后凸是一类极度影响外观的后凸畸形，伴随着脊柱内置物的突出和内置物表面皮肤的潜在破损等情况。对于那些局部融合用以稳定并创造撑开条件的锚定点，无论是用螺钉还是钩子，在其锚定点的周围都存在着生长中心的丢失。

小关节面的僵硬和自行融合在一些随访至成年的病人中已有发现。这是由金属棒引发的部分固定效应以及后续延长操作依次减少造成的，本质上是脊柱生长潜能的丧失 [5, 6]。胸廓容积的维持主要利用纵向可撑开型假体钛肋技术，但是其对于呼吸功能的最终效果仍未知。有证据表明，反复手术会造成儿童的认知延迟，对儿童早期发育也有负面影响 [7]。在反复进行延长手术的病人中皮肤感染和瘢痕是很常见的。

这些议题为我们今后治疗早发性脊柱侧凸工作中提出了很多问题。例如，为何不将矫形力直接施加于脊柱弯曲角度最大的地方，即侧凸的顶点？为什么不将锚定点选为畸形最严重

的地方？如果将顶椎选为锚定点，为什么不在纠正冠状面和矢状面的同时也纠正横断面的椎体旋转？更有甚者，儿童脊柱的生长速度是缓慢且连续的，生长不会在每隔 6 个月一次的延长操作中突然发生。

一种被称为"生长引导"的治疗概念已经一定程度回答了上述难题，这种方法好比引导一棵小树正确生长。一根棒沿着脊柱放置，并允许脊柱按其正常生长率向上延伸，同时棒上连接一个锚定装置以促使脊柱弯曲的矫正。Eduardo Luque 在 1970 和 1980 年代使用了这种被称为"Luque 棒"的技术，钛缆捆绑于脊柱后方附件，同时绕过光滑的金属棒，以允许其随着脊柱的生长而向上滑动。但是由于锚定点需要切除解剖学上的骨膜结构以放置钛缆，这也导致了脊柱过早的融合和不一致生长等问题，因此该技术也逐渐为骨科医师所摈弃。

随着椎弓根螺钉的使用，使得"生长引导"的理念得到了进一步发展。这也主要得益于于韩国的 Suk 教授在脊柱矫形领域的技术和经验[8]。Shilla 技术的设计初衷是在维持脊柱生长的同时更加自然的引导侧凸的纠正。顶点节段通过融合和牢固的固定以实现三维平面的矫正，而顶点节段上下区域则通过肌层置入生长螺钉。生长螺钉置入处的骨膜并没有破坏，这样在允许脊柱正常生长的同时也最大程度避免了延长手术。这种设计理念已经在实验室山羊模型上进行了测试，6 个月的随访研究表明：所有的测试动物均实现了脊柱生长和两端内固定随棒滑动的预期目标[9]。这项手术技术的特点在于：仅针对侧凸顶点的 3~4 个节段在导针和 C 臂定位下予以去皮质，然后通过顶点节段的 Ponte 截骨、双侧椎弓根螺钉的连续置入以及旋转技术操作[10]。进钉点旁开正中切口 1cm，并做头尾两侧的筋膜松解，以完成 Shilla 生长螺钉在 X 线透视下通过肌层植入。空心拉力螺钉最好在 Jamshidi 针帮助下置入，当然徒手置钉也是可行的。无论是使用顶部有螺帽锁定的万向螺钉，还是闭合头螺钉，都可以实现棒在螺钉头内部滑动，因为棒虽穿过螺钉头但没有被锁定。这些被置入在顶点节段上下两侧的生长螺钉，足以在纠正脊柱序列的同时保持冠状位和矢状位上脊柱的中立位。

在过去的 8 年里，Shilla 技术已经被运用到很多疾病上，包括：特发性脊柱侧凸、脊柱裂、脑瘫、多种混合性侧凸，以及一些先天性脊柱侧凸。这些病人的相关数据于 2008 年首次呈现给脊柱畸形研究协会，其中包括来自两个中心共 48 例病人，但那时有 2 年随访的病人仅 10 例。治疗前平均主弯 70°，结果显示不存在明显矫正丢失，同时肺容积、躯干高度在术后即时和后期生长过程中均得到了增加。2009 年，通过对采用 Shilla 技术病人的分析，2 年以上随访的共 22 例，一共记录到在初次手术操作之外的 26 次手术操作。通过估算，如果这些病人采用每隔 6 个月一次的延长手术，连同其他的非计划再手术在内，一共将需要进行 115 次的额外手术操作。2011 年一项纳入 40 例病人的报道强调：任何的再手术都将增加病人并发症风险。这些病人一共进行了 52 次的再手术，但如果采用撑开技术，他们将需要 250 次的额外手术。

从这些手术经验中我们也有很多体会。其一就是认识到对于僵硬侧凸，术前松解的必要性，或者至少在术前进行一定时间的牵引，以获得必要的活动性，目的在于术中一次性获得满意的矫形效果。此外，直接椎体旋转技术是手术治疗中的重要组成部分。对于僵硬的侧凸，凸侧的临时棒对于获得侧凸临时的矫正是很有帮助的，配合着冠状面矫棒器的使用，可以将弯曲的顶点推向凹侧棒，此时凹侧的永久棒用以维持矫形力，随后沿着凸侧更换永久棒。

儿童的活动水平同样会影响内置物的寿命。在那些活动量大的儿童中，这些内置物容易松动，继而螺钉会从椎弓根脱出。虽然从神经的角度这不是一个问题，但有些内置物突出的情况，则需要考虑是继续忍受这种情况，还是通过门诊手术更换螺钉。

骨盆倾斜是神经肌源性脊柱侧凸的首要表现。对于这种活动度较好的骨盆倾斜，最好将生长螺钉向下延伸到腰椎，即 L4 或 L5。对于僵硬的骨盆倾斜，前路的松解对于获得一定的活动度是需要的。对于这种情况，需要更强有力的装置来维持矫形，髂骨钉联合 S1 或 S2 螺钉可以提供强有力的固定，同时一根固定棒在下腰段连接生长螺钉，中间以横连或多米诺连接器相连，一根固定棒连接 Allen 螺钉，从而允许对侧可以沿着棒滑动。由于左右两侧均由多米

诺连接器相连，在骨盆倾斜得到合理控制的同时也保证了脊柱的生长。

有一个问题是每一个使用过生长棒技术的外科医生都会遇到的，那就是当病人发育成熟后，怎样做是对他们最好的。我们使用 Shilla 棒的经验体会和撑开系统类似。问题在于在病人生长发育成熟后，内固定棒是原样保留，还是替换成永久金属棒固定加融合，抑或是全部移除。最常见的选择是移除生长棒，然后置入永久融合装置，在融合的同时实现最终的矫形。以图 13.1 为例，病人活动生长阶段置入生长棒，在 2 年的活动期后，棒出现损坏并且生长发育足够成熟，以允许对残余的畸形进行永久的融

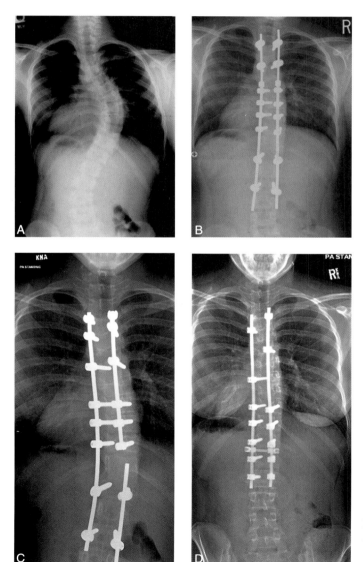

图 13.1　A. 1 例 10 岁的青少年特发性脊柱侧凸病人伴 60° 脊柱侧凸的术前 X 线片。B. Shilla 装置放置后的 X 线图像。C. 最终融合前的 X 线片；D. 最终融合后的 X 线片

合和最终的矫形。另外的一个选择就是仅仅移除内置物，而使得脊柱维持先前通过"生长引导"技术获得的椎体序列。

总之，Shilla 技术在保留儿童固有生长潜能的同时避免了过早的融合以及 Luque 技术相关的后凸问题。然而，椎弓根螺钉的置钉在较小的病人中需要格外小心并且有一定挑战性。Shilla 技术可以使孩子免于反复的进出手术室，以及支具石膏的束缚，让他们可以参与绝大部分儿童时期的活动，包括很多体育运动，从而赋予他们一个趋于正常的童年。

参考文献

[1] Pehrsson IC,Larsson S, Oden A, et al. Long-term followup of patients with untreated scoliosis. A study of mortality, causes of death, and symptoms. Spine,1992, 17:1091-1096

[2] Karol LA. Early definitive spinal fusion in young children: what we have learned. Clin Orthop Relat Res,2011, 469:1323-1329

[3] Karol LA, Johnston C, Mladenov K, et al. Pulmonary function following early thoracic fusion in non-neuromuscular scoliosis. J BoneJoint Surg Am,2008, 90:1272-1281

[4] McCarthy RE, Campbell RM Jr, Hall JE. Infantile and juvenile idiopathic scoliosis. Spine: State of the Art Reviews, 2000, 14:163-180

[5] Cahill PJ, Marvil S, Cuddihy L,et al. Autofusion in the immature spine treated with growing rods. Spine, 2010, 35: El 199-E1203

[6] Sankar WN, Skaggs DL, Yazici M, et al. Lengthening of dual growing rods and the law of diminishing returns. Spine, 2011, 36:806-809

[7] Flynn]M, Matsumoto H, Torres F, et al. Psychological dysfunction in children who require repetitive surgery for early onset scoliosis,] Pediatr Orthop, 2012, 32:594-599

[8] Suk SI. Pedicle screw instrumentation for adolescent idiopathic scoliosis: the insertion technique, the fusion levels and direct vertebral rotation. Clin Orthop Surg,2011, 3:89-100

[9] McCarthy RE, Sucato D, Turner JL, et al. Shilla growing rods in a caprine animal model: a pilot study. Clin Orthop Relat Res, 2010, 468:705-710

[10] Lee SM, Suk SI, Chung ER. Direct vertebral rotation: a new technique of three-dimensional deformity correction with segmental pedide screw fixation in adolescent idiopathic scoliosis. Spine, 2004, 29: 343-349

第14章

专家论道：一场大辩论

Colin Nnadi；马梦君 叶记超 译，沈慧勇 校

14.1 前言

2011 年 9 月 8 日，4 位早发性脊柱侧凸领域的世界顶尖专家在英国牛津大学基督教堂学院进行了一场辩论。专家们齐聚一堂，分享了对于病情较复杂的早发性脊柱侧凸的治疗经验，并对其首选治疗方法展开讨论。来自牛津大学脊柱外科的一位教授主持了会议。

生长棒技术大体分为 3 类：①牵拉式；②生长导向式；③拴固式或张力式。每一种技术的先驱和拥护者都参与了辩论。针对脊柱专业人士公认的最复杂的病例，讲者跟众多听众分享了他们的治疗经验，选择的治疗方法及原因。

辩论会的主持人是来自牛津大学 Nuffield 骨科中心脊柱外科的教授 Jeremy Fairbank 医学博士（图 14.1），他还是英国脊柱外科学会的前任主席。

Behrooz Akbarnia，医学博士，脊柱侧凸研究学会前任主席，曾领导国际脊柱生长研究小组。他开创了传统生长棒技术并推动了磁力生长棒系统的发展（图 14.2）。

Rober（Bob）M. Campbell Jr.，医学博士，主治医师，宾夕法尼亚州费城儿童医院胸廓功能不全综合征研究中心主任。他因在胸廓功能不全综合征方面的工作而为人所知，并且是 VEPTR（可纵向撑开人工肋骨）的发明者。

Richard（Rick）E. McCarthy，医学博士，小岩城阿肯色大学医学科学院骨外科教授。他发明的 Shilla 技术在治疗早发型脊柱侧凸中的重要性越来越突出（图 14.3）。

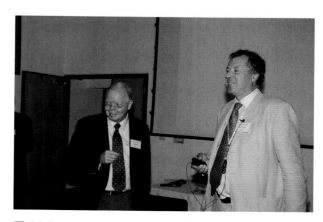

图 14.1　Robert M. Campbell, jr.（左）和 Jeremy Fairbank

John Webb，医学学士，威尔斯亲王及其家室的药剂师，曾任英国脊柱外科学会主席。他因在 Luque trolley 技术方面的工作而著名（图14.4）。

下面呈现的就是 2011 年那场辩论会讨论的内容。首先提供病例给发言人，然后请现场观众参与讨论。虽然沿用了圆桌会议的模式，但在印刷出版时为了便于读者阅读还是对讨论内容进行了编辑修改。

——Colin Nnadi

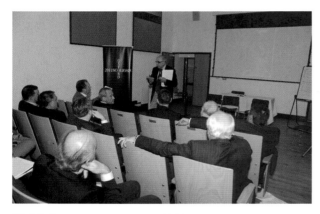

图 14.2　Behrooz Akbamia 讲话

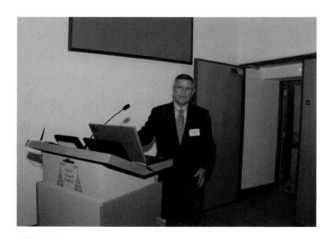

图 14.3　Richard E. McCarthy

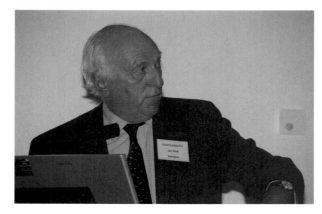

图 14.4　John Webb

14.2　大讨论

病例

3 岁女孩，足月出生，正常分娩，左侧马蹄内翻足支具矫形中，因髋骨半脱位入院手术。2009 年 6 月胸腰弯左侧凸 35°，行石膏和支具矫形，其家人认为石膏难以耐受，支具治疗尚可。MR 摄片示神经丛分布正常。

患儿 11 月龄时拍摄第一张胸部正侧位片。肋椎角在 45°~69°，Cobb 角 35°。后续摄片可观察到病情持续进展。现平卧位有脊柱侧凸，矢状位平衡尚可。

今年患儿脊柱侧凸进展相当明显。但目前生长发育正常，可行走。你认为对这个患儿来说，目前最好的治疗方案是什么？

14.2.1　Behrooz Akbarnia，医学博士

Skaggs 分类将利于脊柱生长的手术分为牵拉式，生长导向式和张力式。原则上，4 位辩论者会在前两种技术里选一个自己倾向的，然后再选另外一种技术进行对比。值得注意的是，只有美国允许 VEPTR 手术；因此辩论可二者择一：生长导向式对撑开式，胸廓对脊柱。当非手术治疗无效必须手术时，选择术式就变得非常具有挑战性。

作为医疗专业人士，我们必须做到以下几点：

1. 注意矫形效果。矫正的不只是 Cobb 角，而是脊柱和胸廓畸形的三维矫正。

2. 维持脊柱生长。我们必须明确生长的重要性和生长如何测量。

3. 改善肺功能。Bob Campbell 医学博士在这方面贡献很大，我们应该感谢他。

4. 确保所有操作的安全性，将并发症发生率降至最低。

5. 提高患儿的健康相关生活质量。

提到生长棒，我们必须清楚到底是单棒还是双棒；二者的统计学指标和临床效果不同，所以必须明确这一点。例如，生长棒都桥接了远近两端的椎体并将脊柱远近两端牵开，但是双棒可以是磁力棒或传统棒。撑开和生长同样也是不同的。治疗初期，可通过手术将脊柱撑开，然而这并不是脊柱自然生长所导致的；后者将从初次手术后贯穿到末次手术时。同时，术者需要注意通过矫正畸形来使脊柱平衡。有效地改善肺功能或肺活量很重要。因为病因具有差异性，准确的诊断对临床疗效和并发症影响很大。

14.2.2　文献复习

我认为目前大多数据都是基于个人观点，并非临床证据。我们需要循证数据。

关于双生长棒技术最早的一篇文献报道，通过撑开脊柱至多能使脊柱延长 5cm，然后随着脊柱以平均每年 1.2cm 的速度生长，脊柱可以再延长 5cm。按年龄进行比较后，发现患儿小于 5 岁时脊柱每年的生长速度得更快。Thompson 等[1]观察了 28 个病例发现，单棒和双棒在曲度矫正和术后脊柱的生长速度方面均都有统计学差异。另一系列研究表明双棒的矫形效果明显比单棒的好。对比 VEPTR 和双棒技术，以 Cobb 角为准，VEPTR 最大曲度矫正率为 34%，但仍比双棒技术矫正的少得多。

有一个马方综合征的病例报道，患儿 4 岁开始治疗一直到 13 岁左右行全脊柱融合，这意味着她接受了约 9 年的生长棒治疗。这正是我们期望的终点：初次手术矫正率能达到 50%，后续治疗期间侧凸角度基本维持不变且脊柱能持续生长。

Emans 等[2,3]的研究则关注脊柱的生长速率，他们发现初次 VEPTR 治疗后脊柱的生长状态良好，以平均每年 1.2cm ± 0.9 的速度生长。

Hasler 等[4]报道初次手术后 Cobb 角的矫正率达 30%，随访期间 25% 的患儿矫形效果没有丢失。并发症发生率达 40%，跟其他报道一致。Philadelphia[5]的一系列研究表明 Cobb 角的平均矫正率为 34%，并发症发生率为 33%。支具和石膏治疗的矫正率分别是 51% 和 59%。他们认为石膏组的矫正率比 VEPTR 组的好。

脊柱侧凸的病因重要吗？按照病因进行分类，患儿主要分为特发性、神经肌肉型、先天性及综合征等。对于特发性和先天性组的患儿，脊柱比其他组的生长得更快，但先天性组更多的患儿术后发生矫形丢失。需意识到这几组病因的差异，才能清楚如何治疗患儿。一项采用双生长棒治疗先天性脊柱侧凸的研究表明，19 例患儿的矫形率 29%，术后脊柱每年生长约 11mm，与特发性组基本相同。Campbell[6]研究了脊柱侧凸凹侧及凸侧在生长速率方面的差异，发现凸侧每年生长 8.3mm 而凹侧为 7.9mm。小于 5 岁患儿的生长速率明显更快（P<0.033）[7]。

那么，增加肺的解剖容量、功能容量和肺活量真的重要吗？Bob Campbell 在描述胸廓功能不全综合征时探讨了这个问题，这才提醒我们需要注意胸廓和胸腔。

Emans 等[2]研究了 8 例患儿术前术后的肺活量。他们发现患儿术后用力肺活量和第一秒瞬时肺活量均有所提升，但结果并没有统计学意义。肺通气基线和末次测试的 FVC 预期值也没有明显变化。它表明这种提升与儿童肺部的生长发育是一致的，而并非手术的实际效果。

有研究利用三维 CT 测量肺容量，发现 VEPTR 术后肺容量增加了 25%~90%。但该研究未排除患儿自然生长对肺容量变化的影响。另外，这种测量也只是静态测定了患儿平卧位的功能残气量。虽然密歇根州的一个研究报道称脊柱侧凸患儿术后肺功能提高了 29%，但是脊柱侧凸研究学会[8]的数据却显示在最终随访时肺功能并没有提升，术前和术后没有统计学差异。另外，不同性别、年龄和疾病种类的患儿在并发症、肺功能、肺容量、侧凸角度和 SRS 分数上并没有统计学差异。

Olson 等[9]进行了动物实验研究，将动物分为 3 组：正常组、模拟胸廓功能不全组和模拟胸廓功能不全并行扩张胸廓成形组。作者指出肺脏发育不全由胸廓功能不全导致以及进一步用扩张胸廓成形术治疗胸廓功能不全的依据均不够充分。

在扩张肺容量与降低 FVC 率方面，尽管 Redding 和 Mayer[10]认为 VEPTR 稳定了胸廓并且有助于改善通气，但他们采用的是独特的测量方法。

Karol 等[11]报道如果 T1~T12 高度小于 18cm，严重限制性肺疾病的发生率是 63%。如果高度在 18~22cm，那么发生率会降至 25%。因此，胸椎高度跟肺部疾病的发生有相关性。

我们纳入 51 个病例做了这个测试。患儿术前都小于 10 岁，均接受了超过 3 次的撑开治疗，有完整的临床资料。根据病因分类，20 例是神经肌肉型脊柱侧凸，10 例特发性，10 例综合征，9 例先天性和 2 例胸源性脊柱侧凸。所有病人都接受了生长棒治疗。术前 T1~T12 的高度是 152mm，术后即刻增加到 175mm，最近一次随访是 205mm（$P<0.001$）。基于这些结果，研究者认为胸椎高度的增加与患儿术前年龄、撑开次数、脊柱侧后凸的矫正率以及主弯的矫正和维持都有相关性。

14.2.3 并发症

VEPTR 和生长棒术后均可发生植骨不融合，有时可能发生在固定点附近。VEPTR 和生长棒的并发症相似。在一项关于 VEPTR 和生长棒技术的对比研究中，术后两组患儿的生活质量、身体功能、父母负担和总评分相差无几。

14.2.4 未来治疗方案

我相信磁控生长棒是未来生长棒技术的发展方向，如 MAGEC（Ellipse Technologies, Irvine, California）。MAGEC 跟其他生长棒相比，例如标准生长棒，生长量相似。维持牵张意味着刺激生长，这一点是生长导向式做不到的。希望这个新技术的并发症会比前面几种少一些。

生长棒技术最近的很多发展都应归功于 Bob Campbell 为此投入的精力和时间。我非常感谢他过去 30 年为帮助全世界儿童所做的大量工作。

治疗早发型脊柱侧凸时应对患儿病情的方方面面进行仔细评估。要想获得满意的临床疗效取决于如何解决畸形、生长、肺功能以及降低并发症。目前脊柱外科医生除了能使用各种生长棒技术，还可以应用各种非手术技术。我们必须为每个患儿制订出最好的治疗方案。

Jeremy Fairbank，医学博士：长期随访下来，你能说说这些儿童的生长潜能是否正常吗？有时我们会想当然地认为先天性脊柱侧凸的患儿相对较矮，但你是否关注过肢体的生长速率，它正常吗？

Behrooz Akbarnia，医学博士：是的，我们必须将患儿作为一个整体看待。我认为我们不应该只关注脊柱和胸廓的撑开，而要关注患儿同时存在的每一个问题；对于那些患脑瘫或莫基奥综合征的病人，我们应该思考一下这是否也是个儿科疾病。

Robert（Bob）M. Campbell, Jr., 医学博士：在治疗脊柱侧凸前，前期有大量的事情需要准备。大致来说，需要从我们既往掌握的知识入手，然后可能要在文献推崇的方法和曾经的金标准之间摸索。在这些手段中，我们应该关注那些将病人急性期和长期问题解决得最好的研究（图 14.5）。

越来越多的人认识到年龄可能会影响到脊柱侧凸患儿的治疗的不同，成年人、青少年和婴幼儿脊柱侧凸之间的差别日渐受到关注。但是我做住院医生时，大家认为融合对所有年龄的病人都是最好的选择，可事实非如此。这就

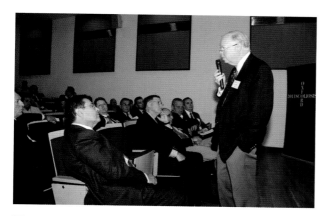

图 14.5　Bob Campbell 讲话

是为什么生长棒技术有很大的争议。所有这些手段都很粗暴、昂贵而且致残率高，这不足为奇。这些治疗也许并非最好的选择，但比自然历史上的恐怖手法好很多了。

说了这么多，总结一下治疗目标是：

- 矫正 Cobb 角；
- 并发症降至最低；
- 减少花费；
- 致残率降至最低；
- 提高患儿术后的生活质量。

前面提到了，控制脊柱畸形进展的同时，还要允许脊柱生长。有些病例通过石膏和支具治疗就有效；一旦无效，我们就必须用 Akbarnia 博士前面提到的那些方法进行治疗。Harrington 棒是最原始的生长棒，然后被生长导向式、拴固式和张力式生长棒所替代。根据美国 FDA 规定，VEPTR 技术的适应证是治疗胸廓功能不全综合征。

Akbarnia 博士阐述了 Harrington 的手术目标有多好。John Emans 就此题开讲座时说，对那些脊柱侧凸伴胸廓疾病的患儿，VEPTR 的治疗效果优于生长棒。只有当你认真思考并追问为什么的时候，就会发现其实很简单。例如，对一个患 Lasern 综合征需要氧疗的孩子，使用 VEPTR 技术还是生长棒呢？

如果只看正位片，两种技术都适用；但如果再看 CT 片，你会发现患儿的肺容量有问题。

在这种情况下，生长棒与 VEPTR 哪种方案更合适？哪种更能矫正侧凸呢？在我们进行临床决策时必须同时参考正位片与 CT 片，不能仅仅根据正位片就草率地决定用生长棒。

因此，需根据治疗目标选择合适的治疗技术。矫正 Cobb 角和降低并发症是主要目标，文献也都支持这一点。但是支持这些技术的证据是什么？尽管很多文献报道过，但都是些小样本研究，研究对象也均在人种和病因上存在差异。我们现在发现特发性脊柱侧凸可能涵盖很多综合征伴发的脊柱侧凸。VEPTR 研究也存在同样的问题，其证据的可信度都受限于人种和样本量。在矫正 Cobb 角和减少并发症上，二者

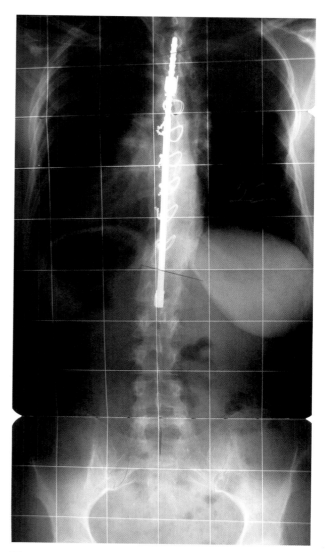

图 14.6　Harrington-Luque 联合手术局段固定

作用相同。没必要纠结 Cobb 角改善率 39% 和 43% 哪个好，甚至将矫形度数精确到 3 位小数点！测量误差不值一提；Cobb 角度数很大的患儿大多可能是先天性的。特发性脊柱侧凸的儿童，Cobb 角度数误差可能比较大，通常为 5°甚至更多。把误差加进图里，可能统计学就没意义了。

我希望在同一人种中开展一项前瞻性临床研究来对比生长棒和 VEPTR 技术。这样一项研究可能要花很长时间，花费很贵，我不知道谁能为此买单，但是它的结果能解决很多问题。回顾性队列研究可以用作辩论依据，但不是好的科学研究。

关于这两种技术的致残率有很多要说，大致来讲，跟 Harrington 技术相比，致残率并没有明显改善。这些都采用两点固定的方式，存在很多问题。现在我们又知道了一种基于 Luque trolley 技术改进的新方法——Shilla 技术。这可能是花费最小、致残率最低的技术。只需做一次手术，患儿无须行二次手术。从螺钉数量上看，这种技术通常有 3 个锚点，有时甚至多达 8 个或者更多。术后发生并发症的话需行翻修手术，而因中心融合／锚定位置可能会影响胸椎的生长潜能。但长中心的脊柱融合能换来什么好处呢？还需要长期的随访数据来回答这个问题。远期并发症的发生率也需要进一步确定。每个病人 5 年的随访情况都很好，但 5~10 年内发生的事情更是我们想知道的。

生长棒和 VEPTR 已有对比研究，那自动延长棒怎样呢？ Akbarnia 博士提到后者可能花费更少，致残率更低。但是自动延长棒还需要更换，所以难以准确计算其远期花费。由于患病群体庞大，如采用自动延长棒将会带来严重的经济负担。同时，它仍旧采用两点固定的方法，即所谓的收益递减点，在自动延长时可能跟手动延长装置一样有效。

那其远期效果如何？就肢体延长装置来说，

可能大多数都有拉伸作用。术者在选择创新手术方式时，虽然可以避免已知的并发症，但可能也要面临新的未知并发症。

手术提升患儿的生活质量是非常重要的，这一点是选择任何治疗手段时都应该考虑的问题。对于未接受治疗的脊柱侧凸患儿，其疾病的自然发展过程资料极少。来自斯堪的纳维亚半岛的数据显示，在未治疗的婴幼儿脊柱侧凸患儿中，具有很高的致残率，青少年也很高，但成年人的就低很多。随着侧凸的进展，侧凸角度大于 110°的患儿发生呼吸衰竭的风险较高。侧凸严重时并发肺心病和心血管疾病的风险也很高。正如 Akbarnia 博士提到的，对于脊柱侧凸伴胸廓功能不全的患儿，其生活质量比不伴胸廓功能不全的患儿差很多。

生长棒和 Shilla/Luque trolley 手术的致残率尚不清楚。发育不全的患儿接受 VEPTR 治疗后的致残率较高。

手术对于肺部的影响，生长棒的相关报道较少见，但 VEPTR 的却有学者研究过。因为对于年龄较小的儿童我们还没有合适的测量方法，研究大多数都是针对年龄稍大的儿童。对于 2 岁以后接受手术治疗的脊柱侧凸并融合肋患儿，术后肺活量尽管处于正常低值但比较稳定。尽管肺活量仍处于正常低值，但变化速率是稳定的，这提示着肺功能有所好转。当肺活量以正常百分比下降时，又是什么因素致命？所以，平衡肺活量怎么能简单地成为"最好"的选择？这个选择将来可能会变，但目前它是有效的。Shilla 手术相关的肺部情况变化目前还不清楚。需要注意这个数据上的大漏洞。

4 种手术并发心血管问题的发生率同样未知。还需要系统回顾研究来进一步探讨。

VEPTR 术后生活质量的数据已经递交到 FDA，是由 Mike 博士这些年来收集整理的。我认为生活质量相关的问题肯定是可疑的、主观的且复杂的，但我不确定这是否是世界范围内

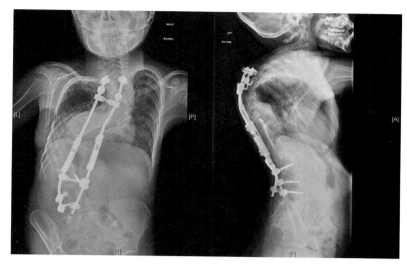

图 14.7　双生长棒固定。注意重建近端的功能性后凸

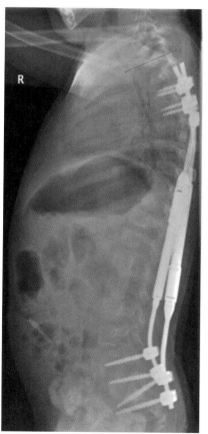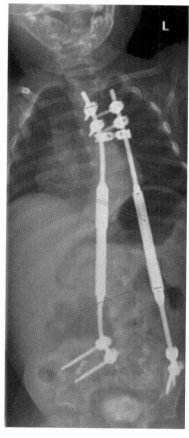

图 14.8　从胸椎固定到骨盆的磁性生长棒

的难题。

我们今天认为生长棒技术是有效的，但明天可能就变了。正如 Aknarnia 博士前面讲到的，这些技术没有可靠数据的支持，大多数文献都太过主观。我认为不管采用什么手术方法，最安全合理的是要根据骨骼的成熟度选择手术方案，并通过手术使胸腔改善至最对称、容量最大、功能最强的状态，而不应只看 Cobb 角和肺的可用空间。

对先天性脊柱侧凸的患儿来说，VEPTR 技术发挥了很大的作用。Emans 博士评估了患儿成长过程中的肺容量 CT 片。Schneider 博士用兔子进行了实验，发现通过 VEPTR 技术扩张肺部后，兔子的预后更好，但研究结果很复杂；揭露的很多问题亟待解决。这个新模型的致命缺点是它确实导致了外源性肺部疾病的发生。

对早期的脊柱侧凸，如果病人的侧凸活动度大，动力位片上凹侧肋间隙能被矫正，那么脊柱就能正常生长，我会考虑使用生长棒。如果有半侧胸廓功能不全，那么我会考虑用 VEPTR，但后续还会酌情使用生长棒，因为问题仍旧存在；没有任何在体试验验证过这些技术。当动力位片发现凹侧肋间隙矫正有限时，我还是会选择 VEPTR 技术。例如神经肌肉型脊柱侧凸，动力位片上肋间隙未能完全打开，表明整个胸腔可能有内部的牵拉因素，我想这点需要阐明。我会用 Eiffel 塔式的 VEPTR 重建方法来治疗这种病人。尽管 MR 片可观察到肺部情况的改善，但这并没有什么意义，将来生长

棒技术可能也可看到这种改变。

后凸存在但不严重的话，生长棒或 I 型、II 型 VEPTR 都可以考虑，因这些方式都不能解决后凸问题。面对一例后凸严重的病人，我们大多数人可能会考虑先行 Halo 架牵引，然后再尝试内固定。

一例 8 月龄患儿接受 II 型 VEPTR 治疗，我已经拉伸到极限了。我定期在 II 型 VEPTR 的顶端弯曲活动生长棒以达到延长的作用。长期随访中这种技术有效吗？我希望有效，但现在还不知道。10 年内可能会有一些结果。

我认为脊髓脊膜膨出是 VEPTR 的良好适应证。该技术的困难之处在于必须矫正后凸，从而在胸廓与骨盆之间进行撑开以免引起继发性胸廓功能不全综合征。依照我的看法，VEPTR 可能是最好的选择，因为在持续进行康复锻炼的过程中，两侧的内固定不能一直处于中心位

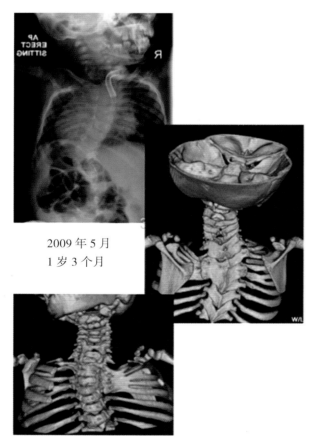

2009 年 5 月
1 岁 3 个月

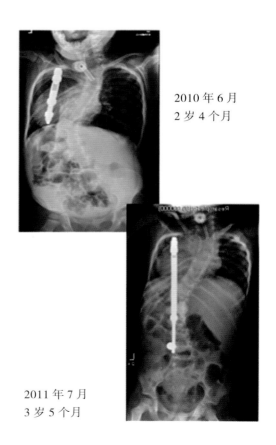

2010 年 6 月
2 岁 4 个月

2011 年 7 月
3 岁 5 个月

图 14.9　VEPTR 治疗胸廓功能不全综合征。

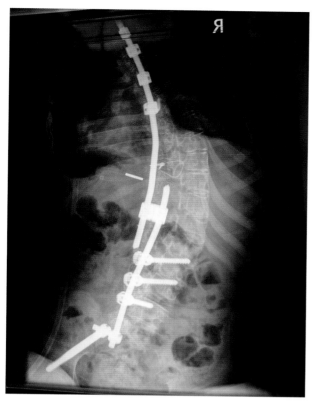

图 14.10　单侧双生长棒重建

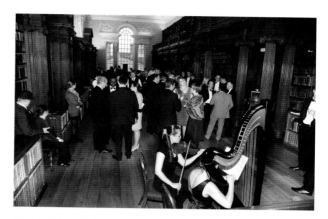

图 14.11　酒会

置。对于这类患儿，通常先用 VEPTR 进行治疗，等他们长大到 10 岁，然后再尝试一些确定的方法。

我用生长棒技术治疗了一个骨盆倾斜的患儿。我本来打算先置入髂骨螺钉，然后放生长棒，2 年后再试着治疗骨盆倾斜。但我最后用了 VEPTR 来矫形。某种意义上，我们可以灵活混用多个方法。

14.2.5　未来展望

未来我想会有更多类型的生长延伸内固定技术，但这些技术是带来更好的结果还是只是方法不同呢？这有很大区别。我们需要制定更好的测量指标而不只是 Cobb 角。我们需要更严格的临床试验去阐述现有的问题，我们应该停止讨论回顾性研究。可能只有在骨科学术会议上，学者们才会谨慎地拿出数据。

我们也需要长期的随访数据去回答这些问题，并且看看我们的病人 30 ~ 40 岁以后怎么样。

我们需要更多地考虑为什么用这种技术而不是硬件设备。我们需要勇气摒弃许多先入为主的观念并从不一样的、更批判的角度来看待这个世界。我们需要形成一种三维的更加动态的视角来考量脊柱侧凸而不仅仅是二维。

我认为这些问题是十分值得讨论的，虽然在过去 10 年并没有取得长足的进步。但相比 10 年前，进步是喜人的。我认为讨论这些问题很重要，但我不能为 VEPTR 或其他技术强烈辩护，因为他们各自都有很多缺点。作为医疗专业人士，我们必须在治疗过程中学习，创造出更好的技术或治疗措施并批判性地尝试使用。

14.2.6　Richard（Rick）E.McCarthy，医学博士

面对早发型脊柱侧凸的病人，我们每天都有各种各样的诊断，结果也总是相同：胸廓畸形和肺功能受损。大家都知道脊柱侧凸可导致儿童夭折。

脊柱侧凸的治疗未来会怎样？当前的外科治疗方式倡导增加胸椎的高度和改善肺容量。但是所付出的代价是什么呢？众所周知，撑开手术需要分多次进行。近端交界性后凸也是个严重问题。

所有技术都会对患儿的生长产生影响，因这些系统都需要固定在脊柱的某些部位，否则生长棒会松脱。牵引技术是固定中间，两端生长。

而 Shilla 技术是固定两端，令中间生长。无论怎样都要有一个锚定点。胸壁的僵直是 VEPTR 的另一个并发症。现有证据表明反复手术会导致年龄小的儿童在学习中认知迟缓。此外，皮肤问题如感染和瘢痕，也会导致先前 Akbarnia 博士提到的各种并发症[12]。

所以，这些问题回避了以下问题的实质：

我们应该将矫形的重点放在脊柱最弯曲的部分吗？

我们应该将融合的锚定点放在顶椎吗？

我们应该行多平面矫形吗？

我们应该利用儿童脊柱正常生长的力量吗？

以上问题的答案可以在 Eduardo Luque 讨论的生长指南中找到。他描述了一种滑开装置，但锚定点是错的，因可能会导致脊柱提前融合和最终骨不连。

目前我倾向选择 Shilla 技术（Shilla 这个词来自于我想到这个主意时所住酒店的名字）。这个技术是希望控制畸形并引导脊柱自然生长，从而纠正脊柱在多个平面上的畸形并用有限融合将生长棒锚定在顶椎上，更重要的是，这种技术不需要佩戴支具而且只需要短时间住院，这可以让患儿在童年学习时集中注意力，不需每隔半年就要返院治疗。

我和同事用山羊做的动物实验进一步探究了 Shilla 技术的疗效。我们用了 6 月龄的山羊，发现所有山羊的脊柱都能连续生长。在临床使用中，我们也观察到同样的结果：脊柱都生长了。由于在山羊身上我们并没有观察到继发狭窄，因此不必担心 Shilla 术后可能继发狭窄。有些病人术后会并发金属沉积症，沉积部位一般在局部和滑动装置附近的淋巴结。我也在 VEPTR 技术中看到过金属沉积症。

Shilla 技术有其独特之处；手术仅暴露至顶椎骨膜下，使用 Smith-Petersen 截骨术提高脊柱后半部灵活度。利用 Jamshidi 针或徒手穿过肌肉放置生长棒；不管怎样，肌肉保持完整并且是经皮螺钉。固定棒后再上空心螺钉。

我们刚开始开展这项研究时，用的是带帽螺钉。然而，由于最近 FDA 管制，只能用单轴螺钉。同样也是椎弓根钉，但是只固定生长棒末端，允许棒随脊柱生长而滑动。

在各种脊柱疾病的治疗中，这个生长指南已被应用了 7 年，包括特发性脊柱侧凸，脊柱裂以及各种脑瘫和脊柱侧凸症候群。我们在脊柱侧凸研究学会的一次会议上回顾了 Shilla 技术的早期研究结果。我们展示了一个典型的 8 岁儿童病例，他现在在少年棒球联盟效力。这个男孩有足够的胸腔容积供肺使用，置入生长棒后只做过一次延长手术，现在他装了生长棒已经有 5 年时间了。

我们在 2009 年脊柱侧凸研究学会的会议上展示过以下资料：除第一次置棒手术外，22 例病人另外只做了 26 次手术；当我们将这 26 次手术与其他技术可能需要的延长术次进行对比时，我们发现其他技术需要的手术台数远远多于 26 台。

此外，我们又回顾了 2011 年的患儿，发现 40 例病人在术后 2 年随访期间，因伤口、内固定及其他问题共另行 52 次手术。我认为术后每次返回手术室行手术治疗就是一次并发症。Shilla 技术并发症的发生率高得令人吃惊，这也是我们尚未解决的问题。但反观其他技术，其所需的延长术次数竟要 250 次，还是远远多于我们所做的 52 次手术。

我和同事们正在阿肯色州小岩城随访 60 例病人，在密苏里州圣路易斯随访 30 例病人。我谈及这项技术越多，就发现越来越多的专家在不同的地点、用不同的方法进行相关研究。

14.2.7　手术技巧

对于僵硬型脊柱侧凸，除了手术治疗，可能需要额外的技术如术前牵引。我会在脊柱凸侧用一根临时棒和弯棒器将脊柱从凹侧拉回来；

某些情况下还要更换螺钉。对于活动度稍好的脊柱侧凸，我用术中旋棒和直接去旋转技术处理。

　　骨盆倾斜和神经肌肉型脊柱侧凸是 Shilla 技术的绝对适应证。假如倾斜的骨盆可以活动，我们会将内固定放在 L4 或 L5。假如倾斜的骨盆比较僵硬，我们运用 Jean Dubousset 的原则——把骨盆当作一个椎体，将脊柱牢牢固定在骨盆上，然后在骨盆和顶椎上安装滑动装置，制造一个边对边的多米诺而不锁定螺钉，从而使生长棒可以滑移。

　　患儿发育成熟后生长棒如何处理是一个有争议的问题。最初我认为儿童长大成人后就要把内固定拆除。然而，在后续观察中我发现有些案例是需要进一步治疗的。有一个非典型病例是一个早发型脊柱侧凸的 10 岁儿童。她当时比较矮，而她母亲比较高。她的脊柱侧凸严重到了需要矫正的程度，所以我们决定对其实施 Shilla 手术，最后出现了断棒。因她的母亲对残余旋转不满意，所以我们最终做了融合。

　　说句题外话，在我的经验中所有生长棒都会断裂。任何固定在体内的可以活动的生长棒，最终都会断裂。我不认为断裂是一个并发症，我更愿意认为这是一个预期的结局。

　　曾经有另一个年轻女性因为脊髓损伤和进行性脊柱侧凸找到我们。她按照生长指南接受了治疗，但后来发生了断棒，我们回顾病史认为其原因可能是患儿已接近骨成熟。在她母亲的要求下，我们随后拆除了患儿的内固定。术后 6 个月，手术矫正效果保持良好。我们会继续观察随访这个病人，尽管未来她很可能需要做融合。

14.2.8　结论

　　Shilla 技术可以调控儿童的生长潜能并避免 Luque trolley 技术的很多问题。值得关注的是在年龄很小的病人中置入椎弓根螺钉是非常有挑战性的。Shilla 技术不需要反复手术进行撑开，从而避免了一些潜在的问题。这个技术让儿童

拥有童年，不需要佩戴石膏背心或支具，并且保留了参与体育运动和正常生活的能力。

14.2.9　John Webb，医学硕士

　　我比较关注年龄较小的早发型脊柱侧凸患儿。治疗这些患儿，最大的挑战是患儿可能早夭。

　　那些装了生长棒的患儿每 6 个月就要做一次延长术。如果这些患儿活到 13 岁，他们要经历多少次手术啊！更不幸的是，手术并发症的发生率是 80%。

　　我跟 Eduardo Luque 交情深厚，他曾两次到访我们中心，是他推荐我用 Luque trolley 技术。我将其用于治疗早发型脊柱侧凸且预后较差的病人，部分患儿情况较好且脊柱确有生长[13]。1992 年 Lonstein 和 Bradford 提出，在接受 Luque trolley 治疗后患儿的脊柱并不生长，但我们得出的结论却相反。这可能跟早发型脊柱侧凸的疾病谱有关，有的是几乎不生长的恶性型（在接受生长棒治疗的患儿中大约占 20%），有的是良性型（患儿增长可达预测值的 70%）。

　　但 Luque trolley 法存在一个问题：单独使用 Luque trolley 法时 Cobb 角会显著增加。最坏的情形是肋骨的畸形程度大于脊柱侧凸的程度。如何防止这种情况？我决定用凸侧髂骨干阻滞术，这种方法已经很多人讲过。我们在动力位 X 片上定位结构性弯曲。通过椎间盘摘除来松解，在凸侧放置门型钉。下方每个平面都用椎板钢丝。随着生长，I 形棒会脱离，脊柱会再次发生畸形。随着患儿持续生长。我们要像伸缩喇叭一样延长小棒，然而即便这样也会因脊柱生长而导致内固定松脱。最后我们在上下端椎用长棒固定来防止患儿发生脊柱后凸或侧凸的加重。这些患儿生长速度较快，所以这些棒几乎叠加在整个装置上。

　　除了两个恶性病例，其他经我们治疗患儿的 Cobb 角都小于 40°。不可否认 Cobb 角很关键，但我们更希望在生长末期，除了脊柱侧凸小于 40° 外，还能尽可能恢复胸廓的正常形态。除了

部分患儿未达此目标，其他的都还不错。有一个患儿在初次手术后甚至没接受过任何后续治疗，他现在 25 岁，那些棒仍在合适的位置。至少有 25 ~ 30 人在停止发育后仍未取出生长棒。如果患儿没有症状，那些棒需要取出来吗？从技术方面很难回答这个问题，因此继续保留生长棒也挺好。

某些患儿到生长后期病情会恶化。在矫正失效时我会做根治性融合术。他们在 2 ~ 3 岁时装生长棒，现在 13 岁了，因此，当他们矫正失效时，我认为最好取出那些棒实施融合术（在一些病例上我已经这么做了）。类似最后一个患儿，他没有植入生长棒，仍能正常生活。我每年随访一次，他甚至可以踢足球。于我而言这很重要，这意味着他们不需要每 6 个月去一次医院来延长生长棒。

生长棒有个问题是它忽略了前向生长的问题，患儿可能发生肋骨畸形。5 年前，我在脊柱侧凸研究学会年会上展示了相关数据。我和我的团队观察了 31 例已成年或满 18 岁的患儿。他们中的 23 例刚满 16 岁，除了不需要进一步手术的 10 例患儿，另外 13 例患儿平均在 14.5 岁时就需要行根治性融合术。那些棒在他们年幼时植入，至今仍保持原位。

对那些等到肋脊角严重偏差才进行治疗的患儿，在青春期可能需要进一步治疗。而且，最初置入生长棒也不适用了，随着患儿生长它们会发生脱落，导致再次畸形。因此，Luque 法最早的 1 型结构不再合适，即便是我们采用 U 型结构，仍有部分患儿发生生长棒脱落，所以我们应采用新的结构。9 例植入 1 型棒的患儿因在青春期发生脱落而行根治性融合术。脱落再发生后，我们通常改用 U 型棒。部分患儿可能发生交界性后凸。但处理这种情形并不困难，在脊柱背侧行数个小截骨术即可恢复脊柱在矢状面上的正常力线。

由于 1 型棒脱落部分患儿需行矫形根治术。

但使用 U 型棒二次手术的可能性较小，因此我们相信使用长棒的话二次手术的概率更小。

这项技术的最大缺点是需要在 2~3 岁的儿童身体中置入椎板钢丝，这显著增加了手术风险。然而，令人惊讶的是如果由有经验的专家放置椎板钢丝，上述缺点是可以克服的。由于 2 岁小孩的椎管尺寸已足够穿过钢丝，因此行此手术并不难。只有部分患儿在青春期需行根治术。因此患儿术后能过上正常的生活，无须每 6 个月就来住院，再次接受麻醉和手术。值得注意的是该手术的并发症风险达 80%，有 90% 患儿发生并发症、感染、断裂等。目前看来，这显然是个试验性手术。

有趣的是，我们再次仔细回顾了 27 例患儿的资料，很显然不是所有病例都是简单的特发性早发型脊柱侧凸。许多患儿是综合征伴发的脊柱侧凸。当我们认真分析时发现他们属于比较轻的综合征候群。当然，部分患儿有其他明显的症状。我们分析 1 例特发性早发型脊柱侧凸的患儿，他术前 Cobb 角为 56°，生长终点时为 19°。

通过此技术，我们尝试获得一个可生长的、能维持呼吸功能的、美观的脊柱。若小孩在生长终点时弧度为 19°~20°，身高如常，意味着我们应该进一步关注呼吸功能。

14.3 问答环节

听众发言：利用各种技术最关键的是在纠正冠状面畸形的同时，如何平衡矢状位力线？你能保留脊柱的生理弯曲吗？

Richard（Rick）E. McCarthy，医学博士：是的，我认为这是关键。每次牵拉都很有可能产生近端交界性后凸。我们在后续置入生长棒时，都要维持合适的矢状位力线。可以采用 Shilla 技术，弧度适当的 Shilla 棒是维持矢状位力线必不可少的部分。它被牵拉时会导致脊柱后凸。

听众发言：X 片看出来你构建了腰椎前凸。弯棒后你是如何穿过椎弓根钉尾的？如果生长棒是弯曲的，它会被卡住而不能拉伸吧。

Richard（Rick）E. McCarthy, 医学博士：如果螺钉开口够大是可以拉伸的。

Behrooz Akbanin, 医学博士：没有证据表明脊柱后凸是由牵拉引起的。在生长发育的过程中，儿童矢状面平衡与成人是不同的。有一些研究揭示了儿童如何正常发育。我们并未掌握 2~3 岁儿童的矢状位平衡及其随年龄变化的情况。同样也没有证据解释每次手术会如何影响矢状面平衡。除非我们足够了解正常发育情况以及内固定术后的变化，否则不能下定论。一些关于置入生长棒后椎间盘内压力变化的生物力学研究提示椎间盘前部的压力是减弱的。相反，如果出现脊柱后凸效应，压力应该是增强的。

Jeremy Fairbank, MA, 医学博士：乌特勒支一个团队做了关于脊柱侧凸自然病史的纵向研究，说明有人关注这方面，只是随访时间不够长。

听众发言：如果用 Harrington 直棒和用稍弯的生长棒可使椎间盘前部的压力增加，这是导致后凸的因素吗？

Behrooz Akbanin, 医学博士：我认为太多因素跟近端交界性脊柱后凸有关。不仅仅是牵拉的原因，比如关节融合平面的位置。尽管研究已经明确了关节融合术的最佳位置，但我们还不能确定最合适的固定平面是在 T2、T3、T4 或其他平面，该用什么构架，是否应该使用这些构架。然而，我可以说的是，那些采用双棒结构在 T2 水平固定然后进行 4 次融合且有近端交界性脊柱后凸的患儿只是少数。我认为大家需要看到这些组间的差异，同时还应该认识其与多种因素相关。

听众发言：你是如何测量脊柱长度的？

Behrooz Akbanin, 医学博士：我通过影像学及内固定上的标识来测量。

听众发言：Campbell 博士，若用 VEPTR，需要松解胸廓吗？我们用过 VEPTR 治疗先天性脊柱侧凸，我有一点经验，这是一个了不起的装置！但在临床上患儿的情况是多变的，例如说一个没有先天畸形，有脊柱侧凸但无胸廓畸形的小孩，那怎么办？我认为这些患儿需行由前到后的广泛胸壁松解术。请问需要做彻底的胸廓成型吗？

Richard（Rick）E. McCarthy, 医学博士：我持不同看法。我知道这个患儿，她一侧有畸形足，另一侧韧带过度松弛。可能有 Ehlers-Danlos 型综合征的基础。我想说这些 X 片很标准，就是说 "这是你的正位片，打电话吧"。上个患儿因侧凸位于肋骨平面以下打了石膏，继而出现了石膏内脊柱畸形，这是一种刚性畸形。最好看动力位 X 片再做决定。

John Webb, 医学硕士：我们假设患儿没有胸廓异常，即她仅有侧凸且各项检查正常。她的侧凸具有我说的早发性脊柱侧凸的特征表现。这种情况下你怎么做？你会采用 VEPTR 吗？我知道你在胸廓功能不全的病例里用 VEPTR 来治疗，我自己也是这样做的。但是作为标准，在类似病例里你会常规使用 VEPTR 还是其他方式？

Robert（Bob）M. Campbell, Jr., 医学博士：当 Cobb 角小于 50°、脊柱活动度良好、无旋转、无肋骨隆起和呼吸功能正常的情况下，你可以用任何我们刚刚讨论过的技术。脊柱活动度是我做决定时最主要的考量因素。如果需要早期开胸干预，那我宁愿选择生长棒技术。

我从 1987 年开始这个 VEPTR 项目。1996 年，我向 FDA 主席做了正式展示，他问我为什么不提交上市前审批。我告诉过他大部分病例是我的，也就是说创建者是我自己，而且在所有外科医生之中对于 VEPTR 我的经验最丰富。然而遗憾的是得出的结果大部分人都不一样。

听众发言：我觉得你的技术非常了不起，对胸廓研究很深入，但我无法想象你的技术没有安全问题。VEPTR 的优点之一就是可以有效地矫正脊柱侧凸并维持脊柱平衡。据我了解你已发表一篇关于利用 VEPTR 矫正头与肩部严重侧凸的文章，结果非常有效。其他任何技术都不能达到类似的矫形效果，而你却能做到。在胸廓矫形上其他技术其实没有实际作用，但却导致肋骨出现多种变化，肋骨的隆起物也越来越严重，而在你的病例中却没有这些问题。

Alain Dimeglio（听众）：在未来，磁力生长棒有很大的发展空间，磁场可使棒条生长速度加快。在蒙彼利埃进行的研究项目中，生长棒平均每年可延长 1cm，甚至在有些病例中超过 3cm 但无神经损伤。不久的将来，逐步延长的理念会被越来越多的人所认可。

虽然 T1~S1 长度的测量很有必要，但更重要的是严谨地随访手术效果。比如一个骨骼成熟患儿的躯干长度几乎正常，但我们还是要测量他的坐高并与预计的正常坐高比较，测定其最终体重与肺活量。

现在可用的技术越来越多，那我们是否需要每 6 个月测量患儿仰卧位的躯干长度呢？假如你能使 18 岁的患儿躯干生长 2.5cm，又或使青春期患儿生长 3~4cm，那么可以说你成功了。

Jorge Mineiro（听众）：所有关于 Luque trolley 且结果良好的研究都来自诺丁汉。其他文献并未得出过相同的结果，恰恰相反，一些研究结果很糟糕。请问当一个研究没有了可重复性，怎能被称为一个成功的研究？

John Webb，MB：你说的很有道理！有问题我们才能够改进：首批病例中，顶椎钢丝断裂，所以我们采用两条钢丝缠绕的方法来解决。后续又发现棒条太短且开始弯曲。尽管在最初，我们早已发现这些问题，但还是决定先忽略它。

听众发言：当你们放入 Luque trolley 后，很难想象这么大的接触面，竟未发生融合。

John Webb，医学硕士：有趣的是，尽管再次手术时你会发现局部形成薄骨板，但数据显示脊柱仍可以生长。与脊柱侧凸病例中的骨性融合不同的是，这些骨板不会影响脊柱生长。

听众发言：你们已经把生长棒置于体内，假设大部分已融合，患儿也没有出现其他问题。如果它们可以生长，那可了不得。但是，不管怎样，我发现那些可生长的棒条在继续校正和最终固定前，可自发地导致骨头与棒条融合。相信这些病人的骨片应该在 17、18 岁之前会变厚，但是他们最终失访了。

另一个听众发言：我的团队也在做类似研究，我们并没有遇到上面提的问题。令我印象最深刻的就是这是两种截然不同的技术：我们不能忽视这一系列手术创伤对孩子产生的影响。把这些孩子带回医院治疗会对他们产生莫大的影响。我之前有 3 个行 VEPTR 的患儿后来放弃了治疗，再也没回到医院。

John Webb，医学硕士：是的，磁力生长棒是个革命性变化，但我也不是推荐大家立刻都使用。之前的研究说明年龄较小时治疗效果是最佳的，但 13 岁之前每 6 个月做一次延长术很难被理解和接受。我们可以利用 MAGEC 系统延长生长棒而不用手术延长，但目前磁力生长棒技术的随访时间只有 18 个月。

听众发言：我对 McCarthy 博士展示的病例有疑问。他利用 Shilla 技术，融合了顶椎附近的 4 个节段，牺牲了胸椎的生长潜能。

Richard（Rick）E.McCarthy，医学博士：其实我只是融合了 3 个生长中心，我试过尽量减少螺钉的置入数，目前来看还不错。在曲线板中我用 4 颗螺钉融合一个节段，因为必须固定生长棒，所以顶椎融合的节段越短越好。但问题在于患儿可能有 90°、100° 甚至 130° 的侧凸，那就必须在顶椎附近找到尽可能多的融合点，否则内固定很容易松脱。

这个技术的成功与否也取决于外科医生的技巧，患儿的骨质状况及侧凸的僵硬程度。选择固定方式或者调整固定装置时都应考虑到这些因素。

听众发言：我认为 Shilla 技术非常有趣，而这个技术中最关键的是置入钢丝。考虑到应同时整合每个层面，因此如果在 2~3 个层面置入钢丝是非常困难的，而选择整合的层面是最具技术要求的。我同意你的观点，但是能把钢丝放对位置的外科医生仍为少数，大部分很可能会放错位置。

另一个听众发言：我们为了教住院医师如何拉钩，常常在尸体上演示给他们看。John，对于如何放置钢丝，如果受训人员没有得到类似的培训，你提出的这个技术会不会就此消失？

John Webb，医学博士：如果真成那样，那可太讽刺了。当你置钉困难时，往往就是通过椎板下置钢丝将生长棒和脊柱连接起来。我不认为这个技术会被淘汰，因为这是大家都要掌握的技术。

听众发言：我想提一个历史问题。改善了 Cobb 角，但胸椎畸形还是影响外观，即便是生长晚期的胸椎。现在我们也知道了双生长棒可改善外观。请问这两种技术能否联合，是否会产生前所未有的突破进展？

John Webb，医学博士：是的，事实上以前我们以为早发型脊柱侧凸不是综合征候群伴发的，于是将脊柱矫正到接近正常水平，大概 19°~25°，胸廓也正常。这些患儿有轻度脊柱前凸，直立时较明显，然而这些患儿 3 岁时在外观上与正常儿童并没有差异。虽然术后肋骨的圆形隆起似乎恢复到正常，但对于症候群伴发侧凸的患儿更麻烦，我们已经很成功地阻止了进展期脊柱畸形的加重并逐步矫正了畸形，但是对于症候群伴发侧凸的患儿，因为脊柱畸形严重且治疗困难，其治疗效果往往较差。

14.4　结尾陈述

Robert（Bob）Campbell, Jr., 医学博士：在辩论中大家忽略了两点。治疗前要做肺功能评估，特别是年龄大于 6 岁的患儿，因为这项检查价格便宜、容易操作且是非侵入性的。我们或许会通过影像学检查比较胸廓高度来评估肺功能，胸推高度不小于 18 ~ 22cm 为目标值。

Richard（Rick）E. McCarthy，医学博士：双生长棒和 Luque 技术历史悠久，我们都希望能研究出新的东西，因为感觉这两种技术都不是太好。大概在几年前，我在置入双生长棒后才开始重新考虑手术治疗的最终目的。下一阶段的治疗怎么做呢？我认为通过治疗应该是让孩子们维持脊柱的活动度，不需要进行二次手术并能够正常地生长发育。

Shilla 技术可能会引领新一代治疗：或许你们觉得不是这样，但我希望能以此抛砖引玉让大家有所思考，跳出既往思维模式的束缚，不断研发新技术，从而走出目前的困境。

Campbell 博士已批评过我提的锚定点，如前所述，为了固定得更牢固，锚定点必须精确又适当。在他的技术中，锚定点选择肋骨。但由于肋骨易碎对行 VEPTR 带来很大难度。

然而在治疗长节段、复杂、先天性脊柱侧凸合并胸壁畸形患儿时，就要做 VEPTR。一般很少遇到存在双主弯的早发型脊柱侧凸，在近 5 年内我只发现了 2 例做了双生长棒，其他都是用 Shilla 技术，效果很好。

John Webb，医学博士：我认为连续 10 年让一个小孩子每 6 个月做一次手术本身就是犯罪，再说当前并发症发生率如此之高，我认为这种技术不该被接受。如果有一天磁力生长棒技术发展成熟并有足够证据证明可行的话，该技术会成为一个很好的选择，但那是未来的事情，目前在这些老技术中我们的这个技术还是有效的。

另外，患儿的肺功能非常重要。现在许多文献提到生长棒并发症发生率极高，不应在世界范围内推广，而应选择几个中心进行试验，我持同样观点。

Behrooz Akbarnia，医学博士：除非我们收集大量数据并分析，否则对于如何处理脊柱融合这个问题，我们仍无法给出一个明确的答案。这次的主题非常有趣，在近10年里人们越来越重视早发性脊柱侧凸。过去因缺少治疗早发性脊柱侧凸的方法，其治疗效果令人担忧，而现在却有很多选择可改善患儿生活质量。

很显然我们都想解答现在存在的问题。因此，我们需要进行有关脊柱侧凸治疗的前瞻性研究，其标准应遵循会议和研究小组的要求，就像脊柱侧凸研究学会的那样。

14.5　总结

我们处在一个迅疾变化的时代，拥有很多开展高质量学术研究的机会。我个人认为早发性脊柱侧凸治疗的关键在于以下几点：

1. 发病病因多种多样，不同组间的情况难以比较。

2. 可考证据的主观性强，因此急需进行规范化循证医学研究。

3. 制定治疗方案应有三维视角。

4. 应重视肺部发育和脊柱生长。

5. 治疗应遵循改善患儿生活质量的原则。

6. 任何治疗均应最大限度减少并发症。

7. 根据患儿自身特点和需求，进行个体化治疗。

参考文献

[1] Thompson GH, Akbarnia BA, Campbell RM Jr. Growing rod techniques in early-onset scoliosis. J Pediatr Orthop,2007, 27: 354-36l

[2] Emans JB, Caubet JE, Ordonez CL, et al. The treatment of spine and chest wall deformities with fused ribs by expansion thoracostomy and insertion of vertical expandable prosthetic titanium rib: growth of thoracic spine and improvement of lung volumes. Spine,2005, 30 Suppl: S58-S68

[3] Emans JB, Ciarlo M, Callahan M, et al. Prediction of thoracic dimensions and spine length based on individual pelvic dimensions in children and adolescents: an age-independent, individualized standard for evaluation of outcome in early onset spinal deformity. Spine,2005, 30:2824-2829

[4] Hasler CC, Mehrkens A, Hefti E. Efficacy and safety of VEPTR instrumentation for progressive spine deformities in young children with-out rib fusions. Eur Spine J, 2010, 19:400-408

[5] Smith JR, Samdani AE Pahys J ,et al. The role of bracing, casting, and vertical expandable prosthetic titanium rib for the treatment of infantile idiopathic scoliosis: a single-institution experience with 31 consecutive patients. Clinical article. J Neurosurg Spine, 2009, 11:3-8

[6] Campbell RM ,Jr Smith MD, Hell-Vocke AK. Expansion thoracoplasty: the surgical technique of opening-wedge thoracostomy. Surgical technique, J Bone Joint Surg Am, 2004, 86-A Suppl 1:51-64

[7] Campbell RM Jr,HelI-Vocke AK. Growth of the thoracic spine in congenital scoliosis after expansion thoracoplasty. J Bone Joint Surg Am,2003, 85-A: 409-420

[8] Wilson PL, Newton PO, Wenger DR,et al. A multicenter study analyzing the relationship of a standardized radiographic scoring system of adolescent idiopathic scoliosis and the Scoliosis Research Society out-comes instrument. Spine, 2002, 27:2036-2040

[9] Olson JC, Kurek KC, Mehta HP, et al. Expansion thoracoplasty affects lung growth and morphology in a rabbit model: a pilot study. Clin Orthop Relat Res,2011, 469:1375-1382

[10] Redding GJ, Mayer OH. Structure-respiration function relationships before and after surgical treatment of early-onset scoliosis. Clin Orthop Relat Res ,2011, 469:1330-1334

[11] Karol LA, Johnston C, Mladenov K, et al. Pulmonary function following early thoracic fusion in non-neuromuscular scoliosis. J Bone Joint Surg Am, 2008, 90:1272-1281

[12] Dede O, Motoyama EK, Yang CI, et al .Pulmonary and radiographic outcomes of VEPTR (Vertical Expandable Prosthetic Titanium Rib) treatment in early-onset scoliosis. J Bone Joint Surg Am, 2014, 96:1295-1302

[13] Luque ER. Paralytic scoliosis in growing children. Clin Orthop Relat Res, 1982, 163:202-209

扩展阅读

Corona J, Matsumoto H, Roye DP, et al. Measuring quality of life in children with early onset scoliosis: development and initial validation of the early onset scoliosis questionnaire. J Pediatr Orthop,2011, 31: 180-185

Dubousset J. CD instrumentation in pelvic tilt. Orthopade,1990, 19: 300-308

Karol LA. Early definitive spinal fusion in young children: what we have learned. Clin Orthop Relat Res ,2011, 469:1323-1329

Mayer OH, Redding G. Early changes in pulmonary function after vertical expandable prosthetic titanium rib insertion in children with thoracic insufficiency syndrome. J Pediatr Orthop, 2009, 29:35-38

Pehrsson K, Larsson S, Oden A, et al. Long-term follow-up of patients with untreated scoliosis. A study of mortality, causes of death, and symptoms. Spine, 1992, 17:1091-1096

Roberts DW, Savage JW, Schwartz DG ,et al. Spinal Deformity Study Group. Male-female differences in Scoliosis Research Society-30 scores in adolescent idiopathic scoliosis. Spine, 2011, 36:E53-E59

第 15 章

生长棒治疗的并发症

Nima Kabiria，Behrooz A. Akbarina；沈建雄 译

基于后路撑开系统的生长棒技术是脊柱生长治疗的原型，常用于治疗非手术治疗效果不佳的进展性早发性脊柱侧凸。治疗的标准流程包括生长棒置入，在关键部位有限融合，定期撑开以保持生长潜能或刺激非融合节段生长，以便最终在骨骼发育成熟后行脊柱融合[1]。为处理内固定或患儿相关的并发症，有时需进行计划或非计划的翻修手术。

受限于目前的技术水平，早发性脊柱侧凸手术治疗的并发症发生率较高。多次手术、初次手术时间过早、缺乏相关医疗条件、营养不良以及潜在的脊柱畸形，均为并发症的危险因素。生长棒治疗后并发症的发生率取决于早发性脊柱侧凸的病因、手术次数以及随访时长等因素，在各研究中不尽相同。本章主要回顾了生长棒治疗中各种常见的并发症。

15.1 文献回顾

早期文献报道第一代生长棒（如皮下Harrington 或 Moe 棒）的并发症发生率非常高，令人无法接受。2002 年，Mineiro 和 Weinstein 报道了皮下置棒后反复撑开的 11 例患儿的治疗结果。最常见的并发症为断棒，发生率超过50%。尽管皮下 Harrington 或 Moe 棒可以促进身高增长产生较好的矫形效果，但每位患儿平均发生 1.5 次并发症[2]。

Klemme 等回顾性分析了 67 例运用脊柱内固定行非融合治疗的患儿并报道了并发症的详细情况。在这项随访时间为 21 年的研究中， 25例（8%）患儿发生内固定相关并发症 33 次，脱钩发生 21 次，另外 12 次为断棒。在发生断裂的 12 根棒中，7 根为改良 Harrington 棒，4 根为 Harrington 棒，另外 1 根为儿童 Cotrel-Dubousset 棒。虽然并发症发生率较高，但作者认为内固定非融合技术适用于某些早期具有进展性脊柱侧凸的患儿。同时作者建议在获得较好的脊柱延长后应及时进行脊柱融合术[3]。

作为一项经典的研究，Akbarnia 和 Marks[5]

在 2000 年就报道了生长棒相关并发症。2010 年，Bess 等回顾了 140 例经生长棒手术治疗的早发性脊柱侧凸患儿的并发症[4]。该研究描述了与 Akbarnia 和 Marks 的研究相似的结果，同样具有里程碑式的意义。作者回顾了 140 例行生长棒手术的患儿，共进行 633 次撑开手术、74 次非计划手术。每例患儿平均接受 6.4 次手术，其中 4.5 次为撑开手术。140 例患儿中，81 例（57%）至少发生一项并发症。897 次手术后共发生 177 例并发症（20%），其中 74 例需翻修手术（42%）。患儿按照生长棒类型（单棒 51%、双棒 49%）和位置（37% 皮下、63% 肌肉下）分组。并发症可分为内固定相关并发症（45%）、伤口相关并发症（16%）、力线相关并发症（7%）、神经源性相关并发症（3%）以及一般医疗及手术并发症（12%）。单棒固定组的 43 例患儿发生 94 次并发症，而双棒固定组的 38 例患儿发生 83 次并发症。浅表伤口感染在双棒固定组中较多，而采用单棒固定多发生脱钩和其他内固定并发症，需要行翻修手术。单棒固定的翻修率（45%）比双棒固定（24%，$P<0.05$）高。3 例患儿（2%）发生神经并发症。51 例患儿（37%）生长棒置于皮下，88 例患儿（63%）生长棒置于肌肉下。皮下置棒者的人均并发症、伤口并发症均高于肌肉下置棒者，且内固定更加明显地突出于皮肤表面（$P<0.05$）。对所有患儿进行生存分析后，作者发现并发症率在手术达到一定次数后明显增加。为了减少并发症，作者建议应尽可能推迟初次生长棒置入时间、采用双棒并控制生长棒撑开次数。肌肉下置棒可减少因生长棒突出所致的伤口并发症并显著降低翻修手术率[4]。

15.2　并发症的分类

为了便于学术交流和相关指南的制订，学者们一直致力于对脊柱非融合固定技术的并发症进行分类，从而对风险进行预测。目前已取得了一定成果。Smith 等近期提出了一种全新的脊柱非融合固定技术相关并发症的分型系统[6]，并获得了一定的认可。他们将并发症定义为治疗过程中发生的非预期医疗事件。按照相关性的不同将并发症分为疾病相关和手术相关两类并发症，并按照严重程度进行评分。Ⅰ级手术相关并发症（SV-Ⅰ）提示并发症不需要翻修手术干预；SV-Ⅱ需要行翻修手术：SV-ⅡA 需要一次，而 SV-ⅡB 需要多次；SV-Ⅲ更改原有治疗方案。疾病相关并发症 SV-Ⅰ不需住院治疗；SV-Ⅱ需住院治疗。作者用新分型系统评估来自 5 个中心的 65 例早发性脊柱侧凸患儿，随访至少 2 年，其中 14 例行生长棒固定、47 例运用可垂直延长的修复棒固定，其余 4 例采用混合技术。手术相关并发症主要包括 57 例 SV-Ⅰ型，79 例 SV-ⅡA 型、10 例 SV-ⅡB 型和 6 例为 SV-Ⅲ型。作者认为虽然并发症发生率较高，但只有 6 例需要更改原有治疗方案。为了便于学术交流，作者建议脊柱外科医生使用该分型系统。

15.3　内固定相关并发症

15.3.1　断棒

对于需要行非融合固定的脊柱发育尚未成熟患儿，断棒是最常见并发症，由 Moe 等[7]第一次描述。生长棒系统中断棒的发生很常见，其严重性取决于断裂的时间及断棒的数量。按照我们的经验，若仅发生一处断棒且患儿接近下一次撑开，则可在下一次撑开手术时更换断棒。但若患儿采用单生长棒固定或撑开后不久发生断棒，为了避免影响矫形效果及身高，应尽早进行翻修。

Yang 等研究了生长棒术后断棒的危险因素。在对 327 例运用生长棒治疗患儿的回顾性研究中，作者发现 49 例患儿（15%）发生断棒 86 次。发生断棒的平均时间为初次置入术后 25±21 个月，上一次撑开后 5.8±3 个月。断棒最常见于串联连接器附近及胸腰段（T11~L1），并在综合征型早发性脊柱侧凸患儿中发生率最高（14%）。断棒的危险因素包括既往有断棒史、使用单棒、生长棒为不锈钢材料、生长棒直径较小、临近串联连接器处（1cm 内）、串联连接器较短以及术前无法下地行走。采用单棒者比双棒者断棒发生率更高。后期断棒与初次断棒均发生在脊柱同侧并靠近初次断棒处，多位于上下临近的一个节段内。作者建议在情况允许的条件下使用直径最大的固定棒，并采用双棒固定，同时注意固定棒应逐渐弯曲，避免局部弯曲。此外如果发生单棒断裂，则应对整个内固定的架构进行调整[8]。

　　在一项单中心研究中，David 等回顾性分析了 1997—2012 年选用生长棒治疗的患儿。总计进行了 413 次撑开，有 22 例（10%）患儿发生了 42 次断棒，其中首次断棒平均发生在第一次术后 37 个月。进行翻修及延长手术后，有 21 例次再断棒（50%），其中有 7 例（17%）为双侧断棒，需进行双侧翻修。在单侧断棒进行单侧翻修的患儿（15 例）中，8 例发生再断棒（53%），发生时间平均为 17 个月。单侧断棒进行双侧翻修的患儿（18 例）中，7 例发生再断棒（39%；P=0.32），发生时间平均为 19 个月。在 15 例发生再断棒的患儿中，13 例再断棒处与初次断棒处均位于脊柱同侧。目前的共识认为，对于单侧断棒的患儿需双侧换棒。因为它可以降低因另一侧棒疲劳发生早期断棒的风险。但是 David 等不建议对单侧断棒的患儿进行双侧换棒[9]。

15.3.2　固定失败

　　固定失败的发生仅次于断棒（29%）是第二常见的并发症，其中脱钩占 21%，退钉占 3%（图 15.1）[5]。治疗方案取决于固定失败的类型和发生的时间。对于单侧固定失败、无神经血管损伤、对侧生长棒完整、距下次撑开手术时间较短的患儿，可在下次撑开手术时进行翻修。

　　Skaggs 等对 247 例行生长棒治疗的患儿进行了平均 40 个月的随访，比较使用椎板钩或椎弓根螺钉在并发症发生率上的差异。在置入的 896 枚椎弓根螺钉中，有 22 枚（2.4%）与并发症直接相关，包括急性内固定失败（4 枚）、移位（14 枚）、断裂（1 枚）、皮肤破溃（2 枚），以及未详细说明的内固定失败（1 枚）。在置入的 867 个椎板钩中，有 60 个发生并发症，包括急性内固定失败（35 个）、移位（22 个），以及未详细说明的内固定失败（3 个）。椎弓根螺钉未发生术中问题，但有 2 个椎板钩术中犁破椎板，造成骨质破坏。二者发生内固定失败的平均时间均为 19 个月。没有发生与置入椎板钩或椎弓根螺钉直接相关的神经或血管损伤并发症[10]。

　　作为一种备选的生长棒技术，杂交生长棒技术即将近端肋骨作为固定点锚定在脊柱上，近年逐渐受到关注。Skaggs 等回顾了 28 例采用杂交生长棒技术治疗的患儿（其中 23 例为单棒，其余 5 例为双棒），平均随访 37 个月。冠状面角度（采用 Cobb 法）术前平均为 69 度，术后即刻为 19 度并维持到末次随访。末次随访时 T1~S1 平均增加 49mm，每次撑开后平均增加 13mm。有 7 例（24%）患儿出现并发症，均为先天性脊柱侧凸患儿。初次手术时年龄较小及 Cobb 角较大的患儿并发症发生率较高，但并无统计学意义。并发症包括 2 例伤口问题，9 例肋骨锚定点固定失败以及 1 例断棒。在近端肋骨钩朝上放置的 4 名患儿中，未发现内固定失败。在双侧固定的患儿中也未发现并发症[11]。

　　Akbarnia 等采用猪作为在体模型，将生长棒双侧固定在近端锚定点并比较了生长棒技术中常用的 4 种固定技术在生物力学特性上的差异。发现爪型肋骨钩比双侧椎板钩和双侧横突 - 椎板钩能承受更强的破坏性载荷，且与椎弓根

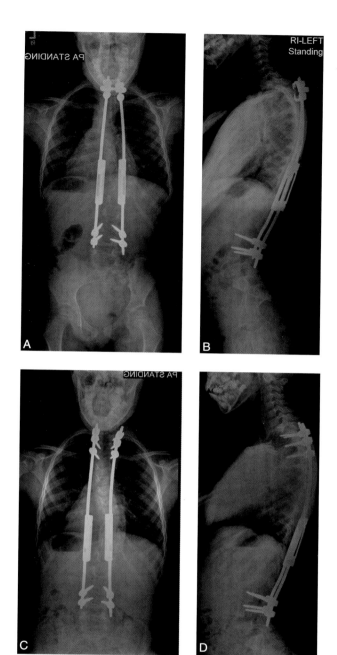

图 15.1　一例 6 岁半特发型早发性脊柱侧凸的女性患儿，在 4 岁时进行生长棒手术，正侧位片 (A、B) 显示在第 6 次撑开手术后 1 月时上端锚定点的椎板钩脱出。该患儿进行翻修手术后的正侧位片 (C、D)，术中将上端椎板钩换成椎弓根螺钉。发现椎板钩脱出时，患儿正好将要行下一次撑开手术，因此将翻修推迟了 1 个月，与撑开同时进行

螺钉无显著性差异。作者认为肋骨锚定可以作为生长棒近端固定装置的备选方案[12]。

15.3.3　切口感染

切口感染是所有术者最不愿意遇到的并发症，尤其是对于采用生长棒固定并保留了脊柱生长潜能的患儿。骨科手术切口深部感染的经典治疗方法是探查伤口、去除感染组织，在拆除金属内植物后充分灌洗。尤其在难治性感染中，通过上述方法可达到阻止微生物定植及生物膜形成目的。

Hedequist 等研究了 1771 例因不同疾病接受脊柱融合术的患儿，平均年龄为 15 岁。所有患儿中有 26 例出现迟发型深部切口感染，在进行了 1.7 次（0~14 次）翻修手术后，最终都取出了内植物。虽然术后没有发生再次感染，但 6 例（23%）患儿因畸形进展需要进行翻修行二次固定手术。作者发现内植物移除的时机和患儿的经济负担成比例关系[13]。Ho 等报道了 622 例平均年龄为 14.3 岁的接受了脊柱侧凸矫形后路融合内固定治疗的患儿，深部切口感染发生率为 8.5%。作者认为再次手术的一个最重要的预测指标就是内固定器械未及时去除[14]。但是，手术保留了脊柱的生长潜能，去除内植物后，由于骨骼发育尚未成熟，随着脊柱的生长，已获得的矫形将完全或部分地丧失。

Kabirian 等回顾了 379 例进行生长棒治疗的早发性脊柱侧凸患儿，随访最少 2 年。其中 42 例（25 男性，17 女性；共 11.1%）有至少一次的深部切口感染。患儿初次接受手术的平均年龄为 6.3 岁，初次术后至初次发生深部切口感染的平均时间为 2.8 年。作者发现初次手术和撑开术后深部切口感染的发生率分别为 2.6% 和 7.7%。内植物材质、步行状态以及初次感染前的翻修次数与是否发生深部切口感染显著相关。并且，如发生深部切口感染的患儿同时存在神经肌肉型疾病、无法行走或 BMI 低下，其内固定移除的概率更大。为了控制感染，在 42 例发生深部切口感染的患儿中，22 例（52.4%）患儿移除内固定（13 例完全移除，9 例部分移除）。在内植物部分移除的患儿中，22% 患儿终止了生长棒治疗，而在完全移除的患儿中该比例接

近一半（46%）。作者认为对于深部切口感染，移除内植物是不可避免的，推荐部分移除内植物从而保留至少一个牢固的纵型固定结构，以继续进行脊柱延长，直到骨骼成熟[15]。

15.3.4 神经损害

在初次手术和撑开术后，神经损伤的发生率都非常低。在 Sankar 等的多中心回顾性研究中，252 例患儿总计接受了 782 次生长棒手术。92% 的初次手术，69% 的换棒手术以及 61% 的撑开手术都进行了神经监测，1 例发生了神经损害，发生率为 0.1%（782 例中 1 例）。该损伤发生于换棒手术，在尝试置入椎弓根螺钉的过程中出现，在 3 个月内症状完全缓解。神经监测信号的改变，在 231 例初次手术的患儿中发生 2 例（0.9%），在 116 例行换棒手术的患儿中发生 1 例（0.9%），在 222 例行撑开手术的患儿中发生 1 例（0.5%）。他们认为神经信号改变在初次手术（0.9%）和换棒手术（0.9%）中的发生率不低，因而使用术中神经监测是合理的。但对于既往无神经症状且接受了撑开术的患儿，虽然撑开手术总计进行了 361 次，但是术中并未发生神经损伤。因此，作者对于此类患儿行单纯撑开手术时使用术中神经监测的必要性提出了质疑[16]。

目前，我们在所有生长棒手术中均使用神经监测，包括初次手术、撑开手术、计划和非计划翻修和最终的融合手术。

15.4 矢状面脊柱畸形和交界性后凸

近几年逐渐有学者提出疑虑，通过撑开保留脊柱的生长潜能是否会产生交界性后凸畸形。但目前尚无针对生长棒术后并发交界性后凸的病因学研究，其发生率也尚不明确。Shah 等对 43 例平均进行 6.4 次撑开的患儿进行研究，评估生长棒连续撑开对矢状面平衡、胸段后凸、腰段前凸和骨盆参数的影响。初次手术后最大胸段后凸减小，而在后续撑开过程中显著增加。在治疗过程中还发现腰段前凸增加和骨盆参数的微小改变。虽然在矢状面正向和负向失平衡的患儿均得到明显改善，但是均无统计学意义。该研究发现，撑开的次数（<5 次或 ≥ 5 次）对最大胸段后凸、腰段前凸和近端及远端交界性后凸无显著影响[17]。

一些研究者对上位固定端椎上、下临近的椎体间的 Cobb 角进行测量以评估近端交界性后凸的情况。Skaggs 等则在距上位固定端椎头端的两个椎体进行测量。按照这种新的测量方法，在 32 例进行生长棒手术治疗的患儿中，56% 的患儿发生近端交界性后凸。在 18 例发生近端交界性后凸的患儿中，8 例（44%）发生上端固定失败，其中 7 例需非计划翻修手术，在 14 例未发生近端交界性后凸的患儿中，5 例（36%）发生上端固定失败，但二者无显著性差异。在 4 例发生近端交界性后凸并最终行融合治疗的患儿中，3 例（75%）的头端固定范围超过生长棒固定范围。采用双棒固定比采用单棒固定更易发生近端交界性后凸（13 例中 5 例；38%），且采用传统内固定的患儿（17 例中 10 例；59%）比采用杂交技术（例如上端肋骨钩）的患儿（12 例中 5 例；42%）更易发生近端交界性后凸[18]。

Mahar 等研究了生长棒后方撑开力及其对脊柱前柱的作用。后方撑开力引起前方椎间盘的分离（撑开），这种撑开力并不是立即作用于固定节段临近的椎间盘，而是平均分散于多个节段。与头端采用椎板钩相比，使用椎弓根螺钉可以产生更强的撑开力，其原因可能是随着撑开钩子会移位。传统观点认为生长棒后方撑开力将造成后凸，但是这种力的散布方式并不能支持这一观点[19]。

为避免近端交界性后凸，应注意以下几点。在胸段后凸处应对生长棒适当塑形；尽量保留棘间韧带的完整；避免短节段固定；上端固定端椎应延伸至上胸椎，以降低近端交界性后凸的风险。在非特发性的早发性脊柱侧凸患儿中，应尤其注意这一点。

15.5　自发融合

在生长棒治疗的过程中，自发融合的发生率、发生的时间和病因均不明确。最客观的诊断方法是在最终手术时进行仔细观察，但这一诊断方法为回顾性。随着手术技术的发展，切口逐渐局限到仅仅只包括固定部位，自发融合的发生率有望逐渐减少；但其他因素（例如手术撑开、生理因素、组织－内植物相互作用等）也可能在此过程中起到一定作用。

为了了解自发融合在生长棒治疗中的发生情况，Cahill 等回顾性研究了采用生长棒治疗并最终行脊柱融合治疗的 9 例患儿，在最终融合手术拆除内固定时发现有 8 例发生自发融合（89%）。平均每例患儿有 11 个椎体自发融合且在最终行脊柱融合时平均行 7 个节段的 Smith-Peterson 截骨矫形。作者认为自发融合并不妨碍脊柱生长，与此情况类似的是，Campbell 和 Hell-Vocke 描述了可以通过撑开使先天性脊柱侧凸患儿（包括单侧分节不良）获得脊柱延长。作者提出了几个影响脊柱生长的因素，包括脊柱长期固定、对椎旁肌群的干扰以及未成熟骨质具有迅速成骨的趋势。患儿越早开始治疗，治疗时间越长，自发融合的发生率越高[20,21]。

15.6　如何减少生长棒手术的并发症

不仅仅是减少生长棒手术并发症，对生长棒并发症的充分认识，对治疗的合理预期与宣教以及正确的处理方法也同样重要。为减少生长棒手术并发症，通常至少应有以下几条建议。

● 个体化治疗。一例 5 岁的特发型早发性脊柱侧凸患儿，行走不受影响且无营养不良，与一例 3 岁神经肌肉型早发性脊柱侧凸，坐轮椅

且呼吸储备功能很差的患儿，情况完全不同。

● 注意评估患儿的营养状况及重要器官系统（呼吸系统及循环系统）的生理储备能力，根据情况进行术前干预。

● 按照侧凸进展速度和不同病因决定生长棒治疗的适当时机，患儿越小，并发症风险越高。

● 只要条件适宜，尽量使用肌肉下双棒治疗。避免细棒、短节段固定、短串联连接器。使用牢固的固定方式，并保护好固定部位。

● 避免非必要的软组织解剖，特别注意内固定应被软组织覆盖。

● 只要条件适宜，所有的生长棒手术均应使用神经电生理监测脊髓功能。

● 避免过度撑开。

● 避免过大角度的纠正矢状面畸形，特别是对于僵硬型脊柱。

● 注意监测脊柱生长情况。

● 积极处理切口感染。

● 固定点失效时应提前处理，早期行翻修手术。

15.6.1　麻醉药暴露的风险

对于患儿早年反复接触麻醉药物是否对神经系统有影响，以目前的证据并不能得出明确的结论。在啮齿类和非人类灵长动物中进行的临床前期实验发现，临床常用的麻醉药物对发育过程中的大脑有神经毒性，可引起长期的神经行为异常。

Zhu 等对未成年和成年动物反复接触异氟烷对认知能力和神经系统发育的影响进行了研究。研究者使用异氟烷对产后 14d 和成年大鼠分别进行每天 1 次 35min 的麻醉，连续进行 4d。在异氟烷麻醉的年轻大鼠中，物体识别和逆向学习能力明显受损，损伤效果随年龄增长逐渐加重；但成年大鼠不受影响。该研究首次证实了麻醉药物具有与年龄相关的神经毒性，它可以引起认知障碍[22]。在美国目前有两项大宗临床研究正在进行，以深入探讨此问题。

15.6.2 电离辐射暴露的风险

电离辐射的暴露将对人体组织产生损伤，其程度取决于暴露剂量、暴露时间和组织类型。在早发性脊柱侧凸生长棒治疗中必须连续进行影像学检查，以获取脊柱生长方面的信息，评估脊柱畸形的改善情况。Mundis 等对 24 例患儿进行了单中心回顾性研究，收集了脊柱相关的电离辐射影像学资料，发现患儿初次接受辐射的平均年龄和接受辐射总剂量成显著负相关。接受辐射的总平均剂量是预计背景辐射剂量（每年 2.4mSv）的 3.4 倍。进行翻修手术的患儿承受的电离辐射剂量水平比不进行翻修手术者高。从初次影像学评估到术后第 1 年患儿所承受的电离辐射总剂量，先天性脊柱侧凸患儿的平均值最高，其次为综合征型、特发性和神经肌肉型脊柱侧凸。接近 90% 的辐射来源于 X 线平片的拍摄[23]。

一家称为 EOS 的影像公司（法国巴黎）开发出一种新的光栅成像技术，与传统成像技术相比，可显著减少青少年特发性脊柱侧凸患儿的电离辐射暴露风险，具有良好的应用前景。Yaszay 等比较了传统影像学和 EOS 成像在电离辐射暴露方面的差异，发现采用光栅成像者每年接受辐射的平均剂量较小[24]。

15.7 结论

在所有保留脊柱生长潜能的治疗技术中，包括生长棒技术，其治疗过程中的并发症是难以避免的。医生必须将实情告知患儿和家属，并做出正确的处理。对手术相关的并发症，一部分可在下次撑开手术时一并处理；但一部分需要早期干预行翻修手术。同时应注意尽最大努力避免前期治疗过程中所获得的脊柱生长和畸形矫正的丢失。以往的研究发现，经过一定次数的手术后，手术所获得的脊柱延长将逐渐减少，且并发症率将逐渐增加[5,15,25]。

对于骨骼快要发育成熟的患儿，若并发症反复发生且各种治疗手段均无效，早期行脊柱融合是治疗的最后手段。如何对并发症进行分级，如何对已有和后续出现的治疗方式进行评估以及疾病的转归均是目前研究的热点。

参考文献

[1] Akbarnia BA, Marks DS, Boachie-Adjei O,et al. Dual growing rod technique for the treatment of progressive early-onset scoliosis: a multicenter study. Spine,2005,30 Suppl: S46-S57

[2] Mineiro J, Weinstein SL. Subcutaneous rodding for progressive spinal curvatures: early results. J Pediatr Orthop,2002,22:290-295

[3] Klemme WR, Denis E Winter RB, Lonstein JW, et al. Spinal instrumentation without fusion for progressive scoliosis in young children. J Pediatr Orthop,1997,17:734-742

[4] Bess S, Akbarnia BA, Thompson GH, et al. Complications of growing-rod treatment for early-onset scoliosis: analysis of one hundred and forty patients. J Bone Joint Surg Am,2010,92:2533-2543

[5] Akbarnia BA, Marks DS. Instrumentation with limited arthrodesis for the treatment of progressive early-onset scoliosis. tate of the Art Reviews,2000,14:181-189

[6] Smith JT, Johnston CE, Skaggs DL, Flynn J, Vitale M. A new classification system to report complications in growing spine surgery. A multicenter consensus study. J Child Orthop,2012,6:439-459

[7] Moe JH, Kharrat K, Winter RB, CummineJL. Harrington instrumenta-tion without fusion plus external orthotic support for the treatment of difficult curvature problems in young children. Clin Orthop Relat Res 1984:35-45

[8] Yang JS, Sponseller PD, Thompson GH, ,et al. Growing Spine Study Group. Growing rod fractures: risk factors and opportunities for prevention. Spine,2011,36: 1639-1644

[9] David M, Gardner A, Jennison T, et al. The impact of revision of one or both non-fusion spinal rods on the re-fracture rate and implant survival following rod fracture. J Child Orthop,2012,6: 439-459

[10] Skaggs DL, Myung KS, Johnston CE, et al. Pedicle screws have fewer complications than hooks in children with growing rods. J Child Orthop,2010, 4:481-501

[11] Skaggs DL, Myung KS, Yazici M, ,et al. Hybrid growth

rod using spinal implants on ribs. J Child Orthop, 2010, 4:481-501

[12] Akbarnia BA, Yaszay B, Yazici M, et al. Biomechanical evaluation of 4 different foundation constructs commonly used in growing spine surgery: are rib anchors comparable to spine anchors? Spine Deformity,2014,2:437-443

[13] Hedequist D, Haugen A, Hresko T, et al. Failure of attempted implant retention in spinal deformity delayed surgical site infections. Spine,2009, 34:60-64

[14] Ho C, Skaggs DL, Weiss JM, et al. Management of infection after instrumented posterior spine fusion in pediatric scoliosis. Spine, 2007,32:2739-2744

[15] Kabirian N, Akbarnia BA, Pawelek JB, ,et al. Deep surgical site infection following 2344 growing-rod procedures for early-onset scoliosis: risk factors and clinical consequences J Bone Joint Surg Am,2014, 96:e128

[16] Sankar WN, Skaggs DL, Emans JB, ,et al. Neurologic risk in growing rod spine surgery in early onset scoliosis: is neuromonitoring necessary for all cases? Spine,2009,34: 1952-1955

[17] Shah SA, Karatas AF, Dhawale AA, ,et al. The effect of serial growing rod lengthening on the sagittal profile and pelvic parameters in early-onset scoliosis. Spine,2014,39: e1311-1317

[18] Skaggs DL, Myung KS, Lee Cl. Proximal junctional kyphosis in distraction-based growing rods. J Child Orthop,2011,5:387-401

[19] Mahar AT, Kabirian N, Akbarnia BA, ,et al. Effects of posterior distraction forces on anterior column intradiscal pressure in dual growing rod technique. J Child Orthop, 2010, 4:481-501

[20] Cahill Pi, Marvil S, Cuddihy L, et al. Autofusion in the immature spine treated with growing rods. Spine, 2010, 35:e1199-1203

[21] Campbell RM Jr, Hell-Vocke AK. Growth of the thoracic spine in congenital scoliosis after expansion thoracoplasty. J Bone Joint Surg Am,2003, 85-A: 409-420

[22] Zhu C, Gao J, Karlsson N,et al. Isofiurane anesthesia induced persistent, progressive memory impairment, caused a loss of neural stem cells, and reduced neurogenesis in young, but not adult, rodents. J Cereb Blood Flow Metab,2010, 30:1017-1030

[23] Mundis G, Nomoto EK, Hennessy MW, et al. Longitudinal analysis of radiation exposure during the course of growing rod treatment for early-onset scoliosis//19th International Meeting on Advanced Spine Techniques (IMAST), July 18-21, 2012: lstanhul, Turkey

[24] Yaszay B, Kabirian N, Mundis GM, et al. EOS-imaging system is available for early onset scoliosis patients and can reduce their ionizing radiation exposure. J Child Orthop,2012, 6: 439-459

[25] Sankar WN, Skaggs DL, Yazici M, et al. Lengthening of dual growing rods and the law of diminishing returns. Spine,2011,36:806-809

第五部分

神经肌源型脊柱侧凸

第16章

神经肌源型脊柱侧凸的自然史

Vivienne Campbell；杨昌盛 译，郑召民 校

本章的主要目的如下：

探讨神经肌源型脊柱侧凸的定义；

对特定类型神经肌源型脊柱侧凸自然史的相关文献进行评价；

考虑神经肌源型脊柱侧凸这一术语是否有助于预测脊柱侧凸的自然史。

16.1 神经肌源型脊柱侧凸的含义

1990 年 5 月的第 43 届世界卫生大会通过的第 10 版国际疾病分类（ICD-10）把神经肌源型脊柱侧凸编码为：M41.4，神经肌源型脊柱侧凸，继发于脑瘫、Friedreich 共计失调、脊髓灰质炎和其他神经肌源型疾病的脊柱侧凸。

第 28 版《Stedman 医 学 词 典 》（2006，Lippincott Williams & Wilkins）对神经肌源型的定义为：指神经和肌肉之间的关系，特别是骨骼肌的运动神经支配及其病变（如神经肌源型疾病）。

16.2 特定类型的神经肌源型脊柱侧凸

如果我们接受神经肌源型的这个定义，很明显这个术语可以应用于各种各样的疾病及儿童和青少年生长发育过程中的生理变化。此外，每种情况的表现可以很不一样。McCarthy 在其文章：Management of Neuromuscular Scoliosis（神经肌源型脊柱侧凸的处理）中进一步扩充了脊柱侧凸研究学会对神经肌源型性脊柱侧凸的定义 [1]。这一章的主要目的是讨论 ICD-10 所列出的特定情况下的脊柱侧凸自然史。

16.3 脑瘫

关于脑瘫病人脊柱的自然史文献数据主要来源于对成年人的回顾性研究。脑瘫指由非进行性脑损伤引起的一系列运动和姿势发育的永久性障碍。对象为学习障碍病人的研究中，不一定每个个体都符合这个诊断标准 [2]。随着神经

影像学的普及和基因诊断技术的进步，既往文献中的"脑瘫病人"现在则可能被归类于其他疾病或综合征。此外，营养、矫形和护理干预的改变使得现在那些存活至成年的病情严重的儿童和青少年病人之间差异很大。现在倾向于对严重残疾的儿童和青少年病人进行手术治疗，所以有关脑瘫自然史的当代数据不易得到。

16.3.1 系统回顾

Loeters 等对严重脑瘫病人脊柱侧凸发生和进展的危险因素进行了一系列回顾[3]。发现了他们认为质量优良值得纳入的 10 篇文献。这些文献发表于 1966—2009 年，其中 2 篇文献为前瞻性研究，4 篇为横断面研究，4 篇为回顾性研究。作者排除了着重于治疗干预（如支具或鞘内注射巴氯芬）的文献。将在稍后的章节讨论治疗干预。

他们的结果很明确，强调了目前可预测严重脑瘫病人脊柱侧凸发生和进展的高质量证据的缺乏。尤其在纳入的文献中，没有对脑瘫的诊断依据做出明确的说明。5 篇文献收集了具有学习障碍的住院病人的信息。根据现在的标准，这些病人需要鉴别的可能诊断很多。作者的结论是，支持脊柱侧凸与脑瘫的严重性、髋关节脱位和骨盆倾斜相关的证据很弱，脑瘫与脊柱侧凸（年龄、侧凸的类型、侧凸的位置和侧凸的进展）无关。

除了质疑现有文献的方法学外，该综述也强调了不同文献之间对脊柱侧凸的定义不同。有的定义为查体可见，有的则为 Cobb 角增加。临界值则有的为 Cobb 角大于 10°，有的为 Cobb 角大于 40°。活动能力的测量记录也不相同，如有的记录为可行走或不可行走（或卧床），后来的文献则使用粗大运动功能分类系统（GMFCS；Palisano）[4]尽管具有局限性，在讨论脊柱侧凸发生的预测因素时，上述综述中纳入的文献仍经常被作为参考。然而，我们很高兴地注意到，2009 年以来，Persson-Bunke 等报道了 666 例

儿童病人，这将在此部分的最后进行讨论[5]。2009 年以前的文献总结如下。

Saito 等[6]

这是对严重躯体精神性障碍住院病人的一项回顾性研究。108 例病人中，79 例病人痉挛性四肢瘫痪，54 例病人脊柱侧凸 Cobb 角大于 10°。54 例 Cobb 角大于 10° 的病人中，37 例病人的影像学检测始于 15 岁前，平均随访时间为 17.3 年（10~25 年）。这些病人当中，6 例病人可行走，24 例病人可坐立，7 例病人卧床（即不能坐立）。这篇文献的优势是这些病人未接受任何的治疗干预，随访从儿童期开始，直到成人期（15~36 岁，平均 25.1 岁）。作者发现，10 岁前出现的脊柱侧凸在青春生长期进展迅速，并在生长期结束后仍继续进展。15 岁前 Cobb 角大于 15° 者脊柱侧凸进展明显更严重。37 例病人中，20 例病人需要更多的护理时间来完成日常生活的各种活动，这 20 例病人的平均 Cobb 角为 73°。那些不需要额外帮助的病人，平均 Cobb 角为 34°。

Majd 等[7]

作者对 240 例严重活动或学习障碍的住院病人进行了临床评估，其中 56 例病人骨骼已成熟（Risser 征 5 级）。对这些病人进行影像学和临床评估，监测其功能，观察功能减退是否与脊柱侧凸的进展相关。随着时间推移，10 例病人功能恶化，Cobb 角从 41.1° 增加至 80.6°，功能无恶化病人的 Cobb 角则从 33.9° 增加至 56.5°。作者据此推测，Cobb 角的年增加 3°（功能稳定病人）至 4.4°（功能恶化病人）。

病人被分为 S 形侧凸组、C 形侧凸组和后凸组，进一步可根据主弯的位置、后凸病人是否合并侧凸进行细分。作者对每个亚组病人的侧凸进展进行了描述，组间病人侧凸的进展速率和初始角度均不存在统计学差异。例如，40 例病人具有长 C 形弯曲，其初始弯曲角度为 32°（15°~85°），平均每年进展 3.5°（0°~13°）。

但这些数据的变化范围是如此的大，以至于据此对个体病人恶化的可能性进行预测变得毫无意义。

Thometz 和 Simon[8]

在该回顾性研究中，该机构的 900 例成人病人中有 180 例患脑瘫，其中 110 例合并脊柱侧凸，排除 10 例接受过治疗（融合或支具）的病人，仅纳入骨骼成熟 4 年后的影像学资料仍可获得的病人。最终纳入 51 例成人病人，随访时间为骨骼成熟后 4~40 年（平均 16 年）。

和 Majd 等的研究一样，研究对象之间差异较大[7]。骨骼成熟时，胸弯为 46°（18°~115°），胸腰弯为 54°（19°~143°），腰弯为 63°（20°~120°）。为避免重力的影响，所有的拍片均在仰卧位进行。综合这些数据作者发现，骨骼成熟时，侧凸的年进展速率在 Cobb 角小于 50° 时为 0.8°，大于 50° 时为 1.4°。10 岁之前发生的脊柱侧凸很可能进展，但 10 岁之后发生的脊柱侧凸也有进展的可能。

作者为脑瘫病人侧凸变化的程度和角度的范围提供了有用的信息。然而，这些信息是否普遍适用仍具争议。

Kalen 等[9]

在该研究中，Kalen 等比较了 62 例脑瘫病人中脊柱侧凸大于 45° 者与轻度或无脊柱侧凸者在褥疮发生率、最佳功能、功能丧失程度、氧饱和度水平、脉率等方面的差异。入组病人平均年龄为 39 岁（29~67 岁）。54 例病人痉挛性四肢瘫痪，6 例病人双侧瘫痪，1 例病人偏瘫，1 例病人未分类。两种病人之间在前述指标无差异，但有趣的是，两组病人的平均血氧饱和度均为 80%，明显低于正常值。在这样的血氧饱和度下，健康人群也会感觉不适，在这些脆弱的病人中更是如此。这些结果将引起了人们对这些病人的健康需求的关注。

Senaran 等[10]

这个前瞻性研究把 23 例脊柱侧凸合并单侧髋关节脱位的儿童与 83 例脊柱侧凸不合并髋关节脱位的儿童进行比较。脊柱侧凸合并髋关节脱位组诊断时的平均年龄为 10.4 岁（4~16 岁），平均随访时间为 3.6 年（2~8 年）。仅有脊柱侧凸组诊断时的平均年龄为 10.5 岁（3~18 岁），平均随访时间为 4 年（2~11 年）。该研究的目的是观察未经治疗的单侧髋关节脱位对脊柱侧凸发生的影响。作者发现，骨盆倾斜度较髋脱位本身更具有标志性意义。据报道，对照组平均每年进展 12.2°，合并单侧髋关节脱位组平均每年进展 12.9°。该研究是本次系统回顾中提出儿童生长发育高峰期间脊柱侧凸会恶化的唯一研究。然而研究中并未提及具体的诊断标准。

16.3.2　被排除的文献

Gu 等[11]

在 Loeters 等的系统回顾发表后，Gu 等对小于 18 岁的 110 例脑瘫病人进行了观察。除了其中 1 例病人，其他所有病人的 GMFCS 的分级均为 5 级，均生活于儿童护理院。临床上发现脊柱侧凸后，拍摄第一张 X 线片，其中 38 例病人按规定佩戴胸腰骶支具（未提及之后的拍片中是否佩戴支具）。总的来说，作者发现，12 岁前 Cobb 角大于 40° 的病人脊柱侧凸更有可能进展。第一次评估时的脊柱侧凸 Cobb 角变化范围较大，平均为 20.7°，变化范围为 0°~92°。最后一次随访时也是如此，平均为 39°，变化范围为 4°~120°。

Persson-Bunke 等[5]

这篇文献主要关注脑瘫病人中脊柱侧凸的发生率，也分析了脊柱侧凸、粗大运动功能和脑瘫亚型的关系，描述了病人初次诊断脊柱侧凸时的年龄。这个研究基于包括了 98.5% 脑瘫病人的登记系统的信息，进行了前瞻性的流行病学随访。1995—2008 年发现了 4~18 岁的 666 例病人脊柱的检查信息。

作者展示了脊柱侧凸发生的风险随着年龄和 GMFCS 分级的增加而增加，与脑瘫的亚型无关。并且，在大多数儿童中，脊柱侧凸均在 8 岁之后才诊断。GMFCS 4 级或 5 级的儿童，患中至重度（对中度脊柱侧凸的定义为在伸展和屈曲位均可见的弯曲，对严重脊柱侧凸的定义为没有外在帮助不能站立的严重侧凸）脊柱侧凸的风险为 50%。作者指出，他们缺乏 18 岁之后的数据，所以这个 50% 的风险没有考虑成人期的恶化风险。这个调查的目的是优化髋关节的处理方案，作者还提到髋关节发育不良的侵入性处理与脊柱侧凸的发生可能存在因果关系。

这样的结论对于脊柱外科医生来说毫不意外。这个研究努力尝试仅纳入明确诊断为脑瘫的病人。这是在明确诊断为脑瘫的病人中研究脊柱侧凸的唯一一项前瞻性研究。

16.3.3 有关治疗干预的研究

支具

支具治疗是否能改变残疾病人脊柱侧凸的自然史具有争议性，没有足够的证据支持或否认这个假设。最常被引用来否定支具作用的是 Miller 等[12]的文献。假设支具治疗不显著改变脊柱侧凸的自然史，那么我们是否可以利用原旨在描述支具或其他干预的研究来描述脊柱侧凸的自然史？

Miller 等把 22 例未治疗干预的病人和 21 例佩戴定制的 Wilminton 支具（每天 23h）的病人做了比较。他们回顾了 1971—1991 年的四肢瘫痪病人的数据，这些病人大多不具备行走能力。儿童病人是否接受支具治疗取决于医生对支具治疗态度，这会导致难以接受的偏倚。此外，未提供儿童和青少年病人的年龄信息。研究的终点是病人侧凸达到 50° 时的年龄。这篇文章经常被引用作为支具治疗无助于改变脑瘫的脊柱侧凸进展的证据。但因为方法学问题和病人诊断不明确，必须考虑这篇文献是否确实提供了有用的证据。这篇文献提供了病人的一些概览信息。例如，43 例病人中，28 例为长 C 形弯，弯度进展在青少年生长发育高峰加速。侧凸达

到 50° 是病人的平均年龄为 12.7 岁，范围不详。或许文章所提供的最有用的数据是，脊柱旋转 ≤ 2°（Nash 和 Moe）的 22 例病人，侧凸进展为每年 12.6°，若脊柱旋转 > 2°，弯曲进展为每年 25.3°[13]。

Terjesen 等回顾了 1982—1996 年支具治疗的 86 例病人[14]。病人队列来源于 1982—1996 年被诊断为脑瘫并具有学习障碍的 99 例病人。因为影像学资料不足，或者病人能独立行走，或者病人主要表现为脊柱后凸，13 例病人被排除。

所有病人均有严重的痉挛性四肢瘫痪、学习障碍，丧失了行走能力。如果脊柱侧凸 ≥ 25° 或者病人坐立困难，予以支具治疗。研究之初病人的年龄为 5~33 岁（平均 13.6 岁）。平均随访时间为 6.3 年（2~14 年）。根据年龄对病人进行分层，测量侧凸进展情况，结果如下：小于 10 岁每年 6.6°，10~14 岁每年 4.7°，14~19 岁每年 2.1°，大于 20 岁每年 0.8°。然而，这些差异不具有统计学差异。尽管支具的使用意味着观察到的可能不是严格意义上的自然史，但这些数值与临床经验吻合。

鞘内注射巴氯芬

比较接受与不接受鞘内注射巴氯芬的儿童病人脊柱侧凸的发展速率的文献也是研究脊柱侧凸自然史的信息来源。很可能这些较新的研究与明确诊断为脑瘫病人的研究较为一致。

Shilt 等[15]

这个研究纳入了 50 例鞘内注射巴氯芬的病人与 50 例对照组病人。对照组病人来源于作者的痉挛性瘫痪数据库（即病人不一定有脊柱侧凸，这点与 Senaran 等的研究不一样，详见下文。）对照组的病人平均年龄为 9.7 岁（3~17 岁）；87% 为四肢瘫痪；平均随访时间为 3 年（0.3~6.9 年）；初始 Cobb 角为 12.7°（0°~67°），最终 Cobb 角为 27°（2°~91°），平均进展速率为每年 5°（−4°~ 27°）。凑巧的是，Cobb 角的平均改变程度在鞘内注射巴氯芬组（每年 6.6°）与对照

组（每年 5.0°，P=0.39）之间无统计学差异。

鞘内注射巴氯芬组在 2000—2005 年接受了内固定融合。对照组的年龄未提及，但与鞘内注射巴氯芬组的年龄差异在 12 个月内，所以可假设他们是同期的。另外，对照组为痉挛性瘫痪病人。即使假设对照组为脑瘫病人，个体病人的差异仍是显著的，从他们的年进展角度进行外推可能不适用于个体病人。

Senaran 等[10]

Senaran 进行了类似的研究，把鞘内注射巴氯芬病人与在年龄、性别和功能匹配（以 GMFCS 来衡量）的对照组进行了匹配。作者对 1997—2003 年已存在脊柱侧凸或鞘内注射巴氯芬后出现脊柱侧凸的痉挛性大脑瘫痪病人进行了研究。鞘内注射巴氯芬 2 年以上的 107 例病人，26 例病人出现了脊柱侧凸，或脊柱侧凸出现了进展。对照组为 25 例儿童病人，平均年龄为 11.6 岁（5~18 岁）；平均随访时间为 4 年（2~11 年）；其中 3 例病人 GMFCS 分级 4 级，22 例病人 GMFCS 分级 5 级。诊断时脊柱侧凸平均为 28°（0°~64°），随访时为 73°（24°~113°），平均年进展 16.1°。和以前一样，这个研究描述了脊柱侧凸的变化情况，但据此对平均年进展角度的外推不一定有价值。

16.3.4 脑瘫：结论

如已发表文献所述，脑瘫病人脊柱侧凸的自然史并未有很好的文献支持。更令儿科医生震惊的是，研究中病人脑瘫的诊断并不明确，这些病人现在可能不一定会被诊断为脑瘫，很多数据不一定来源真正的脑瘫病人。未来需要准确识别脑瘫的病人群，来回答有关自然史的问题。

16.4 Friedreich Ataxia

Friedreich 共济失调（Friedreich ataxia，FA）是一种进展性、退变性常染色体隐性疾病，由共济蛋白缺失引起。这种多系统疾病影响中枢神经系统、外周神经系统、心脏、骨骼和内分泌胰腺。

共济蛋白是一种线粒体蛋白。在 FA 中，纯合子的鸟嘌呤 – 腺嘌呤 – 腺嘌呤（GAA）三核苷酸的在染色体 9q13 重复扩展引起共济蛋白基因的转录缺陷。在不受影响的个体中，GAA 重复 7~22 次，而在共济失调中，它重复出现成千上万次。这种疾病的基因基础在 1990 年代被描述，发现 Friedreich 共济失调的早发表型、临床严重性和青少年的死亡和 GAA 重复的长扩展相关，较为良性的病程则和短扩展相关。在基因学确诊前，诊断是临床学上的，基于神经症状可把病人分为典型（20 岁前）和不典型（20 岁后）两种类型。

16.4.1 FA：脊柱侧凸属于神经肌肉性并与肌无力相关吗？或者属于特发性且具有自身的特征？

既往描述典型 FA 脊柱侧凸自然史的文献描述的均为较严重的表型。而且，早期的研究是基于脊柱手术的病人，并假设所有病人的脊柱侧凸严重持续进展。

尽管他们在临床实践中未意识到这个问题，Labelle 等在 1986 年（在基因确诊之前，所以依赖于临床表型）对 56 例典型 FA 的病人进行了研究，排除了非典型 FA。平均随访时间为 9 年（1~16 年），最后一次随访年龄为 8~33 岁[16]。作者发现，根据脊柱情况，这些严重受累病人可以分为 3 个大致等同的亚组。第一组的脊柱侧凸持续进展至 Cobb 角大于 60°。第二组病人脊柱侧凸始终小于 40°，无进展。考虑到这些病人均随访至骨骼成熟后 10 年，这是一个重大的发现。第三组病人脊柱侧凸也小于 40°，但研究发表时，自骨骼成熟后，已有 10 多年未对这些病人进行随访，因此未能断言不会再进展。基于以上发现，作者质疑之前认为 FA 病人脊柱侧凸将持续进展的观点。第二个被质疑观点的是肌无力在脊柱侧凸发生中的作用。FA 中，脊柱侧凸是神经肌肉性的还是特发性的？

1995 年，同一团队的 Beauchamp 等发表了对典型 FA 病人肌肉力量的研究[17]。物理治疗师评估了 33 例 FA 病人。当病人丧失行走能力或侧凸进展时，并未观察到病人肌肉力量的减弱，进一步坚定了侧凸为特发性的信念。

与此同时，三核苷酸重复序列的基因学确诊扩展了临床表型，也指导研究者根据三核苷酸重复的数量来预测临床病程。La Pean 等尝试探索 FA 儿童病人临床病程的预测因素[18]。他们对很多因素进行了研究，如基因表型（重复的数量）、病人出现症状的年龄、使用轮椅的年龄。他们发现，GAA 重复的数量和恶化有关（重复数量越大，临床表现越差），儿童病人必须使用轮椅的年龄也是行走能力恶化的良好预测因素。

这将有助于预测 FA 病人脊柱侧凸的病程吗？这些病人患有脊柱侧凸，但遗憾的是，脊柱进展和功能或基因表型相关联的具体信息未能获取。La Pean 等承认这些信息的缺失，未来可能对此进行描述（2011 年 8 月）。

16.4.2　FA：结论

FA 病人的脊柱侧凸可能是特发性或综合征性的，不一定会进展。目前，我们不能通过基因型或临床表型来预测脊柱侧凸的自然史。

16.5　杜氏肌营养不良

在行动能力丧失后，杜氏肌营养不良的男性儿童病人的脊柱侧凸持续进展，这一点常被提及，影响了手术治疗[19]。有些研究提示部分男性儿童病人脊柱侧凸的自然史与其他病人不同，在侧凸类型、侧凸进展和治疗上均存在差异。早期手术和保守治疗孰优孰劣引起了激烈的争论。既往研究数据已影响治疗长达数十年。我们主要关注影响儿童和青少年杜氏肌营养不良病人的脊柱侧凸自然史的研究新进展。

16.5.1　通过膝 – 踝 – 足支具来保持病人的行走能力

当男性儿童病人需要依靠轮椅生活后，脊柱侧凸将持续恶化。在行走能力丧失之初通过膝 – 踝 – 足支具进行康复可使病人保留行走能力的时间延长 2 年，现已成为标准的治疗措施[20]。有证据表明，维持病人的站立和行走能力有助于预防杜氏肌营养不良病人脊柱侧凸的快速进展[21]。

16.5.1　激素

Kinali 等观察了 123 例男性儿童病人，这些病人在 2007 年时年龄均大于 17 岁[22]，其中 78% 的病人在丧失行走能力时通过膝 – 踝 – 足支具来康复，30% 的病人予激素治疗 2 月至 9 年（中位数 1 年）。作者发现，行走能力丧失的年龄较大和激素使用时间与脊柱侧凸发生的延迟之间存在较强的相关性，行走能力丧失的年龄越大，侧凸越小。

在过去的数十年里，北美激素的使用明显多于英国。2007 年，King 等回顾了 2000—2003 年招募的 143 例男性儿童和青少年病人，对杜氏肌营养不良病人使用激素治疗的结果进行了报道[23]。是否使用激素取决于父母的选择和对不良反应的耐受性。治疗组（53%）使用激素超过 1 年。使用激素时间少于 6 月或不使用激素的病人为未治疗组（47%）。激素治疗组的年龄为 5~18 岁。在研究开始的时候，病人的年龄差异较大。治疗组的平均年龄为 16.9 岁（6~30 岁），非治疗组的平均年龄为 14 岁（1~39 岁）。脊柱侧凸的发生均在 9 岁之后，脊柱侧凸的定义为在 X 线片上侧凸大于 10°。

16.5.3　脊柱侧凸角度的队列研究

Alman 等和 Biggar 等[24,25]发布了来源于加拿大多伦多的前瞻性研究，特别回顾了 10 岁左右的男性儿童和青少年病人中激素的使用和脊柱侧凸的发生之间的联系。7~10 岁的可行走的两组儿童病人被纳入至一项非随机对照研究中，观察地夫可特（强的松的衍生物）对肌肉力量和肺功能的作用。父母的选择决定是否使用激素。治疗组的 30 例病人使用地夫可特，对照组的 24 例病人没有使用。随访结束时病人平均年龄为 16 岁（15~18 岁）。平均随访时间为 7.3年（5~8 年）。

对照组的 24 例病人中，16 例病人（67%）发生了大于 20° 的脊柱侧凸，治疗组的 30 例病人中，5 例病人（17%）发生了大于 20° 的脊柱侧凸。对照组的 24 例病人中，15 例病人进行了脊柱手术，平均年龄为 13 岁（11~17 岁），手术时脊柱侧凸的平均角度为 35°（20°~60°）。治疗组的 30 例病人中，5 例病人进行了脊柱手术，平均年龄为 15 岁（11~17 岁），手术时脊柱侧凸的角度信息未提供。

2006 年，同一团队的 Biggar 等扩展了上述研究，纳入了 1990—2004 年的 74 例男性儿童病人，这些病人在 10~18 岁接受了监测。是否使用激素决定于父母的选择、对不良反应的耐受性和激素是否能常规获得（即 1993 年后）。治疗组的男性儿童病人在 6~8 岁时开始地夫可特治疗，治疗时间至少持续 2 年。

18 岁前，34 例未治疗的病人中，30 例病人（90%）脊柱侧凸角度大于 20°，进行了手术治疗。治疗组的 40 例病人中，则只有 4 例病人（10%）脊柱侧凸角度大于 20° 并进行了手术治疗。

两项研究都阐明了尽管激素治疗可以延缓脊柱侧凸的进展，但不能确定脊柱侧凸的减少是因为病人丧失行走能力的年龄较大还是因为肌肉力量减弱延缓。此外，该研究不能得出激素的使用可以推迟而不能防止侧凸出现的结论。

16.5.4　未来：反义寡核苷酸

与脑瘫和 FA 不同，对于改变杜氏肌营养不良的脊柱侧凸的自然史来说，这是令人鼓舞的证据，甚至有可能改变杜氏肌营养不良疾病本身的自然史。杜氏肌营养不良是由抗肌萎缩蛋白基因的变异引起的。分子水平上，男性儿童病人中某片段的基因表达（外显子）干扰了抗肌萎缩蛋白的表达。新疗法通过跳过这些外显子，使更多的抗肌萎缩蛋白被表达。2011 年 8 月发表了该疗法的第一个二期的临床研究。Cirak 等纳入了 6 例杜氏肌营养不良病人，当给予增大剂量的二胺吗啉代寡核苷酸（反义寡核苷酸）时，抗肌萎缩蛋白的表达增多[26]。

16.6　结论

对 ICD-10 定义的神经肌源型脊柱侧凸包括的 3 个诊断都进行了讨论。因为脑瘫本身的诊断的影响，相关的已发表文献难以说明脊柱侧凸的自然史。FA 中脊柱侧凸自然史的临床病程较为清楚，但因为临床表现差异较大，难以据此来对个体病人进行预测。杜氏肌营养不良中脊柱侧凸的自然史的证据最为可信，我们也将看到最令人振奋的改变，即疾病本身的改变将改变脊柱侧凸的自然史。

参考文献

[1] McCarthy RE. Management of neuromuscular scoliosis. Orthop Clin North Am, 1999, 30: 435-449, viii

[2] Rosenbaum L, Paneth N, Leviton A, et al. The defini-tion and classification of cerebral palsy. Dev Med Child Neurol, 2007, 49:8-14

[3] Loeters MjB, Maathuis CGB, Hadders-Algra M. Risk factors for emergence and progression of scolJosJs in children with severe cerebral palsy: a systematic review. Dev Med Child Neuro1, 2010, 52:605-611

[4] Palisano Rj, Rosenbaom PL, Walter SD, et al. Development and reliability of a system to classify gross motor function in children with cerebral palsy. Dev Med Child Neurol, 1997, 39:214-223

[5] Persson-Bunke M, Häigglund G, Lauge-Pedersen H, et al. Scoliosis in a total population of children with cerebral palsy. Spine, 2012, 37:E708-E713

[6] Saito N, Ebara S, Ohotsuka K, et al. Natural history of scoliosis in spastic cerebral palsy. Lancet, 1998, 351: 1687-1692

[7] Maid ME, Muldowny DS, Holt RT. Natural history of scoliosis in the institutionalized adult cerebral palsy

population. Spine, 1997, 22: 1461-1466

[8] Tbometz jG; Simon SR. Progression of scoliosis after skeJetal maturity in institutionalized adults who have cerebral palsy, j Bone Joint surg Am, 1988, 70:1290-1296

[9] Kalen V, Conklin MM, Sherman FC. Untreated scoliosis in severe cerebral palsy, j Pediatr Orthop, 1992, 12:337-340

[10] Senaran H, Shah SA, Presedo A, et al. The risk of progression of scoliosis in cerebral palsy patients after intrathecal baclofen therapy. Spine, 2007, 32:2348-2354

[11] Gu Y, Shelton JE, Ketchum JM, et al. Natural history of scoliosis in non-ambulatory spastic tetraplegic cerebral palsy. PM R, 2011, 3:27-32

[12] Miller A, Temple T, Miller F. Impact of orthoses on the rate of scoliosis progression in children with cerebral palsy. J Pediatr Ortbop, 1996, 16:332-335

[13] Nash CL Jr, Moe JH. A study of vertebral rotation. J Bone Joint Surg Am, 1969, 51:223-229

[14] Terjesen T, Lange JE. Steen H. Treatment of scoliosis with spinal bracing in quadriplegic cerebral palsy. Dev Med Child Neurol, 2000, 42: 448-454

[15] Shilt JS, Lai LR Cabrera MN, Frino J, et al. The impact of intrathecai baclofen on the natural history of scoliosis in cerebral palsy. J Pediatr Orthop, 2008, 28:684-687

[16] Labelle H, Tohmé S, Duhaime M, et al. Natural history of scoliosis in Friedreicb's ataxia. j Bone Joint Surg Am, 1986, 68:564-572

[17] Beauchamp M, Labelle H, Duhaime M, et al. Natural history of muscle weakness in Friedreich's ataxia and its relation to loss of am-bulation. Clin Orthop Relat Res, 1995, 270-275

[18] La Pean A, Jeffries N, Grow C, et al. Predictors of progression in patients with Friedreich ataxia. Mov Disord, 2008, 23: 2026-2032

[19] Wilkins KE, Gibson DA. The patterns of spinal deformity in Duchenne muscular dystrophy. J BoneJoint Surg Am, 1976, 58:24-32

[20] Bakker JPJ, de Grout Ii, Beckerman H, et al. The effects of knee-ankle-foot orthoses in the treatment of Duchenne muscular dystrophy: review of the literature. Clin Rehabil, 2000, 14; 343-359

[21] Rodillo EB, Fernandez-Bermejo E, Heckmatt JZ, et al. Prevention of rapidly progressive scoliosis in Duchenne muscular dystrophy by prolongation of walking with orthoses. J Child Neurol, 1988, 3: 269-274

[22] Kinali M, Main M. Eliahoo J, et al. Predictive factors for the development of scoliosis in Duchenne muscular dystrophy. Eur J Paediatr Neurol, 2007, 11: 160-166

[23] King WM, Ruttencutter R, Nagaraja HN, et al. Orthopedic outcomes of long-term daily corticosteroid treatment in Duchenne muscular dystrophy. Neurology, 2007, 68:1607-1613

[24] Alman BA, Raza SN, Biggar WD. Steroid treatment and the develop-ment of scoliosis in males with Duchenne muscular dystrophy. J BoneJoint Surg Am, 2004, 86-A: 519-524

[25] Biggar WD, Harris VA, Eliasoph L, et al. Long-term benefits of defiazacort treatment for boys with Duchenne muscular dystrophy intheir second decade. Neuromuscul Disord, 2006, 16:249-255

[26] Cirak S, Arechavala-Gomeza V, Guglieri M, et al. Exon skipping and dystrophin restoration in patients with Duchenne muscular dystrophy after systemic phosphorodiamidate morpholino oligomer treatment: an open-label, phase 2, dose-escalation study. Lancet, 2011, 378:595-605

第 17 章

神经肌源型脊柱侧凸的结果评估

Michael Grevitt；周春光 徐皓 译，宋跃明 校

"请你告诉我，离开这里应该走哪条路
这要看你想去哪儿
去哪里，我不大在乎
那你走哪条路都没关系"
——Lewis·Carroll，《爱丽丝漫游奇境记》

本章评估了神经肌源型脊柱侧凸的手术结果，并指出了既往研究中如何定义结果"良好"的内在方法学问题。对回顾性病例队列的分析揭示了侧凸手术报道结果和家属满意率不一致的原因。文献报道结果良好，但是术后功能却没有实质性改善，一种可能的解释是"认知失调"。父母或家属对改善外观的认识也进行了讨论。作为回顾性的对比研究，对一项前瞻性研究进行了重点解读。最后，对未来的研究及结果评估提出了建议。本文采用全身受累的痉挛性脑瘫病人作为范例。

17.1 背景

神经肌源型侧凸的手术大体反映了脊柱外科手术的发展。Harrington 最先使用 Harrington 棒治疗麻痹型脊髓灰质炎引起的畸形。然而，是 Eduardo Luque 发明的器械开创了节段性矫形的时代，固定牢固，融合率更高，避免了术后长期制动和对支具的依赖（图 17.1）。当人们认识到骨盆倾斜可能引起疼痛和残疾以后，技术有了更多的进展，例如 Galveston 骨盆固定技术和 U 型棒。神经肌源型脊柱侧凸的常见手术目的如下。

1. 减少疼痛，改善健康相关的生命质量。
2. 矫正骨盆倾斜和肋骨骨盆撞击。
3. 脊柱冠状位和矢状位平衡。
4. 牢固的关节融合。
5. 最少的并发症。

17.1.1 照顾者高满意率

最早可以追溯到 1980 年代的许多文章已经证明陪护者对手术结果的高满意率。Comstock 等指出，父母或陪护者有 85% 表示对手术结果非常满意，并指出手术提高了病人坐的能力，改善了外貌，便于护理，提高了舒适度[1]。

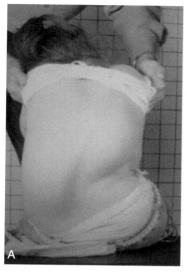
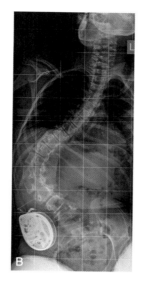
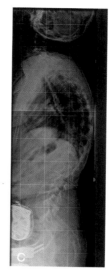
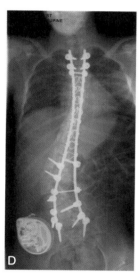
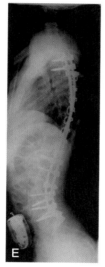

图 17.1　A.13 岁女性，全身受累的脑瘫病人。可见不对称的坐姿，重量集中在左臀部，并且需要外力帮助维持坐姿。B. 后前位脊柱全长片显示了典型的骨盆倾斜、肋骨骨盆撞击征和明显的腰椎侧凸，还显示了一个巴氯芬鞘内泵。C. 侧位片显示了胸椎的严重后凸。虽然这张片子上并不明显，但是这类病人如果没有有效保护的话，会有严重的矢状位不平衡问题。本图还显示之前进行过髋部的手术。D. 术后正位片显示侧凸和骨盆倾斜得到矫正，平衡良好，采用椎弓根螺钉结合椎板下钢丝的混合固定方式，胸椎后凸得到矫正，矢状位的外形得到改善

通过向父母及陪护者发放调查问卷，Tsirikos 等指出，照顾者并没有意识到侧凸畸形对头部控制、手的使用和进食功能的影响[2]。父母和陪护者都反映了手术对病人的整体功能、生活质量和便于护理的积极影响。父母对子女外观的改善更加看重，而老师和治疗师则更肯定对粗大运动功能和口腔运动功能的改善。95.8% 的家长和 84.3% 的护理人员表示他们会推荐进行手术。

Bothtz 等通过向家长或陪护者发放修改版的 CPCHILD 评分来评估病人的结果[3]。术后的健康相关生命质量有明显的提高。病人对手术结果的满意率为 91.7%。

17.1.2　并发症发生率高

这些病人进行脊柱手术的主要风险是并发症发生率高。Lonstein 等报道 54 例（58%）病人出现了 83 次早期并发症。有 2 例病人（1.1%）在首次住院时需要再次手术：1 例是因为感染，另 1 例是因为近端钩的切割及交界性后凸。有 44 例病人（47%）出现 81 次晚期并发症。大部分的并发症较小（即不需要额外的护理或手术）。7 例（7.5%）病人出现了假关节，出现时间平均为术后 30 个月。有 8 例病人因为晚期并发症进行了 9 次手术：5 例假关节修复，3 例需取出突出的髂骨螺钉，以及 1 例近端交界性后凸[4]。

Master 等的病例队列研究报道了 37 例病人

的 46 次严重并发症（28%），其中包括 2 例死亡病例。不能行走和术前侧凸角度大与更高的严重并发症发生率相关。不能行走的病人发生严重并发症的可能性几乎是可以行走的病人的 4 倍。术前主弯超过 60° 是并发症风险高的最准确提示 [5]。

即使在椎弓根螺钉时代（理论上术中出血比 Luque-Galveston 技术更少），并发症的发生率依然很高。Modi 在病例队列研究中报道了严重并发症的发生率为 32%，大多数在肺部。有 2 例病人在围术期死亡，1 例由于螺钉进入椎管出现了神经功能受损，但在移除螺钉后恢复 [6]。

17.1.3　缺乏功能改善有力证据

另一个问题是鲜有文章报道神经肌源型侧凸病人术后有显著的功能改善。Modi 等 [6] 回顾性分析了 43 例病人，术后平均随访 3 年。采用改良的 Ranchos Los Amigos Hospital 功能评分系统，其中 1 级表示可独立行动，5 级表示病人只能卧床。结果显示 42% 的病人术后有 1 级或以上的功能改善。对不能行走的病人，都可以独立地坐起来或者从卧床状态到可以在固定保护下坐起来。

Watanabe 等 [7] 指出术后的功能改善有限，其中坐位平衡的改善是最重要的。不过 8%~40% 的病人认为手术结果有改善，总体满意率达到 92%。

Bohtz 等 [3] 的研究表明脊柱侧凸矫形程度和家长或照顾者对健康相关生活质量改善的评分之间没有显著相关性。有趣的是，在并发症发生率、健康相关生活质量改善与对手术结果的满意率之间没有相关性。

Coms Stock 等 [1] 报道的满意率高，值得注意的是其远期并发症的发生率高。在中位数 4 年（随访 2~14 年）的随访中，30% 的病人出现侧凸、骨盆倾斜和失代偿进展。超过 75% 有侧凸进展的病人手术时骨未成熟并且只进行了后路手术，21% 的病人由于疾病进展需要进行翻修手术。

总之，虽然痉挛型脑瘫引起的神经肌源型脊柱侧凸的术后并发症发生率较高，但是父母和照顾者的满意率很高。此外，在大多数报道中，关于手术明显的功能改善仅有有限的证据，影像学改善（侧凸和骨盆倾斜）和满意度之间也没有相关性。这些明显不一致的原因我们接下来会讨论。

17.2　回顾性研究

关于神经肌源型脊柱侧凸病人术后效果的文献主要是单中心的回顾性队列研究。在多数文献中，没有使用有效的结果测量系统或调查问卷，其中的内在方法学缺陷在 Watanabe 等的研究中可以见到。他们评估了 84 例痉挛性脑瘫病人，术后平均随访 6.2 年（随访 2~16 年）。除了影像学评估，他们采用调查问卷来评估这组病人的疼痛、功能、外观和其他健康相关生活质量等方面的情况。

1 期望（1 个问题）

2 整形效果（2 个问题）

3 功能（6 个问题）

4 病人护理（3 个问题）

5 生活质量（3 个问题）

6 肺部问题（2 个问题）

7 疼痛（1 个问题）

8 并发症（1 个问题）

9 自我形象（1 个问题）

10 满意度（3 个问题）

作者证明，大部分病人（准确地说是病人的家长和照顾者）对手术治疗满意。对结果不太满意的病人有更多的并发症，主弯 Cobb 角矫正更差。

然而，这篇文章细读之下就能发现严重缺陷。由于严重的学习能力缺陷，84 例病人中只有 4 例（5%）回答了调查问卷，剩下的都是由家长或照顾者完成的。此外，每个功能领域的术前术后状态都包含在一个问题里。因此，由于回忆偏倚（尤其是一些进行了 16 年随访的病例）和第三方报告（病人的情况由代理人介绍），结果的有效性值得怀疑。因此，对于一个没有描述内在一致性、建构效度和重测信度结果的价值是值得怀疑的。

17.3 认知失调

可以观察到一个明显的矛盾：手术干预的并发症发生率高，并且很少或没有功能改善，但是病人父母评价却较好，满意率高。这可能可以用认知失调的概念和病人–家长–外科医生三方的复杂动力学来解释。

认知失调是社会心理学中一个流行的理论，用来描述当一个人同时持有两个或以上互相冲突的"认知"（例如思想、信仰或价值观）时所经历的不安、焦虑及内疚感等情绪。该理论的一个核心原则是，认知失调的人会试图通过以下三种方法中的一种来降低自己情感上的冲突（或者说，失调）：降低其中一项不和谐因素的重要性、加强一致的元素或者改变其中一个不和谐的因素。吸烟就是一个例子。吸烟者必须在过健康长寿生活的欲望和吸烟这种广为人知的对健康有害的爱好所带来的乐趣之间去平衡。因此吸烟者可能会否认吸烟与肺癌有关联的证据，推论只有少数吸烟者生病，只有抽烟很多的人生病或者即使吸烟者不死于吸烟，也会因其他原因死亡。

17.4 侧凸手术中的心血辩护模式

认知失调中有一条称为"心血辩护模式"，与手术的决定以及后续的结果相关性很大。心血辩护是指个人或群体会趋向于认为付出努力才得到或达到的结果具有更大的价值（通常是抽象的价值、地位或幸福感）。当个人自愿从事不愉快的活动以达到预期目的时会发生认知失调。认知失调可以通过夸大对目标的愿望来

减轻。在这个领域，最早的经典实验之一是个人想要加入某团体，必须进行一个严格的或温和的入会仪式。在严格入会仪式组，入会者必须参加一个非常尴尬的活动；在温和入会仪式组，入会者只需完成简单的任务。如果个人拟参加的团体的活动枯燥乏味，相比于温和入会仪式组，经历了严格入会仪式的参与者们认为活动更有趣。试验组，也就是入会仪式更困难（尴尬等于努力），必须提高团体的主观价值来解决认知失调。

以上理论如何运用到神经肌源型脊柱侧凸中呢？神经肌源型脊柱侧凸中，当病人的畸形进展而潜在的解决方法（即手术）可能意味着显著的并发症风险时，家长和照顾者可能会认知失调。尽管最终的术后问题或功能改善很少，但是心血辩护模式使得满意率的报道结果可能会比较好。在这种情况下，在下决心手术过程中的感情投入和住院期间照顾孩子的时间花费代表了所付出的努力。

17.5 整形效果

在将神经肌源型脊柱侧凸病人的外观改善作为照顾者满意度的一个因素而特别指出之前，有必要在青少年特发性脊柱侧凸病人中考虑相同的事情。在青少年特发性脊柱侧凸中，改善外观是一个公认的手术目的。更重要的是，其他方面都很健康的青少年，可以独立地感受由侧凸引起的生活质量下降，并表达关于手术效果的看法。

17.5.1 青少年特发性脊柱侧凸手术治疗的整形效果

Bridwell 等[8] 指出，父母对整形效果的担忧明显比病人更大，而且父母对手术的期望也更高。Sanders 等[9] 通过被验证过有效的调查问卷（the Walter Reed Visual Assessment Scale）进行评估，父母对剃刀背畸形和肩膀不平衡的

评估比青少年更严重。Rinella 等[10]要求病人及家长分别完成脊柱侧凸研究协会问卷（SRS 24）。家长的总体得分，包括外观改善和护理满意度都比病人更高。这些文章表明，父母对病人肋骨隆起或外观缺陷的看法明显要比孩子所表达出来的更坏[10]。Smith 等[11]也指出，父母和孩子对术后外观的评估一致性很差。

17.5.2　神经肌源型脊柱侧凸的整形效果

神经肌源型脊柱侧凸的情况更加复杂，因为患儿可能有严重的学习障碍，因此不能表达自己对矫形术后外观改善的看法。鉴于这种情况，照顾者和父母可能对孩子的整体外观非常关注，同时对于病人疼痛的增加也比较关切，这些可能会促使他们做出做手术的决定。

此外，成功的手术有明显的好处：孩子能够直立地坐起来和更好地融入周围环境。单单只是这一方面就是促使决定手术的强有力支撑。对于手术结果的评价，这种心理上的积极促进就和术后脊柱变得更直所带来的功能改善一样重要。在认知失调理论中，孩子外观改善，能够在轮椅上直立地坐起来，减少对调整、模型座位、固定带或支撑物的需求，也是一个有力的"和谐"因素。

这些因素似乎只在很少数讨论继发于脑瘫的脊柱侧凸的术后整形效果的研究中被证实。Tsirikos 等[7]的报道中，问卷调查表明父母在术后可能会更关心外观的改善，而治疗师可能会更关注粗大运动和口腔运动功能。Watanabe 等[7]报道 94% 的病人父母认为术后孩子外观有显著改善。在 Cosmstock 等[1]的报道中，更好的躯干外形也是高满意率的一个重要原因。

17.6　前瞻性研究

前面的部分论述了关于全身受累型脑瘫患儿接受脊柱畸形矫形术后父母及照顾者的回顾性研究。研究中有很高的满意率，但这很容易有回顾性及其他多种形式的偏倚。因此，任何旨在前瞻性地评估手术效果的研究都值得仔细阅读。不幸的是，很少有这样的研究发表。

Jones 等 12 使用北美儿童骨科协会手术结果问卷（表 17.1）对一组全身受累型脑瘫患儿的父母进行前瞻性调查，分别在术前、融合术后 6 个月及 1 年进行。20 例病人父母完成了术前调查问卷，其中 10 例病人的父母完成了术后 6 月和 1 年的调查，另有 7 例病人的父母仅完成了术后 1 年的调查。

父母术前的评估表明病人并发症多；而术后的评估表明，术前、术后患儿的身体功能、缺课情况、并发症及父母健康没有明显变化。然而术后 1 年，患儿表达疼痛、高兴的感觉以及感觉到不适或劳累的频率明显改善了。同样的，术后 6 个月除了疼痛和高兴的评估，其他的也都有显著改善。并发症的存在并没有明显影响问卷结果。

尽管这项研究尝试收集有严重身体缺陷和学习障碍的患儿接受手术治疗后的前瞻性数据，但是它有严重的方法学缺陷。最明显的问题是，研究纳入的样本量太小，同时术后 6 个月的调查问卷完成率太低。潜在的高第一类误差减少了发现有意义差异的可能性。问卷的多方面对比还存在发生第二类误差，特别是 P 值比 0.05 稍大的时候。缺乏 Bonferroni 校正来调整多因素对比削弱了对结果的解释。

有必要质疑 POSNA 调查问卷是否真的适用于本组病人。正如作者在讨论中提到的，这组病人的平均总体功能得分比其他肌肉骨骼疾病患儿高出 2.5 个标准差，而量表的有效性在那些病人中已得到验证。例如，能否扣扣子、参加运动或自己移动这样的问题是完全不适用于这些患有全身受累的脑瘫、有严重学习障碍和依赖性的病人。考虑到这些，当受试组问卷的结构效度存疑时，在调查过程中存在天花板效应或地板效应。

表 17.1　北美儿童骨科协会肌肉骨骼结果数据评价及管理系统（MODEMS）量表

类别		问题数量	问题举例
总体表现	幸福感	5	您的孩子过去一周看起来非常开心，有点开心，不确定，有点不开心还是非常不开心？
	健康概况	4	过去一周中，您的孩子在大部分时间，一部分时间，少数时间还是完全没有表现得有活力？
父母满意度	学校缺课	1	在过去的 12 个月中，您孩子由于健康问题平均缺课的频率。
	期望	9	作为治疗结果，您完全、大概、不确定、大概不还是完全不期待你的孩子能在家里活动？
	满意度	1	如果您的孩子以后的肌肉骨骼情况都像现在一样，您会很满意，有点满意，中立，有点不满还是非常不满？
整体功能	上肢功能	8	过去一周中，您孩子扣扣子很轻松，有点困难，非常困难还是完全做不到？
	参加运动	12	过去一周您的孩子骑自行车很轻松，有点困难，非常困难还是完全做不到？
	移动 / 基础活动	11	您的孩子从来不、有时候、大约一半的时间、经常还是总是需要他人帮忙坐或站起来？
	舒适度（免于疼痛）	3	过去一周中您的孩子有非常严重的疼痛、严重疼痛、中等温和、非常温和还是完全没有疼痛？
附加问题	合并症	15（每个 3 部分）	您的孩子是否有过哮喘？是否接受过哮喘的治疗？有没有目前因为哮喘导致活动受限？
	照顾者的健康	2	总的来说，您觉得您的健康太好了，很好，好，还行或很差？

抛开上述缺陷不谈，这项研究确实支持了之前的回顾性研究的发现（例如父母的高满意率）。在大多数的案例中，父母的期望得到了满足。值得注意的是，父母的期望是手术会使孩子的外形更好看。手术带来的躯干形状和坐姿明显的改变可能是最显而易见的收益，这种积极的心理促进和心血辩护是父母满意的根本原因。

更难理解的是父母对孩子术后的"幸福"的理解。幸福感评分的计算来自于 5 个问题，分别是关于孩子的外观、身体、健康、穿衣能力和与同龄人进行相同的活动。很明显，这些问题更多是父母看法的反映，而不是来自于孩子的反馈。

17.6.1　需要更多的客观测量结果

通过前面的讨论，很明显可以看出结果的评估高度依赖父母或照顾者的看法和他们期待的"日程表"。后者包括了外观改善和一些抽象的概念，比如幸福感，然而在患儿有严重学习障碍的情况下，这些抽象概念很难评估。这些"软性"的结果测量应该和病人即使成功手术但健康状态也常常不好的事实相比较。

Asher 等[13]采用后路固定融合术治疗了 117 例神经肌源型侧凸病人，记录了病人脊柱再手术、死亡及手术时间间隔的情况，研究了可能影响生存的因素。110 例病人（94%）在平均 11.9 ± 5.3 年（2~20.9 年）的随访中完成了再次手术和生存统计。年龄较小的一半（小于 13.75 岁）病人发生围术期并发症的可能性更高（P=0.0068）。12 例病人（11%）接受了再次的脊柱手术。再次手术的 5 年生存率为 91%，10 年及 15 年生存率为 90%，20 年生存率为 72%。术后 4~20 年，共有 22 例病人（20%）死亡。5 年生存率为 98%，10 年生存率为 89%，15 年生存率为 81%，20 年生存率为 56%。唯一一个与生存率相关的变量是一个或更多围术期并发症（P=0.0032）。总之，术后4年生存率开始下降，并且与围术期并发症显著相关。

Tsirkos等14也记录了288例接受了脊柱融合的神经肌源型脊柱侧凸患儿的生存率。手术时平均年龄为13岁11个月。Kaplan–Meier生存分析显示平均术后预测生命为11年2个月。使用Cox比例风险模型来评估预测因素，例如性别、手术年龄、行走和认知功能、冠状位和矢状位畸形程度、术中出血、在ICU的天数以及住院天数。只有术后ICU天数和术前严重胸椎后凸影响生存率。这项研究为脑瘫患儿脊柱融合术后出现寿命预期缩短指出了有统计学意义的因素。

鉴于这些情况，可以说更重要的是确认哪些病人可以通过手术延长寿命或至少提升健康相关生命质量。对结果更多的客观测量，例如下面列出的项目，可能会在某种程度上为无自主能力的病人提供是否进行大手术的证据。下面是一些对神经肌源型侧凸病人术后结果客观测量的建议。

1. 饮食和体重增加。

2. 夜间血氧饱和度。

3. 呼吸道感染率。

4. 坐姿耐受时间。

5. 褥疮率。

6. 癫痫发作频率。

7. 入院次数。

参考文献

[1] Comstock CP, Leach J, Wenger DR. Scoliosis in total-body-involve-ment cerebral palsy. Analysis of surgical treatment and patient and caregiver satisfaction. Spine, 1998, 23: 1412-1424, discussion 1424-1425

[2] Tsirikos Al, Chang WN, Dabney KW, et al. Comparison of parents' and caregivers' satisfaction after spinal fusion in children with cere-bral palsy. J Pediatr Orthop, 2004, 24:54-58

[3] Bohtz C, Meyer-Heim A, Min K. Changes in health-related quality of life after spinal fusion and scoliosis correction in patients with cere-bral palsy. J Pediatr Orthop, 2011, 31: 668-673

[4] Lonstein JE, Koop SE, Novachek TF, et al. Results and complica-tions after spinal fusion for neuromuscular scoliosis in cerebral palsy and static encephalopathy using luque galveston instrumentation: experience in 93 patients. Spine, 2012, 37:583-591

[5] Master DL, Son-Hing JR Poe-Kochert C, Armstrong DG, Thompson GH. Risk factors for major complications after surgery for neuromus-cular scoliosis. Spine, 2011, 36:564-571

[6] Modi HN, Hong JY, Mehta SS, et al. Surgical correction and fusion using posterior-only pedicle screw construct for neuropathic scoliosis in patients with cerebral palsy: a three-year follow-up study. Spine, 2009, 34:1167-1175

[7] Watanabe K, Lenke LC, Daubs MD, et al. Is spine deformity surgery in patients with spastic cerebral palsy truly beneficial?: a patient/parent evaluation. Spine, 2009, 34:2222-2232

[8] Bridwell KH, Shufflebarger HL, Lenke LG, et al. Parents' and patients' preferences and concerns in idiopathic adolescent scoliosis: a cross-sectional preoperative analysis. Spine, 2000, 25:2392-2399

[9] Sanders JO, Polly DW Jr Cats-Baril W, et al. AlS Section of the Spinal Deformity Study Group, Analysis of patient and parent assessment of deformity in idiopathic scoliosis using the Walter Reed Visual Assess-ment Scale. Spine, 2003, 28:2158-2163

[10] Rinella A, Lenke L, Peelle M, et al. Comparison of SRS questionnaire results submitted by both parents and patients in the operative treatment of idiopathic scoliosis. Spine, 2004, 29:303-310

[11] Smith PL, Donaldson S, Hedden D, et al. Parents' and patients' perceptions of postoperative appearance in adolescent idiopathic scoliosis. Spine, 2006, 31:2367-2374

[12] Jones KB, Sponseller PD, Shindle MK, et al. Longitudinal parental perceptions of spinal fusion for neuromuscular spine deformity in patients with totally involved cerebral palsy. J Pediatr Orthop, 2003, 23:143-149

[13] Asher MA, LaY SM, Burton DC. Subsequent, unplanned spine surgery and life survival of patients operated for neuropathic spine deformity, Spine, 2012, 37:E51-E59

[14] Tsirikos Al, Chang WN, Dabney KW, et al. Life expectancy in pediatric patients with cerebral palsy and neuromuscular scoliosis who underwent spinal fusion. Dev Med Child Neurol, 2003, 45:677-682

第 18 章

神经肌源型脊柱侧凸手术治疗及结果

S.M. H. Mehdian, Nasir Quraishi；孙东 张泽华 译，许建中 校

神经肌源型疾病包括多种情况，最常见的肌源型疾病是 Duchenne 肌营养不良，最常见的神经源型疾病是脊髓性肌萎缩症（spinal muscular atrophy，SMA）。早发型神经肌源型脊柱侧凸病人多数患有脊髓性肌萎缩症，是一种幼儿期的常染色体隐性遗传疾病（5 号染色体的 SMN 1 基因同质突变和 SMN 2 基因的跳跃）。脊髓性肌萎缩症病人表现为脊髓前角细胞退变。确诊需要结合临床表现（肌张力减退、反射消失），肌电图显示肌颤和失神经支配，肌肉活检及 PCR DNA 基因检测也是诊断这种疾病的确定性方法 [1]。

本病根据发病年龄不同分为 4 型：1 型 6 个月前发病；2 型 6~18 个月发病；3 型 18 月后发病；4 型 30 岁以后发病，为良性。超过 70%~80%的 SMA 病人伴有脊柱侧凸。尤其是所有 2型 SMA 病人 3 岁前就出现侧凸畸形，10 岁前出现超过 50°的明显弯曲。因此，择期手术干预适合于所有 2 型 SMA 病人 [2]。

脊髓性肌萎缩症，如 Duchenne 肌营养不良，可累及多个系统，因此需要多学科联合评估和治疗。进行性肌无力可导致呼吸功能受限、关节挛缩和营养性疾病。婴幼儿时期重度侧凸的进展非常具有挑战性，预防或早期支具治疗并不能阻止侧凸出现和进展。侧凸畸形会导致呼吸困难，并可长期限制胸廓的发育。这一脊柱畸形通常是进展性的，C 型胸腰弯伴有骨盆倾斜。侧凸畸形也可同时伴有后凸加大或胸椎前凸。这一畸形会导致坐立失衡，躯干短缩，心脏和肺脏受压。因躯干旋转和畸形，肋骨活动度减少，导致呼吸功能下降。

本章介绍我们治疗早发神经肌源型脊柱侧凸（主要是 SMA）的方法。包括治疗这些脆弱的病人所需的术前评估，优先考虑生长棒手术，术后治疗。

18.1　手术指征

研究表明：对神经肌源型疾病病人，支具对阻止脊柱畸形的进展无效，手术是矫正严重

侧凸畸形的首选方案。它可以改善病人心肺功能、坐立平衡、外观和生活质量。而对于这一群体，手术是具有高风险的治疗手段。需要进行仔细的术前评估，评估并不仅限于脊柱畸形本身，还需要包括麻醉、儿童心肺护理、术后ICU 和术后康复训练。

我们认为手术适合于侧凸进展快速的早发型神经肌源型脊柱侧凸病人，包括所有 2 型SMA 病人。我们倾向选择生长棒技术，可以早期矫正进展型侧凸，也可引导脊柱生长。理论上可以保护肺功能，利于日常护理，促进借助轮椅的活动。

18.1.1　术前评估

为了术中安全和减少术后并发症，术前需要评估肺功能。术前肺功能和术后并发症之间的关系并不明确[2]。Wang 等深入探讨了这一问题，建议对临界肺功能病人进行术前睡眠研究，密切术后监护，拔管后无创双水平正压通气治疗[3]。

另外，需要注意营养支持、大小便功能、关节挛缩、血栓和术前所用药物。与患儿家长讨论麻醉苏醒的问题，如可能需要呼吸机辅助呼吸和 / 或气管切开。充分告知患儿和家长所有治疗相关问题，包括手术目的、可能的不良事件及对日常生活的影响。

18.1.2　术中方案

建议行麻醉控制性降压，使用自体血液回收和氨甲环酸，血液稀释，行血流动力学监测，正确放置胃管和 Foley 尿管或留置导尿。保持体温正常也很重要，以防大出血和血栓。避免使用抗胆碱药物。我们术中使用 SSEP 和 Tc-MEP脊髓电生理监护。

18.1.3　术后治疗方案

术后治疗由经验丰富的多学科专家团队实施：外科医生，PICU 团队，康复医生。术后患儿送至 PICU，特别是呼吸功能不全需要特别监

护时。物理治疗师可以教病人如何呼吸和咳痰。

康复医生在患儿家里给予足够的治疗，协调适应能力。（电动）轮椅可能需要调整到适合患儿坐姿和最小力量维持头部平衡的位置。通过咨询全科医生，可能需要临时家庭护理[2]。目前的内固定系统能够提供足够的稳定性，术后不需要使用支具。

18.2　手术选择

如前所述，早发型神经肌源型脊柱侧凸手术治疗策略包括融合手术和生长棒技术。众所周知，在出生时肺部发育并没有完成，但融合手术限制脊柱和胸廓的发育。8 岁以前，脊柱侧凸导致的胸廓畸形会通过抑制肺泡和肺小动脉的生长，影响肺部发育成熟。脊柱生长发育的高峰在 5 岁以前，5~10 岁发育减缓，然后又加快[4]。因此，早期非融合治疗进展型脊柱侧凸对改善肺功能、内脏发育非常重要，可以使脊柱生长尽可能正常。

手术策略为后路脊柱固定，并使用生长棒。双生长棒技术包括基底部位短节段融合，棒上下跨越畸形部位。而双棒需要大约每 6 个月延长一次，在脊柱获得最大生长限度后，最终做确定性融合手术[5]。我们已使用自生长棒系统超过 20 年，不需要每 6 个月延长双棒一次。毫无疑问，全麻下行一次自生长棒系统手术优于使用其他系统的多次手术。

18.2.1　自生长棒系统手术技巧

Luque 和 Cardoso 研发了脊柱节段性固定技术用于婴幼儿侧凸，可避免长期佩戴支具，允许脊柱继续生长[6]。他们报道了 50 例病人（平均随访 23 个月），Cobb 角从 73° 矫正到 22°，2 年间固定节段平均生长了 2.6cm。后期报道瘫痪型侧凸畸形得到矫正并继续生长。更多报道Luque 技术治疗脊髓灰质炎继发的瘫痪型侧凸及其他类型侧凸，提到了自发性融合、脊柱生长不足、矫正丢失、断棒等问题。

我们的自生长棒系统也是基于 Luque 技术原理。病人俯卧位，所有受压点安放软垫，常规消毒铺巾，中线切口，跨越手术固定区域，植入固定的脊柱锚定（椎弓根螺钉）和滑动的脊柱锚定（椎板下钢丝，可以沿棒自由滑动）。在近端和（或）远端固定的脊柱锚定点，做标准的骨膜下剥离，以备融合。在侧凸顶椎区域置入滑动锚定（椎板下钢丝），以期最大的顶椎平移和畸形矫正。仔细进行椎板中间部分切除，切除部分黄韧带，置入椎板下钢丝。交界处每个节段的椎板下置入 2 个短的双股闭环钢丝，辅以简单器械（由第一作者 SHM 设计）。这些双股环形钢丝直径 1mm，有 3 种不同长度，可用于脊柱的不同位置。详细的穿钢丝技术和改良器械另外描述[7]。尽量少显露滑动锚定部位，并使用骨膜外分离技术（肌肉分离技术）避免自发性融合。安放 2 根 5mm 钛棒，按标准方法绑定钢丝。行标准顶椎平移操作，矫正畸形。

回顾我们医院 1998—2010 年使用自生长棒系统病例的结果，1998—2006 年使用 H 形构件系统 6 例。在近端和远端用 2 个 H 形构件连接 2 根 L 形棒，椎板下钢丝固定至脊柱（图 18.1）。在这一系统中，脊柱生长由近端固定的 H 形构件向头端移动实现（图 18.2）。H 形构件组成的矩形结构控制旋转力量，维持畸形矫正，允许脊柱生长。在这些早期病例中，棒的

近端预留足够的长度，引导脊柱生长。我们认为所有病人最好是固定至骨盆，避免后期矢状面和冠状面畸形矫正的丢失。2006—2010 年，我们使用一种新的混合自生长棒技术（10 例）。该技术包括椎弓根螺钉、4 根棒和椎板下钢丝。

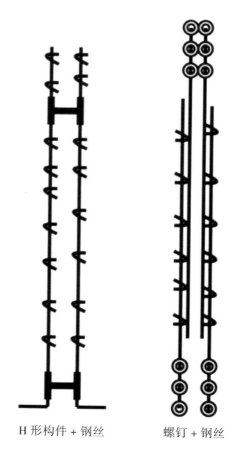

H 形构件 + 钢丝　　　螺钉 + 钢丝

图 18-1　图示 H 型自动延长生长棒构形（1 组）和四棒构形自动延长生长棒（2 组）

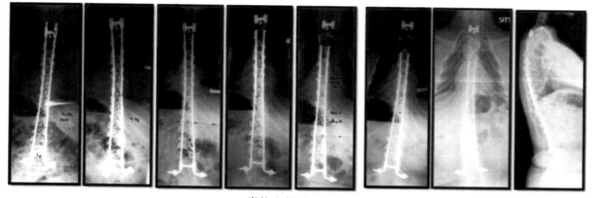

脊柱生长（12cm）

图 18-2　病例随时间变化出现头端 H 形结构漂移

该系统中，每一侧用2根预弯的棒分别固定至近端和远端螺钉，远端棒直接固定至骨盆螺钉上，近端远端螺钉中间的棒用椎板下钢丝固定。

2组所有病例均固定至骨盆（S1或髂骨）。病人平均年龄7岁（5~8岁；图18.3，图18.4）。新型系统具有近端、远端固定可靠的优势，以此作为强大的基底可避免近端、远端交界性后凸的出现，在螺钉之间提供的足够的生长空间，我们认为这一技术对生长潜力较大的年轻患儿具有较大优势。本组诊断包括2型SMA 6例，3型SMA 3例，肌张力下降2例，肌营养不良4例，脑瘫1例。1组平均随访11年，2组平均随访2年。

18.3　手术结果

本研究中，术前平均侧凸角度1组为68.9°（40°~92°），2组为68.28°（55.7°~110°）。末

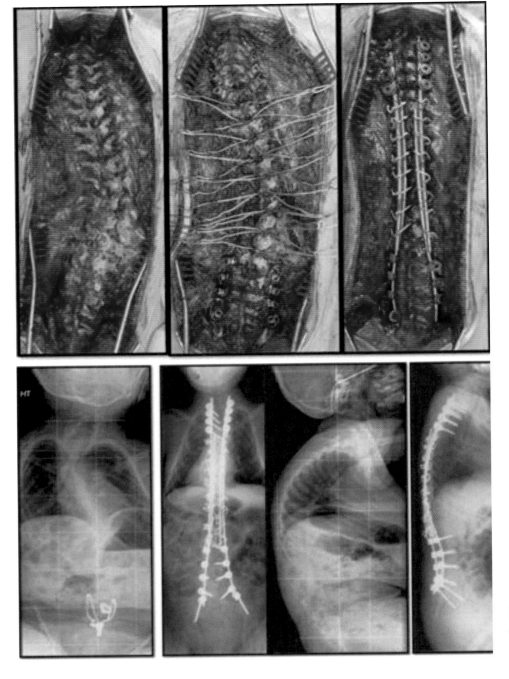

图18.3　图示病例为四棒生长棒系统，获得良好矢状位和冠状位畸形

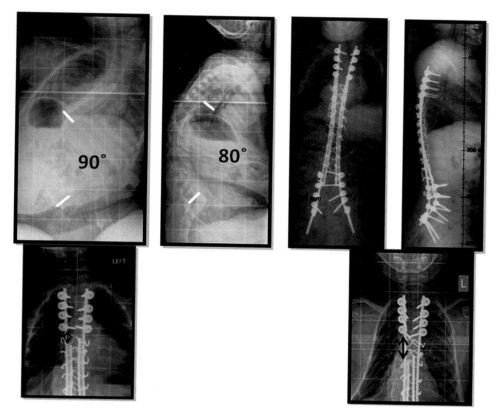

图 18.4　图示为 1 例 5 岁肌肉萎缩病人行四棒自动延长生长棒系统，3 年随访后，脊柱生长长度 30mm（黑色箭头）

次随访平均侧凸角度 1 组为 17.5°（7.8°~41.3°），2 组 17.66°（7~30°）。

在我们的研究中，脊柱侧凸术前平均测量度数，1 组为 68.9°（40°~90°），2 组为 68.28°（55.7°~110°）。末次随访中，1 组为 17.5°（范围 7.8°~41.3°），组 2 为 17.66°（7°~30°），2 年的改善具有显著意义（$P=0.002$）。胸部面积从 98.66cm²(86~114 cm²) 增加至 172.4cm²(172~206 cm²；$P=0.001$)，并且 2 组的肺活量稳定在 67%（1 组病人早期测量不可靠）。脊柱平均年生长长度 1 组为 1.04cm，2 组为 1.17cm。并发症包括 1 组中 2 例内固定需要翻修，2 组中 1 例浅表伤口感染。

我们回顾性分析了 16 例早发性神经肌源型脊柱侧凸病人发现，阶段性自生长棒在儿童中可以控制并维持矫正，确保极低的手术并发症及再次手术概率。两种结构在矫正度数及脊柱生长方面的比较未见明显的不同，但是 H 形结构对近端和远端固定支撑更少。根据我们的经

验看，头部的装置可以在手术中获得，但从长远来看，这种装置丢失并且病人需要头部支撑来调整轮椅。我们同时也发现，大多数接受手术的病人能获得更好的手部功能。我们认为这是外科手术提高了脊柱稳定性的结果，手并不需要像身体坐姿那样多的支撑，从而被释放并且有最大空间的功能。我们研究病例的住院时长与特发性早期脊柱侧凸病人相似，但 SMA 病人在儿科重症监护室停留的时间较长，这被认为与他们有较低的肺活量有关。反过来，这些病人需要更为彻底的术前评估。我们的病例中没有病人需要永久融合。

我们的研究中 2 组病人肺部和胸部的大小在术后也得到明显的改变。此外，胸腔功能术后即刻显著改善。这种变化在未来 2 年会随着病情的发展而减弱，但自生长棒构建体保护肺功能和体积，并防止胸壁进一步坍塌。这些结果与所报道的生长棒结构相媲美。然而，SMAs 病人的肋骨塌陷十分常见，塌陷的具体原因也

往往难以确定。但是肋间肌功能障碍可能在肋骨塌陷和改变胸部形状中具有重要作用。在部分长期 SMA 病人出现冠状平衡的丢失，与曲轴 (Crankshaft) 现象相关，这在年轻病人中更常见。在我们的系列研究中，冠状平衡显著丢失仅发生在 1 例病人，但没有显著影响其坐姿平衡。在我们看来，早发性神经肌肉脊柱侧凸和长 C 形曲线的患儿几乎都需要固定骨盆，因为病人一般都已经被限制在轮椅上，从 T2 到骨盆进行内固定撑开，不仅纠正骨盆倾斜也防止远端固定失败，因为它减少了长期矢状面和冠状面矫正丢失的可能性。正如我们已经指出的，在这些病人中早期融合不仅限制躯干高度并可能加剧的已经不容乐观的肺部功能。这种困境提出了这样一个问题，在儿童长期的生长过程中，如何最佳的控制长节段侧凸。根据病人的年龄和骨骼成熟的程度，确定性融合由于导致胸腔容积减小，有可能导致曲轴现象和限制性肺病的风险。

治疗早发性神经肌源型脊柱侧凸还有一些其他技术，包括肋骨撑开器（VEPTR）、生长棒技术以及自动延长生长棒技术（Shilla 技术）。但是这些技术均有各自潜在的并发症，且需要多次手术。近来，有人发明了磁力生长棒，这个系统不需要反复手术，具有良好的性价比。但是，这一系统的随访时间较短。理论上，长期随访可能出现这一系统的撑开张力不足。以上这些系统，都存在并发症发生率高，需要对生长期儿童反复多次手术，而这些手术及治疗的成效仅仅是影像学上部分参数的好转，如此悬殊的投入产出比让人们反思这些治疗是否是值得的。当前，尚需要进一步研究肺功能相关的参数和指标，针对这些指标制订有效的治疗方案。

White 等曾报道一项 14 例病人的小样本研究，讨论 VEPTR 和通用脊柱外科内固定器治疗胸廓不良综合征（thoracic insufficiency syndrome，TIS）的疗效，结果提示，通过 VEPTR 和常规脊柱外科手术器械联合使用，早期手术保留脊柱生长（至少 2 年随访）并控制脊柱畸形，可以获得与前述文献报道过的生长棒[9]类似的手术疗效。诚然，以上研究还需要进一步连续观测直到患儿骨骼完全成熟。VEPTR 系统对于非先天性脊柱侧凸的脊柱侧凸控制疗效不明显（治疗前后改善不到 20%）[9]。但是对于先天性脊柱侧凸却可以良好控制脊柱畸形和胸廓畸形[10]。

生长棒系统不仅可以保留躯干的生长能力和肺部的生长成熟（更好的肺功能），而且可以有效抑制脊柱畸形和骨盆平衡。

关于生长棒的文献报道越来越多。Akbarnia 等 [5] 报道生长棒治疗幼儿及少年原发性脊柱侧凸，最终矫正畸形可达 54%，T1~S1 每年生长长度 1.2cm。并发症发生率为 48%，其中 2 例深部感染，4 例伤口表浅感染，2 例断棒，2 例内固定脱钩，1 例螺钉拔出，1 例曲轴畸形和 1 例后凸畸形。

McElroy 等[11] 报道了一项回顾性研究，比较生长棒治疗 15 例 SMA 病人（随访 54 ± 31 个月）和 80 例幼儿原发性脊柱侧凸（随访 43 ± 31 个月）疗效，结果提示，术前和末次随访影像参数改善情况如下，SMA 组：侧凸 89° ± 19° 到 55° ± 17°；骨盆倾斜度从 31° ± 14° 到 11° ± 10°；肺部有效呼吸体积比，术前 0.86 ± 0.15，末次随访 0.94 ± 0.21。T1~S1 生长长度 8.7 ± 3.2cm。SMA 的病人即使接受生长棒治疗仍然出现胸廓塌陷，但是原发性脊柱侧凸组病人未出现类似情况。

与幼儿型或少儿型特发性脊柱侧凸病人相比，SMA 病人在进行生长棒延长手术时所用的住院时间更长（$P=0.01$），且 SMA 病人首次手术的住院时间（$P=0.08$）和最终融合手术的住院时间（$P=0.06$）较幼儿型或少儿型特发性脊柱侧凸病人也有延长的趋势。SMA 病人的并发症发生率为 0.5 个常见并发症 / 每例病人，而幼儿型或少儿型特发性脊柱侧凸病人的并发症发生率为 1.1 个常见并发症 / 每例病人（$P=0.02$）。

作者认为，生长棒在控制脊柱侧凸和骨盆倾斜的同时，还有助于增加 SMA 或重度脊柱侧凸病人的躯干高度和胸腔容积，但生长棒无法阻止肋骨塌陷。SMA 病人的住院时间较幼儿型或少儿型特发性脊柱侧凸病人更长，但是常见并发症的发生率更低。该研究的另一不足之处是没有考虑 SMA 病人与幼儿型或少儿型特发性脊柱侧凸病人之间的骨生长差异，这种差异可能部分是由于 SMA 病人不能走动所导致。要知道，特发性脊柱侧凸病人均能够自由走动。最后，值得一提的是，幼儿型或少儿型特发性脊柱侧凸组的并发症发生率接近 100%（79 个并发症中的 53 个并发症由植入生长棒引起），而 SMA 组的并发症发生率为 53%（8 个并发症中的 6 个是由植入生长棒引起）。可见，大多数并发症与生长棒植入有关。

采用生长棒技术（以及纵向可撑开型人工假体钛肋技术 VEPTR）的显著优势在于可以保护患儿的生长潜能，而这是通过额外反复进行多次手术为代价获得的。相比之下，Shilla 技术所需的手术次数则少很多（可能以丢失部分脊柱生长潜能为代价）。生长棒技术和 VEPTR 技术在每例病人平均分别需要进行 6.6 和 7.1 次额外手术；而自动滑移型生长棒技术 – 例如 Shilla 系统以及 Luque 系统，在平均每位病人只需进行不到 1 次额外手术（平均为 0.5 和 0.6 次额外手术）。

节段性自生长棒技术可永久性的矫正脊柱畸形，同时住院时间、手术次数以及并发症的发生率均有所降低。本团队采用节段性自生长棒技术治疗早发性神经肌源型脊柱侧凸已近 13 年。最近 4 年，我们采用了"复合系统"来治疗早发性脊柱侧凸。而改变治疗系统的原理在于年龄越小的儿童具有更大的生长潜能，四棒结构在两根生长棒之间为脊柱生长预留出了足够的空间，同时在近端和远端部分提供了稳固的锚定，以防止内固定失败的发生。在过去的 25 年里，作者积累了应用椎板下钢丝的大量经验。尽管如此，使用追板下钢丝仍要警惕潜在的风险。使用椎板下钢丝可能是一项相当耗时的工作，并有导致神经系统并发症的风险，但由经验丰富的外科医生操作则此类并发症很少发生。此外，有证据显示椎板下钢丝并不会导致椎管狭窄。

生长棒技术并发症的发生率为 8% ~ 80%。最常见的并发症是肺炎、内固定失败和切口感染（包括深部感染和浅部感染）。在本系列研究中，1 组有 2 例病人出现内固定失败，2 组则没有病人发生并发症。1 组中还有 1 例病人发生浅部切口感染，予以抗生素保守治疗。

不同 SMA 病人的病情严重的程度有很大差异，而且由于无法确定病人的确切发病时间，因此很难预测病人的自然病程。类似地，也很难证明护理的改善是否会影响病情的发展，如果既往在婴儿期就会死亡的 SMA 病例能够存活到童年时期，那么就存在病情严重者所占的比例上升的可能性。那样患早期脊柱侧凸且外部支具无法矫正的儿童的数量将大幅增加。

最后，我们建议早发神经肌源型脊柱侧凸病人应该在拥有大量类似病例的专科中心进行手术。在为此类病情严重的患儿进行诊治的过程中，一个好的医疗保障团队，包括经验丰富的儿科麻醉师、物理治疗师和护士，是必不可缺的。

参考文献

[1] Rutkove SB, Shefner JM, Gregas M,et al. Characterizing spinal muscular atrophy with electrical impedance myography. Muscle Nerve,2010, 42:915-921

[2] Mullender M, Biota N, De Kleuver M,et al. A Dutch guideline for the treatment of scoliosis in neuromuscular

disorders. Scoliosis,2008, 3:14

[3] Wang CH, Finkel RS, Bertini ES,et al. Participants of the International Conference on SMA Standard of Care. Consensus statement for standard of care in spinal muscular atrophy. Child Neurol,2007, 22:1027-1049

[4] Dimeglio A. Canavese E.The growing spine: how spinal deformities influence normal spine and thoracic cage growth. Eur Spine J,2012, 21: 64-70

[5] Akbaruia BA, Marks DS, Boachie-Adjei O,et al. Dual growing rod technique for the treatment of progressive early-onset scoliosis: a multicenter study. Spine,2005,30 Suppl: S46-557

[6] Luque ER, Cardoso A. Treatment of scoliosis without arthrodesis or external support: prelim/nary report. Orthop Trans,1977,1:37-38

[7] Mehdian H, Eisenstein S. Segmental spinal instrumentation using short closed wire loops. Clin Orthop Relat Res,1989:90-96

[8] Mehdian SMH, Arealis G, Clamp J, et al. Management of early onset neuromuscular scoliosis with segmental self-growing rod constructs. Eur Spine J,2012,In press

[9] White KK, Song KM, Frost N, et al. VEPTRTM growing rods for early-onset neuromuscular scoliosis: feasible and effective. Clin Orthop Relat Res,2011,469:1335-1341

[10] Hasler CC, Mehrkens A, Hefti F. Efficacy and safety of VEPTR instrumentation for progressive spine deformities in young children without rib fusions. Eur Spine J,2010,19:400-408

[11] McElroy Mi, Shaner AC, Crawford TO,et al. Growing rods for scoliosis in spinal muscular atrophy: structural effects, complications, and hospital stays. Spine,2011, 36:1305-1311

[12] Ouellet J. Surgical technique: modern Luque trolley, a self-growing rod technique. Clin Orthop Relat Res,2011,469:1356-1367

第 19 章

改善神经肌源型脊柱侧凸患儿坐姿的最佳手术策略

Robert Crawford；王国强 译，王冰 校

神经肌源型脊柱侧凸患儿通常需要借助轮椅才能进行日常活动。然而，原发疾病导致的脊柱畸形，会降低患儿在轮椅上的舒适性。对于未经治疗的患儿，其典型的坐姿是躯干偏向一侧并需要通过伸直凹侧的手臂来支撑躯干。脊柱过度前凸或后凸常限制胸、腹部的容积，同时因肋缘与骨盆之间的撞击会导致疼痛。另外，骨盆倾斜后双侧髋关节的应力将发生改变，可出现一侧或者双侧的髋关节脱位，进一步降低了患儿乘坐轮椅时的舒适性（图 19.1）。

对于需要依靠轮椅才能进行日常活动的神经肌肉型脊柱侧凸患儿，治疗目标是提高患儿乘坐轮椅的舒适性。主要包括：躯干的重心置于坐骨结节与大腿后侧之间的稳定区域内；躯干能够保持直立从而使胸腔和腹腔维持正常容积；重建骨盆、髋关节与脊柱之间的力线，使其之间的应力均匀分布。

术前需要细致评估患儿的基本情况，生活方式，脊柱畸形造成的影响和未来可能出现的变化。评估由脊柱外科医生、参与治疗的相关内科医生和其他卫生保健专业人员共同完成。对所涉及的内容特别是监护人以及患儿的治疗期望、手术能够达到的效果和手术风险，术前需充分沟通并达成共识。对于畸形严重、脊柱

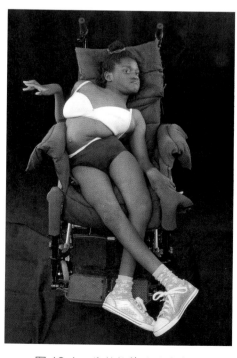

图 19.1　依赖轮椅的脑瘫患儿

僵硬或畸形同时累及脊柱、骨盆及关节的患儿，虽然矫形手术风险高且难以完全纠正侧弯或畸形的坐姿，但通过多学科协作的方式，共同进行术前评估，选择合适的病例并制订详细的手术计划，仍然能够满足部分患儿对坐姿的需求，避免坐姿的畸形状态随着后期的生长发育进行性加重。

19.1　神经肌源型脊柱侧凸的自然史

患有神经肌肉疾病的儿童容易发生脊柱侧凸畸形。虽然小儿麻痹症在全球大部分地区得到了有效控制，但在一些发展中国家仍时有发生。它可以导致脊柱侧凸，造成患儿行走能力的逐步丧失。而在发达地区，脑瘫仍是神经肌源型脊柱侧凸的最常见原因。尽管与脊髓性肌肉萎缩症、杜氏肌营养不良和脊柱裂等几种早发型神经肌源型疾病有相似表现，但脑瘫所致的神经肌源型脊柱侧凸又有其自身的特点。

一般而言，脊柱侧凸的进展与神经疾病的严重程度呈正相关。1998 年 Saito 等[1]通过影像学研究分析了 79 例未治疗的脑瘫性脊柱侧凸患儿的进展情况，结果显示，68% 的脑瘫患儿发生脊柱侧凸，脊柱侧凸的进展与神经疾病的严重程度密切相关。对于能够行走的患儿，脊柱侧凸的进展均未超过 60°；对于无行走能力且日常活动需要依赖轮椅的患儿约占总患儿的29%，这些患儿脊柱侧凸的进展均超过了 60°（图19.2）。上述研究与 2006 年 McCarthy 等[2]的报道近似，即 20% 的脊柱侧凸患儿合并有脑瘫，其中有 62% 的脑瘫患儿无行走能力（图 19.3）。

由于新生儿医疗保健服务体系的逐步完善，脑瘫患儿的存活率得到了显著提高。因此，如脊柱侧凸、髋关节脱位等脑瘫所致的骨骼肌肉病变也变得日益多见，尤其是在发达国家在1980—1998 年，出生时体重正常的新生儿的脑瘫发病率为 2‰ ~3‰[3]，而在同期出生的低体重或早产儿中，脑瘫患儿的存活率明显提高[4]。

脑瘫患儿典型的临床表现是出生时肌张力低，无脊柱畸形或关节挛缩。但由于肌肉受到神经病变的影响，通常在早期（5~10 岁）会出现肌张力增高、关节挛缩以及脊柱畸形。患儿的脊柱多呈长 “C” 型弯曲并合并骨盆倾斜和髋

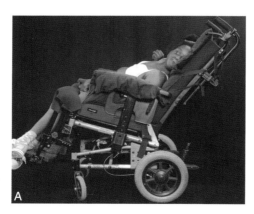

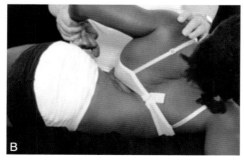

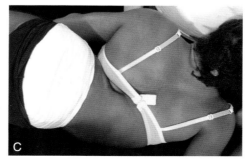

图 19.2　A~C. 依赖轮椅患儿的严重脊柱侧凸畸形

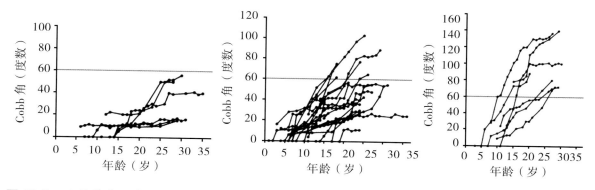

图 19.3　不同严重程度脑瘫患儿的脊柱侧凸 Cobb 角的进展情况[1]［经 Elsevier 惠允引自 Saito N, Ebara S, Ohutsuka K, et al.Natural history of scoliosis in spastic cerebral palsy. The lancet,1998,351（9117）:1687-1692]

关节畸形（一侧或者双侧髋关节脱位）。因此，患儿难以维持正常的坐姿及站姿，下地行走明显受限。

19.1.1　杜氏肌营养不良和脊髓型肌萎缩症

由于杜氏肌营养不良可出现进展性肌无力，患儿通常在 8~10 岁时丧失行走能力，12 岁时发生呼吸功能障碍。脊髓型肌萎缩症也有类似的表现，但不同疾病亚型进展速率不同。与日常生活需要依靠轮椅的其他类型脊柱侧凸类似，手术治疗上述两种疾病，首先要平衡坐姿，使患儿在坐位时躯干摆脱对手臂的依赖，有利于恢复双手的正常功能；其次要消除脊柱畸形对肺容积造成的影响，从而提高患儿的生活质量，最终使患儿的预期寿命延长。

手术应选择在患儿的骨质能够为脊柱内固定提供足够的把持力，且肺活量尚未下降到 50% 以下时进行，通常是 12 岁。当患儿 Cobb 角小且骨盆倾斜不重时，手术效果最佳。此时实施手术固定到 L5 即可，因不需要固定至骨盆，从而减少了手术时间、出血量、并发症以及住院时间[5,6]。

19.1.2　脊膜膨出

脊膜膨出患儿常发生脊柱侧凸或严重后凸

畸形，且神经功能障碍和脊柱畸形的发生率与病变节段密切相关。若脊膜膨出位于胸椎，则超过 80% 的患儿发生脊柱侧凸；若病变节段在腰椎和骶椎，该比例只有 20%[7]。与大多数的神经肌源型脊柱侧凸患儿类似，脊膜膨出导致的脊柱畸形也会随生长而逐渐加重。脊柱畸形除了导致骨盆在冠状面或矢状面上的倾斜，也会引起骨盆自身的发育畸形。脊柱畸形对患儿坐姿的影响将加重患儿鞍区的麻木感。若同时合并大小便功能障碍，患儿需要终生护理。

严重后凸畸形常发生在胸腰段和腰段脊柱，可发生骨盆前倾，进而导致患儿坐位时自身重力负荷前移。既往脊膜膨出修补手术造成的疤痕将增加脊柱矫形手术的难度。同时，皮肤疤痕以及局部感觉缺失可影响伤口愈合。截骨矫形后会使脊柱短缩，无论是多节段的后路截骨还是顶椎切除（后凸截骨术），均需要结扎并横断膨出的硬膜囊。即便是经验丰富的医生，完成此类手术仍然具有巨大的风险[8,9]。

19.2　依赖轮椅的脊柱畸形患儿综合评估

日常活动依赖轮椅的神经肌源型脊柱侧凸患儿常具有复杂的累及多系统的病理改变。因此，外科医生不应只专注于矫正脊柱畸形，而应该对患儿进行系统的术前评估。若忽略了一些重要的脊柱或非脊柱病变，例如术后出现吞咽困难会导致致命的吸入性肺炎，即使从操作技术上讲效果满意，手术也变得毫无意义。

对患儿身体状况的评估需要由多学科评估小组共同实施，其专家组成应包括以下领域。

● 儿科 为患儿提供全面的医疗保健服务以及协调各科专家的治疗，评估患儿一般情况、肺部及腹部功能、营养状况，还需要协调患儿住院治疗与其父母、看护人与社区服务人员之间的相关事宜。

● 小儿神经内科 控制好痉挛和癫痫，如果在蛛网膜下腔放置了一个巴氯芬泵，则会对手术评估（泵会影响 MRI 成像）及处理（手术时导尿管的放置及移除）造成严重的影响。

● 神经康复物理治疗 需要评估和监测患儿骨骼肌肉的功能，以尽可能的维持痉挛进展过程中各关节的活动性。

● 作业疗法 / 游戏疗法 需要评估患儿上肢功能及其受坐姿影响的程度，坐姿维持需要上肢支撑从而限制了双手的功能。

● 小儿骨科 改善肢体畸形，理想状态为下肢可以 90°–90°–90° 的姿势放置。脊柱侧凸及骨盆倾斜常常合并髋关节半脱位及脱位，且多位于骨盆高的一侧。一般来讲，脊柱侧凸和骨盆倾斜容易导致髋关节脱位，但有证据显示，无论脊柱侧凸和骨盆倾斜是否被矫正，髋关节一旦发生半脱位，脱位只会进行性加重[10]。髋关节半脱位和脱位通常比严重脊柱侧凸发生要早，通常需要首先处理。但对存在骨盆倾斜者，因双侧行髋关节复位难度较大，可先行治疗脊柱侧凸。由于不同的畸形对于髋关节稳定性的影响不同，应个性化选择合理的手术策略。

● 矫形器治疗 对畸形不重、肌张力不高的低龄患儿，应尽早采用莱卡弹性矫形器来延缓脊柱畸形的进展，不能等到畸形明显影响工作且处于持续进展状态时才应用。根据自然史，该类患儿的畸形进展较严重，且特殊坐姿下佩戴支具会产生不适感，因而支具治疗作用是有限的。

● 儿科护理 需要满足患儿的基本需求，包括胃肠功能及排尿的处理，以及保证患儿父母和看护人参与各项决策的制订。

● 营养学家和言语治疗师 评估患儿吞咽和进食困难的严重程度。若术后加重，有出现逆流及吸入性肺炎的可能，需行鼻饲或者经皮内镜胃造瘘。

● 轮椅定制 提供定制型座椅，通过改变压力分布以及提供合适的矫正力来提高患儿乘坐的舒适性。一侧放置坐垫对防止患儿向同侧倾斜有效，但需要佩戴腰带和肩带来增加稳定性。脊柱畸形矫形术除有利的一方面外，也可能带来新的问题，例如躯干重量增加导致患儿难以维持身体平衡，术后坐姿改变可能出现重力原因导致局部皮肤受压。

● 社会服务，患儿回访以及疾病互助小组。

19.3 神经肌源型脊柱畸形手术评价

1950 年代，小儿麻痹症流行，其急性发病后常会出现神经肌源型脊柱侧凸，脊柱侧凸矫正术前需要进行 U 型石膏固定，在背部石膏开窗后再进行脊柱后路融合，术后继续石膏固定。但是由于装置笨重，患儿卧床时易发生呼吸困难，因此不适用于已有截瘫的小儿麻痹症患儿。

现代支具的制作使用了超轻材料，对于体重较轻的低龄患儿，莱卡弹性矫形器有助于维持躯干的姿势。但总体来讲，它增加了神经肌源型脊柱侧凸患儿的额外负担且收效甚微，尤其是日常活动依赖轮椅的患儿，。

随着脊柱内固定技术的发展，目前神经肌源型脊柱侧凸较少采用石膏进行畸形矫正。首先被广泛接受的脊柱内固定系统是 1960 年代的哈氏棒系统和 1970 年代的 Luque 系统，后者的优点在于，可采用椎板下穿钢丝将固定棒牢固地固定在脊柱上。随后涌现出以钩或螺钉为代表的复杂固定技术，它们提高了固定的强度，获得了更好的矫形效果。

然而，对于一些伴有骨盆倾斜和髋关节脱位的神经肌源型脊柱侧凸患儿，单纯矫正脊柱畸形而不处理骨盆倾斜和髋关节脱位，难以改善患儿的坐姿。矫正与脊柱畸形相关的骨盆倾斜是脊柱矫形手术的一部分，可通过延长固定节段至骨盆来实现。对于髋关节脱位，主要通过松解肌肉挛缩及髋关节截骨来达到稳定复位[10]。

存在严重神经肌源型疾病的患儿常伴有骨盆倾斜。对于大部分日常生活依赖轮椅的神经肌源型脊柱侧凸患儿一般均需要手术干预，并且需要将内固定延伸至骨盆。

固定骨盆的方法较为多样，主要包括钢丝、钩及螺钉。由于固定到骶骨对于纠正骨盆倾斜效果不佳，因此需要固定至髂骨。1984 年，Allen 和 Ferguson 最早报道和评价了 Galveston 系统的有效性[11]。Galveston 系统改良了 Luque 技术，前者将固定棒的下端弯曲，可使固定棒通过双侧髂嵴的后方插入髂骨。此后，该技术被进一步改进，通过引入连接器，可将直径较大的髂骨钉与固定棒连接，且摆脱了髂骨对于髂骨钉置钉方向的限制。2006 年，Tsuchiya 等[12]报道了改进的 Galveston 技术，与平滑的固定棒相比，该技术不必采用复杂的弯曲固定棒，且上端螺钉的固定力量更为牢靠。

2009 年，Chang 等[13]描述了另外一种通过骶髂关节将螺钉置入髂骨的技术。由于该方法不需在固定棒和髂骨钉之间置入横向连接器，因此不用显露髂棘后方，但对髂骨钉的进钉点和置钉方向要求较高。相对而言，经后方髂骨的置钉法相对简单，目前仍然被广泛使用。

对于神经肌源型脊柱侧凸，通常畸形严重且僵硬，术中如何矫正此类畸形极具挑战性。术前及术中应配合使用各种矫正侧凸的方法。术前矫形可以采用 Halo 架重力牵引和 Halo 股

骨髁上牵引，通常为 1~2 周。虽然合并多系统疾病的神经肌源型脊柱侧凸患儿常难以耐受术前牵引，但此方法对于改善侧凸是有效的。采用 Takeshita 等[14]报道的方法进行术中牵引，除 Halo 牵引外，还必须在骨盆倾斜高的一侧行单侧股骨牵引并联合。因需要较大的牵引重量，术中必须注意影像学和神经监测的变化，避免过度牵拉发生颈椎损伤。颅神经并发症中，外展神经的麻痹最为多见，因此对于采取该牵引方法治疗的患儿需在术后评估颅神经功能。

19.4 结果评估

对于日常生活依赖轮椅的患儿，坐姿改善和功能状态是两个最重要的评价治疗效果的指标，但是其评估通常非常困难，且常常依赖患儿的父母及监护人。为此，研究人员设计了大量的评价方法，既有一般状况评价量表，例如 Klein-Bell 日常活动评分[15]，又涵盖了具体情况评价问卷，例如 Shriners 儿科神经肌源型脊柱侧凸评价问卷[16]；还有 Graham 和 Harvey 等在 2007 年提出的功能运动评分[17]，采用了结构化观察的方法来评估患儿执行各种活动的能力。

影像学定量测量是另外一种替代的评估方法，最常用的参数包括冠状面 Cobb 角与骨盆倾斜度、矢状面上的 Cobb 角和骨盆倾斜度。可以通过压力敏感垫测量坐姿压力分布，但目前尚未发现它与脊柱矫形术后影像学改变或术后发生皮肤溃疡存在显著的关联性。可能的原因是尽管脊柱 – 骨盆平衡得到了改善，但由于术后脊柱变长、僵硬，因此坐姿的压力分布改变并不明显[18,19]。

对大部分脊柱畸形患儿，其手术效果的评估采用的是上述健康调查问卷以及影像学参数。Watanabe 等[20]采用改良的 SRS 调查问卷，回顾性分析了 84 例行脊柱侧凸矫形的脑瘫患儿，结果显示手术满意率超过 92%，不满意的情况与明显残留的畸形和并发症有关。该研究表明选

择恰当的手术矫形策略与获得满意的临床效果密切相关。

19.5　结果

近年来患有严重神经肌肉疾病的新生儿的存活率逐渐提高，由于此类畸形常并发脊柱侧凸及坐姿畸形，因此日常生活需要依赖轮椅的患儿也随之增加。这类患儿脊柱畸形严重，使得手术治疗极具挑战性。相信随着医学和手术技术的发展，未来通过手术有效治疗此类畸形将成为可能。

制订手术策略应当遵循以下目标：保证均匀的重力负荷分布，最大程度提高坐姿的舒适性，便于局部皮肤护理；恢复正常坐姿的直立状态，改善肺部和腹部器官的功能，平衡坐姿，使头处于正常的位置，双臂能自由活动而不用支撑躯干。实现上述目标能够更好地改善患儿的生活质量。

参考文献

[1] Saito N, Ebara S, Ohotsuka K, et al. Natural history of scoliosis in spastic cerebral palsy. Lancet,1998,351: 1687-1692

[2] McCarthy JJ, D'Andrea LP, Betz RR, et al. Scoliosis in the child with cerebral palsy. J Am Acad Orthop Surg,2006,14: 367-375

[3] Sellier E, Surman G, Himmelmann K,et al. Trends in prevalence of cerebral palsy in children born with a birthweight of 2,500g or over in Europe from 1980 to 1998. Eur J Epidemiol,2010,25: 635-642

[4] Wilson-Costello D, Friedman H, Minich N, et al. Improved survival rates with increased neurodevelopmental disability for extremely low birth weight infants in the 1990s. Pediatrics,2005,115: 997-1003

[5] Duport G, Gayet E, Pries P,et al. Spinal deformities and wheelchair seating in Duchenne muscular dystrophy: twenty years of research and clinical experience. Semin Neurol,1995,15: 29-37

[6] Sengupta DK, Mehdian SH, McConnell JR, et al. Pelvic or lumbar fixation for the surgical management of scoliosis in duchenne muscular dystrophy. Spine,2002,27: 2072-2079

[7] Glard Y, Launay F, Viehweger E, et al. Neurological classification in myelomeningocele as a spine deformity predictor. J Pediatr Orthop B,2007,16: 287-292

[8] Nolden MT, Sarwark JF, Vora A, et al. A kyphectomy technique with reduced perioperative morbidity for myelomeningocele kyphosis. Spine,2002,27: 1807-1813

[9] Keessen W, van Ooy A, Pavlov P,et al. Treatment of spinal deformity in myelomeningocele: a retrospective study in four hospitals. Eur J Pediatr Surg,1992,2 Suppl 1: 18-22

[10] Senaran H, Shah SA, Glutting JJ, et al. The associated effects of untreated unilateral hip dislocation in cerebral palsy scoliosis. J Pediatr Orthop,2006,26: 769-772

[11] Allen BL Jr,Ferguson RL. The Galveston technique of pelvic fixation with L-rod instrumentation of the spine. Spine,1984,9: 388-394

[12] Tsuchiya K, Bridwell KH, Kuklo TR, et al. Minimum 5-year analysis of L5-S1 fusion using sacropelvic fixation （bilateral S1 and iliac screws） for spinal deformity. Spine,2006,31: 303-308

[13] Chang TL, Sponseller PD, Kebaish KM, et al. Low profile pelvic fixation: anatomic parameters for sacral alariliac fixation versus traditional iliac fixation. Spine,2009,34: 436-440

[14] Takeshita K, Lenke LG, Bridwell KH, et al. Analysis of patients with nonambulatory neuromuscular scoliosis surgically treated to the pelvis with intraoperative halo-femoral traction. Spine,2006,31: 2381-2385

[15] Dahlgren A, Karlsson AK, Lundgren-Nilsson A, et al. Activity performance and upper extremity function in cervical spinal cord injury patients according to the Klein-Bell ADL Scale. Spinal Cord,2007, 45: 475-484

[16] Flanagan A, Gorzkowski M, Altiok H, et al. Activity level, functional health, and quality of life of children with myelomeningocele as perceived by parents. Clin Orthop Relat Res,2011,469:1230-1235

[17] Graham HK, Harvey A. Assessment of mobility after multi-level surgery for cerebral palsy. J Bone Joint Surg Br,2007, 89: 993-994

[18] Ouellet JA, Geller L, Strydom WS,et al. Pressure mapping as an outcome measure for spinal surgery in patients with myelomeningocele. Spine,2009,34: 2679-2685

[19] Lampe R, Mitternacht J. Correction versus bedding: wheelchair pressure distribution measurements in children with cerebral palsy. J Child Orthop,2010,4: 291-300

[20] Watanabe K, Lenke LG, Daubs MD,et al. Is spine deformity surgery in patients with spastic cerebral palsy truly beneficial:a patient/parent evaluation. Spine,2009,34: 2222-2232

第六部分

综合征型脊柱侧凸

第 20 章

临床干预和管理的进展

Anne H. Thomson，Sandeep Jayawant；朱锋 译

本章主要介绍神经肌源型与综合征型的脊柱侧凸的治疗及保障手术安全、有效的措施。脊柱侧凸的病因多样，主要包括以下几种。

- 综合征或遗传病（如 Rett 综合征、神经纤维瘤病、VACTERL 综合征）
- 脑瘫：缺血缺氧性脑病
- 肌张力障碍：遗传性、小儿麻痹症相关的及代谢性疾病
- 发育性畸形（如 Chiari 畸形、脊髓空洞症及神经管闭合不全）
- 脊柱肿瘤
- 神经肌源型疾患
- 先天性代谢障碍：黏多糖病
- 胶原代谢障碍（马方综合征，Ehlers-Danlos 综合征）

脊柱侧凸可能会在出生后就会比较明显，如椎体结构性、发育性异常（半椎体）或者其他综合征（例如 VACTERL 综合征）原因导致的骨性异常。脊柱侧凸也可能是脊柱闭合不全的潜在标志。如果明显的无力或神经肌肉传导缺

陷在胎儿时就已出现，患儿出生时通常会出现关节挛缩症，其严重程度与胎儿在子宫内的神经肌肉缺陷程度成正比。脊柱侧凸也可能是关节挛缩的临床表现之一。

获得性脊柱侧凸的病因已在书中表述。任何肌肉疾病都可能引起脊柱侧凸，常见者包括以下几点。

- 先天性肌病（如多核性先天性肌病、脊柱强直综合征、肌管性肌病及纤维性肌病）
- 脊肌萎缩（spinal muscular atrophy, SMA）
- 肌营养不良
- 先天性肌营养不良
- 腓骨肌萎缩症
- 脊髓小脑共济失调（Friedreich 共济失调）
- 结缔组织病（例如 Ehlers-Danlos 综合征、Ullrich 肌病）
- 先天性多发性关节挛缩症

20.1 神经肌肉源型疾病

先天性肌病是以肌肉结构性、发育性异常

为特征的遗传性疾病，如核性肌病、纤维性肌病及中央核肌病。肌肉的超微结构检查通常变现为潜在的异常，如在纤维性肌病中出现 Z 线乱序伴变异及无效收缩，在核性肌病中表现为氧化酶的变异。这些疾病的进展相对静止或缓慢。但是，脊柱侧凸可在这些疾病的早期表现出来，病人需要从患病初期就开始就密切监测。

肌营养不良是进展性、破坏性的疾病，如可遗传的肌病。该疾病可能是先天性的且在子宫内就开始出现破坏性过程；其他的如杜氏肌营养不良（Duchenne muscular dystrophy，DMD），该病过程开始稍晚。脊柱侧凸可能在一些病例中出现较早或于少年时期出现。组织学表明在肌营养不良的过程中，肌纤维被脂肪与结缔组织取代。

脊肌萎缩是另一大类疾病，遗传性、进展性的前角细胞退变导致反射消失、显著的肌张力减退及肌无力。脊柱侧凸可在早期出现，并可能出现早期死亡。遗传性神经疾病与脊髓小脑退变是导致神经肌源性脊柱侧凸的另一原因。其他神经肌源性疾病较少引起明显的脊柱侧凸。

20.1.1 神经肌源型疾病的诊断

对一些脊柱侧凸的基因学诊断已有长足进步。由于微阵列基因组杂交技术的运用，染色体异常更容易鉴别。有些中心正开展外显子或全基因组测序，提高了这些疾病的早期诊断。专门的 DNA 实验室已经获得一些疾病诊断的 DNA 芯片，如脊髓小脑共济失调。

20.1.2 神经肌源性疾病的治疗

同诊断技术一样，这些疾病的治疗也取得快速的发展。用来纠正或减轻基因缺陷的基因工程是治疗策略的先驱。近来对于一些神经肌源性疾病治疗策略如下。

● 基因学进展：在杜氏肌营养不良中的反义寡核苷酸试验（分子补片治疗）

● 使用药物来上调抗肌萎缩蛋白相关蛋白在杜氏肌营养不良（Duchenne muscular dystrophy，DMD）病人体内的含量

● 类固醇激素（泼尼松龙或地夫可特）在杜氏肌营养不良中的使用

反义寡核苷酸 目前对神经肌源型疾病的治疗（例如 DMD）正遇到一些障碍；例如骨骼肌是人体内最丰富的组织，且许多神经肌源性疾病多系统的疾患。尽管存在这些障碍，新型治疗方法的研究近期已取得大量进展。尤其是反义寡核苷酸可定位 RNA 并调节 pre-mRNA 接合来储存功能蛋白异构体或直接抑制致病 RNA 的毒性作用，该方法目前已可用于临床[1]。

抗肌萎缩蛋白上调 另一种治疗策略是上调替代肌肉蛋白，如抗肌萎缩蛋白。在小鼠模

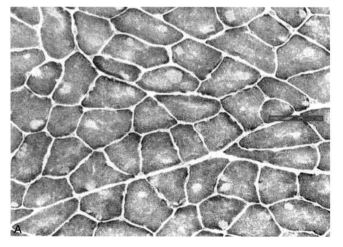
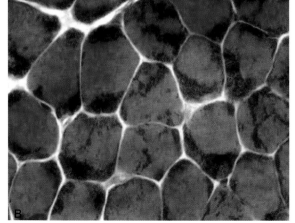

图 20.1

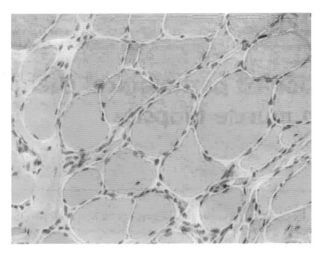

图 20.2

型中，该方法似乎可以显著降低疾病严重程度。但在 DMD 患儿中是否有效仍待研究。

一些药物，如丙戊酸、卡尼汀及羟基脲，已在 SMA 中测试，通过不同的机制起作用。沙丁胺醇可增高运动神经元转录水平，从而降低肌无力的进展速度，并且该药已被证实在 2 型和 3 型 SMA 中有效。其他药物已用于其他神经肌肉疾病，基本趋于稳定或者可以提高心脏功能；例如艾地苯醌用于 Friedreich 共济失调，血管紧张素转换酶抑制剂与 β 阻断剂联合运用以治疗 DMD。

这些治疗大多处于试验阶段，研究仍在进行。直到可以获得确定性实验数据之前，对大部分病人来说，支持治疗才是最现实的策略。用于神经肌源性疾病的支持治疗包括以下几点。

- 理疗：有效缓解挛缩
- 职业疗法：坐姿训练
- 支具治疗
- 呼吸与心脏功能检测
- 心肌病的早期干预
- 早期呼吸功能衰竭的预防与管理：安全麻醉的"治疗窗"
- 脊柱手术固定
- 使用血管紧张素转换酶抑制剂与 β 阻断剂治疗 DMD

- 对所有神经肌源型疾病肺功能的密切监测
- 无创性通气的早期启动
- 类固醇及其副反应的监测（双能 X 线吸光测定法，DXA）
- 骨科干预

英国及其他国家对神经肌源型脊柱侧凸患儿的管理指南已经发布 [2-4]。在所有治疗策略中，手术干预是提升生活质量与存活率的最重要的手段 [5]。

20.2　神经肌无力患儿的呼吸功能

呼吸衰竭是神经肌无力患儿死亡的主要原因。预测此类患儿是否会出现呼吸功能障碍较为困难。在诸多疾病中，如杜氏肌营养不良症、脊髓型肌萎缩症，当患儿行走能力尚存时，极少出现呼吸衰竭。然而，当患儿存在结构性肌病或病变累及胸壁、膈膜或肋间肌时，可能会在夜间出现伴有二氧化碳潴留的低氧血症。

脊柱侧凸可能会影响肺功能，其机制如下。

- 阻碍呼吸肌的有效运动
- 减少胸腔容积
- 降低胸壁顺应性

20.2.1　监测通气不足

所有虚弱的婴儿夜间均须持续监测氧饱和度。如果提示异常，则需要多导睡眠呼吸监测。对于年龄稍长的儿童应评估夜间通气不足的程度。当出现以下情况时应该考虑此类问题。

- 睡眠中断
- 晨起行走困难
- 晨间头痛
- 晨间恶心（是否吃早餐？）
- 白天困倦（儿童少见）
- 白天注意力难以集中，表现为学业不佳及肺功能受损（<60% 预计肺活量）
- 频繁的呼吸道感染

● 异常咳嗽

检查应包括对患儿在坐、立与平躺时的呼吸动度（胸式与腹式呼吸），并观察其自主咳嗽的力度。

如有怀疑，则应进一步采取包含二氧化碳监测的多导睡眠图检查。一些神经肌无力的患儿存在异常的呼吸抑制（如肌强直性营养不良与线粒体疾病），这些会在多导睡眠图上被监测到。异常的通气模式往往是存在肺通气不足的证据，尤其是在快动眼睡眠期间。

20.2.2 呼吸功能的干预

干预的目标如下。

● 尽可能防止呼吸感染（如接种疫苗预防肺炎球菌肺炎与流感）

● 当感染出现时，尽早使用抗生素治疗

● 呼吸道分泌物的清洁与良好的理疗

● 提升生活质量且降低由夜间通气不足导致的呼吸感染

对于严重肌无力合并呼吸衰竭的病人，气道支持是维持生命所必需的，但是对于大多数夜间通气不足持续进展的患儿，很难把握建立气道支持的时机。对大多数伴有综合征的患儿来说，气道支持是有益的。如果计划实施脊柱侧凸矫形手术，术前建立气道支持有利于术后管理。

无创性通气

无创性通气是一种不使用气管内导管或气管插管而增加肺泡通气的技术，最适用于具有一定自主通气能力的患儿（如仅在睡眠时需要气道支持者）。神经肌无力患儿是长期使用无创性通气的最主要人群。无创性通气可短期运用于术后拔管或气管插管后拔管的患儿。正压呼吸机配合鼻罩或面罩是最常见的无创性通气方式。

正压通气

压力循环通气常被称为双相气道正压通气（bi-level positive airway pressure, BiPAP）。所谓的双相是指吸气时采用较高的支持压而呼气时采用较低的支持压。通气机按照设定压力输送气流并在面罩处缓慢释放，因此病人可相对

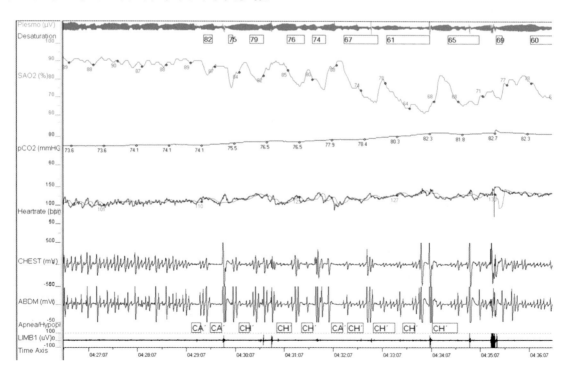

图 20.3　观察 10min 以上呼吸多导睡眠图提示通气不足：氧饱和度下降，在一段时间内随着呼吸动作的减慢，经皮一氧化碳增加

平稳地进行通气。

面罩接口

目前有多种形状和类型的面罩可适用于儿童，鼻罩是最常见的类型，面罩的大小的设定是基于鼻子的尺寸与面部的形状。应尽可能地让孩子尝试不同类型的面罩与头带，从而选择出最舒适的面罩。

面罩可覆盖口鼻，对因肌无力而睡眠时嘴巴张开的儿童尤为有效。

面罩通气的启动

花一些时间让孩子与家长熟悉面罩与通气装置是大有裨益的。面罩应佩戴合适但不可太紧，因为一个佩戴不适的面罩可能会压迫皮肤与眼睛。患儿应尝试多种面罩以获得最合适的尺寸。BiPAP 装置可持续为面罩通气，且各种面罩系统必须含有内嵌的排气孔。为了提高耐受力，通气应采用渐进式的方式，最初仅仅佩戴面罩，然后设定一个较低的压力，再逐渐提高至目标压力。

20.3　为合并内科疾病的患儿制订脊柱侧凸矫形手术计划

对于合并内科综合征或者神经肌无力的患儿，术前准备应采取多学科协作的方式。仅仅根据患儿的病史、检查及肺功能等相关信息，无法精确预测哪一位患儿会出现术后呼吸衰竭的危险或其他问题。

一份详细的病史采集需涵盖以下范畴：

1. 并发症。每一个诊断都有其并发症。例如，VACTERL 联合征，Friedreich 共济失调或马方综合征可能存在心脏疾病。小儿麻痹症患儿可能存在功能性上呼吸道功能紊乱。

2. 患儿的既往手术史对麻醉至关重要。如对神经肌无力的患儿使用某种吸入性麻醉药会出现恶性高热与横纹肌溶解。

许多患有综合征疾病的患儿生长与营养状况不良，且需要通过术前营养支持来解决，尤其是在术中需要放置如垂直可延长钛肋骨（Vertical expandable prosthetic titanium rib，VEPTR）的患儿。

需要记录患儿的认知能力，尤其是理解与应答的能力。

所有胸部疾病史都需要记录。胸部感染史及治疗史，是否因这类疾病而入院或入住 ICU 接受气道支持？从患病到完全康复的时间是多久？

患儿咳嗽是否正常，能否自行咳出呼吸道分泌物？当清醒和睡眠时，分泌物如何排出？能吞咽吗，还是流口水？需要使用药物来抑制分泌物的分泌吗，例如口服格隆溴铵或东莨菪碱贴剂。

患儿有夜间通气不足的症状吗（见前述）。以下项目需要测量：力量，直立与平躺时的胸壁运动，自主咳嗽的力量，认知能力。

20.3.1　呼吸功能测试

肺活量

对于认知功能正常的儿童，从 6 岁左右开始可行重复的肺活量测量。正常值可通过身高与年龄预测。脊柱侧凸儿童中，身高通常是不可靠的，臂长可用来替代身高。推荐站位或坐位时测量肺活量，因为可以借助重力使膈肌下降。即使对于肌无力的儿童，采用深呼吸可了解患儿真实的肺活量，即用肺活量计测量时要求儿童尽可能深吸气，然后再尽可能呼气。对于肌无力且无法用嘴唇做出将嘴巴密封动作的儿童，需要使用封闭的面罩覆盖口鼻。

有证据表明肺活量可用作评估脊柱矫形术后患儿产生呼吸道疾病的风险。一些回顾性研究表明，与术前高肺活量患儿相比，在低肺活量患儿中术后插管与延长通气（>3d）的概率更高。一项超过 125 例儿童（57 例患有神经肌无力病）的研究发现术前肺活量低于 60% 通常需要延长通气（>3d），灵敏度与特异度分别为77% 与 56%。即使是低肺活量患儿，只要能获得适当的气道支持，脊柱侧凸手术依然可以取得成功。术后常规的使用无创性通气有助于早期拔管。

多导睡眠监测

神经肌病患儿术前应采取多导睡眠监测来评估他们是否存在夜间通气障碍。如果存在，他们需要行无创性通气支持。上呼吸道梗阻也会增加患儿的术后风险。对于每晚都出现明显的阻塞性睡眠呼吸暂停或通气障碍的患儿，夜间需要持续进行睡眠监测。如果证实有上呼吸道阻塞，需评估腺样体扁桃体切除术的必要性。如需要，该手术应在脊柱侧凸手术之前进行。

咳嗽清除分泌物

分泌物通过纤毛运动从次级支气管输送到主支气管，但最终需要通过咳嗽从气管的排出。有效咳嗽需要以下步骤。

深吸气后声门关闭，然后呼气肌肉收缩产生高压促使喷出的气流具有高流速。

麻醉会抑制纤毛净化，导致气道分泌物残留与肺不张。术后疼痛与药物的镇静作用可能会抑制深吸气，同时也会减低呼气肌收缩的效率。患儿术后的肌无力也会影响咳嗽功能。所以，准确记录咳嗽清除效率是非常重要的，且应尽可能记录咳嗽峰速。

咳嗽峰速可用面罩或峰速尺测量。健康成人的咳嗽峰速超过 400L/min，低于 160L/min 的成人无法有效清除气道分泌物。大量研究表明，成人术后咳嗽峰速低于 160L/min，术后拔管成功的概率可能较低。已有报道指出 4~18 岁健康儿童咳嗽峰速的标准值，但尚无有力证据证明儿童分泌物的有效清除必须依靠一定的咳嗽峰速。对于 12 岁以上儿童，如咳嗽峰速低于 160L/min，术后更需要用无创性通气与促咳嗽技术（手工或咳嗽辅助装置）来进行特殊护理。

对于认知功能低下难以进行气道检查的儿童，可根据患儿的病史以及咳嗽或分泌物清除的有效性来判断是否可以实施呼吸道操作。然后判断是否需要术后无创性通气或其他支持。

20.3.2　心脏评估

当综合征可能累积心肌时，（如杜氏肌营养不良）对患儿心脏的评估十分重要。心律失常在一些儿童中是常见的麻醉并发症，需要谨慎选择麻醉剂。

20.3.3　一般评估

在术前评估中，医生会对围术期的儿童是否存在风险提供专业建议。总体来说，这些风险包括如下几点：

- 肺活量低于 60% 预计值
- 拔管失败史
- 无效咳嗽

夜间通气障碍的症状。此外，接受夜间无创通气的患儿也存在风险，需要特殊护理。

对于此类患儿，一些术前措施是有帮助的，应该包括训练儿童及其家人使用气道清除技术（见后述）并引导他们术前使用无创通气。让儿童熟悉不同种类的无创通气面罩是非常必要的。确保儿童的胸廓充分的扩张且术前应该尽可能使用抗生素与理疗。如果存在营养不良，术前数周即应该开始行营养支持。

20.3.4　气道清除技术

有效的咳嗽需要 160L/min 以上的咳嗽峰速。正常青少年的咳嗽峰速大于 700L/min。神经肌无力儿童无法产生足够的流速可能是以下原因：

- 无法充分深呼吸
- 无法产生足够的呼气力量
- 声门无力

患有其他内科疾病的儿童可能同样无法产生足够的咳嗽流速。

可通过复苏气囊与面罩，或呼吸机与咳嗽辅助装置来增加吸气时的肺容积。咳嗽时的呼气流速可在咳嗽或使用咳嗽辅助装置时通过按压上腹部或胸壁增加。

咳嗽辅助装置

该装置将气流输送进面罩并封闭在一个相对高压（25~40cmH_2O）的环境中2~3s，然后再抽气1~2s。气道分泌物排至面罩或从口咽吸出。可手动或自动选择吹气或抽气的时机。目前尚无临床试验对比咳嗽辅助装置与面罩或气囊在吸气容积上的效率差异，但是机器辅助装置被认为是促进分泌物清除的一个有效补充技术。

20.4　术后护理

术后，高风险患儿应在拔管后用采用无创通气，若有必要可使用分泌物清除技术，包括咳嗽辅助装置。

对于肌无力患儿，需要额外的特殊预防措施：

肌无力儿童的术后拔管方案必须参考患儿呼吸道疾病的严重程度。特殊的患儿需使用3~5cm H_2O的呼气末正压通气来维持一定的功能残气量。氧饱和度在94%以上时才可以考虑拔管。

神经肌无力患儿在使用阿片类药物时会增加呼吸抑制的风险，硬膜外麻醉可以更加安全有效地缓解疼痛。

一些神经肌无力患儿易出现肠麻痹，可使用促动力药与开放型胃管。

一些神经肌病，如2型脊髓性肌萎缩症，与酸中毒有关。宜早期输注葡萄糖进行营养支持。

20.5　总结

对合并内科疾病的患儿，其脊柱侧凸手术的术前准备是复杂的。然而，大量证据表明，针对合并严重限制性肺疾病与严重内科疾病的患儿，如果采用多学科协作，脊柱重建手术可以成功实施且围术期风险较低；一个复杂的病例如下：

●早产（36周）

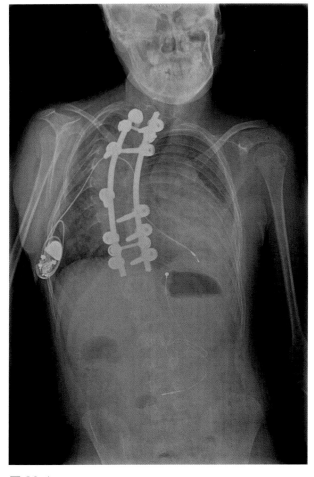

图 20.4

●VACTERL 联合征

●室间隔缺损——在婴儿期修复。残余的微型室间隔缺损伴左向右的高流速分流

●心脏传导阻滞（婴儿期术后并发症）。使用心室起搏器

●肺动脉高压

●食管闭锁与气管食管瘘——婴儿期修复

●慢性肺疾病。婴儿期无创性通气2年；限制性肺疾病进展。11岁重建夜间无创性通气。

●反复的肺部感染，去年两次入住ICU

●促肾上腺皮质激素与生长激素缺乏。每日注射氢化可的松

●脊柱侧后凸

●T3~T11 后路融合内固定

参考文献

[1] Cirak S, Arechavala-Gomeza V, Guglieri M, et al. Exon skipping and dystrophin restoration in patients with Duchenne muscular dystrophy after systemic phosphorodiamidate morpholino oligomer treat- ment: an open-label, phase 2, dose-escalation study. Lancet, 2011, 378:595-605

[2] Mullender M, Blom N, De Kleuver M, et al. A Dutch guideline for the treatment of scoliosis in neuromuscular disorders. Scoliosis, 2008, 3: 14

[3] Muntoni E Bushby K, Manzur AY. Muscular Dystrophy Campaign Funded Workshop on Management of Scoliosis in Duchenne Muscular Dystrophy 24 January 2005, London, UK. Neuromuscul Disord, 2006, 16:210-219

[4] Sejerson T, Bushby K TREAT-NMD EU Network of Excellence. Standards of care for Duchenne muscular dystrophy: brief TREAT-NMD recommendations. Adv Exp Med Biol, 2009, 652:13-21

[5] Eagle M, Bourke J, Bullock R, et al. Managing Duchenne muscular dys-trophy–the additive effect of spinal surgery and home nocturnal ventilation in improving survival, Neuromuscul Disord, 2007, 17: 470-475

[6] Yuan N, Skaggs DL, Dorey E, et al. Preoperative predictors of prolonged postoperative mechanical ventilation in children following scoliosis repair. Pediatr Pulmonol, 2005, 40:414-419

[7] Chong HS, Moon ES, Park JO, et al. Value of preoperative pulmonary function test in flaccid neuromuscular scoliosis surgery. Spine, 2011, 36:E1391-EI394

[8] Gill I, Eagle M, Mehta JS, et al. Correction of neuromuscular scoliosis in patients with preexisting respiratory failure. Spine, 2006, 31: 2478-2483

[9] Bach JR, Gonalves MR, Hamdani I, et al. Extubation of patients with neuromuscular weakness: a new management paradigm. Chest, 2010, 137:1033-1039

[10] Bianchi C, Baiardi P. Cough peak flows: standard values for children and adolescents. Ami Phys Med Rehabil, 2008, 87:461-467

第21章

综合征型脊柱侧凸的手术治疗

Ahmet Alanay， Ozgur Dede；解京明 译

发生脊柱畸形的儿童中，会表现很多种临床综合征的情况。侧凸的形态特征、软组织以及骨性结构特点在不同综合征之间均有较大的差别；因此，把这些差别迥异的情况放在一个章节内讨论可能会显得有些过分简化。然而，考虑到这些综合征的罕见性，脊柱畸形治疗策略的相似性，以及综合征型与特发性脊柱侧凸间根本的差异性，在同一标题下讨论这些综合征型脊柱侧凸也是合理的。

21.1 总论

与特发性脊柱侧凸不同，保守治疗对综合征型脊柱侧凸效果欠佳。详细的非手术治疗方案会在第22章中阐述。石膏和支具治疗很少成功。对那些有很多合并症的综合征型患儿，石膏令其无法忍受，甚至无法进行。基于其所伴有的各种先天异常和畸形，这些儿童的治疗目标应该个体化制订。比如说，对于综合征型脊柱侧凸病人而言，若手术治疗能够在无严重并发症的前提下使其获得稳定的脊柱，哪怕残存有明显的外观畸形，这种治疗结果已经是非常满意。术中会遇到的困难，例如大量出血和麻醉相关问题，在这类病人中更为常见。对于综合征型脊柱侧凸而言，因其遗传性的软组织、骨骼和神经系统异常，未融合节段的自发性矫正能力可能并不如其在特发性脊柱侧凸中那样的可靠。在某些情况下之所以交界性畸形更为常见，也就是因为存在这些因素。

因此，在治疗特发性脊柱侧凸时力求避免的长节段融合，对于综合征型脊柱侧凸而言可能反而更适合。对于大多数综合征型脊柱侧凸病人，考虑其对脊柱功能的要求不像特发性脊柱侧凸病人那样的高，因此长节段融合也并非不可取。选择性短节段融合应该只用在那些具有正常肌张力、神经功能、精神敏锐度和骨质量好的很少的一部分病人中。在骨质量差和内固定失效率高时，利用更多螺钉行长节段融合更为合理。

对一些特定的综合征型脊柱侧凸病人，应该考虑术后使用外固定，最常用的是胸腰骶支具。对于这些患儿，在骨性融合发生之前，其躯干控制能力下降和骨质差会对内固定系统产生不利影响。有证据表明，综合征型脊柱侧凸病人接受经后路内固定术后，更易于出现假关节形成和交界性后凸。因此，对某些病例特别是那些神经功能和意识情况欠佳的病人，运用外固定支具是一个安全的选择。

由于此类病人常存在很多合并症，多学科联合治疗应贯穿于术前和术后。外科医生应熟悉多种综合征并细心发现病人伴有的其他医学问题。因此，应咨询并邀请相关专科医生参与到术前护理和准备工作中。常有必要咨询心脏科、呼吸科、胃肠外科以及神经内、外科。邀请遗传学专家将有助于诊断和制订总体的治疗计划。病人伴有的综合征的诊疗措施已在第 20 章进行了讨论。

手术计划包括手术入路以及内植物的型号、大小和材质。在选择方案时，骨质量、畸形范围和僵硬程度、预期的矫形度数都是重要的考虑因素。应配备小号内植物，因为常规大小的内植物也许并不适合这些有骨骼发育不良的患儿。应认真研究术前影像，如提示有任何骨结构异常应行 CT 检查，例如椎弓根发育不良或缺失，以及后柱结构发育不良等，这些因素都会影响手术方案制订。如查体有阳性或可疑的神经体征，应对整个神经轴行 MRI 检查。另外，对于复杂畸形且涉及结缔组织的综合征，MRI 能很好显示诸如硬脊膜膨出和椎管内畸形等影响手术计划的情况。需要特别指出，对于伴有脊膜膨出的病人（如结缔组织病、神经纤维瘤病）应避免使用椎管内占位性内植物如钩、钢丝和聚酯带等。

对于术前神经功能正常的患儿，在脊柱手术中均常规运用经颅运动诱发电位和体感诱发电位监测。术前必须定血型和交叉配血，因为术中常遇到出血过多的情况，特别是那些伴有结缔组织疾病的病人。手术医生应该就治疗的每一个步骤和家属充分沟通。让家属和患儿知晓治疗计划和目标是非常重要的。应充分告知患儿可能出现的并发症，术中可能需要修改手术方案，以及术后的护理和康复细节。

21.2 具体综合征类型

在第 16 章给出各种综合征的详细列表，读者可阅读到在一些伴有脊柱侧凸的综合征情况下有关脊柱自然病程的论述。本章只概述作者关于一些最常见的、伴有早发性脊柱侧凸的综合征的治疗经验。胸廓发育不良综合征的治疗已在第 4 章介绍，这里不再赘述。

21.2.1 马方综合征

在马方综合征中，脊柱畸形的典型表现是支具治疗无效的早发性脊柱侧凸。常有脊膜扩张（大于 95% 的病例），故这些儿童在术前应行全脊髓 MRI 检查。术前计划应考虑到术中硬脊膜撕裂和需要修补的可能。因为这些伴有脊膜扩张患儿的椎板一般都很薄，故应优先选择椎弓根固定。椎弓根也会因硬脊膜膨出而变薄，故术前应行 MRI 或 CT 检查，以指导术中植入螺钉。对马方综合征患儿运用生长棒固定可有效延迟融合。发生交界性后凸和内固定失败的概率较高。目前的证据表明，尽管畸形形态与特发性的类似，对马方综合征病人运用选择性融合后，代偿弯进展的可能性更高。因此，当考虑行终末融合时，应固定融合所有弯曲。

应注意矢状面力线，因胸腰段后凸在此类患儿很常见。骨质量是另一个要考虑的因素。当然，椎弓根螺钉固定已证明能够提供足够的锚定强度。术中出血会比特发性畸形的更多，故在术前计划中应考虑到这一点。

21.2.2 Ehlers-Danlos 综合征

这种结缔组织疾病的一个特定类型是伴有

严重的早发性脊柱后凸（图 21.1）。因韧带松弛和肌张力低下，脊柱畸形发生早、进展快，常需要手术干预。

术中一个重要的关注点是血管损伤。前路手术因容易损伤重要血管故应避免使用。所有的矫形能够也应该通过后路完成。脊膜扩张是另一个常见情况，在术前要考虑应对硬脊膜撕裂的措施。因胶原异常，伤口愈合将会是一个问题，故闭合伤口时应细致并减少损伤。术后

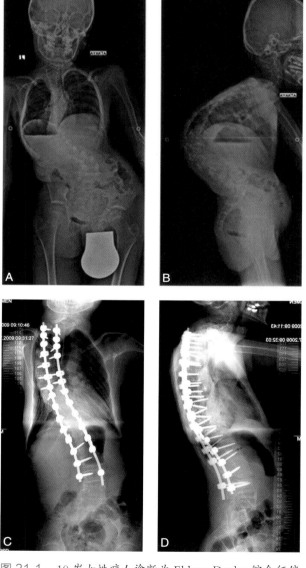

图 21.1　10 岁女性病人诊断为 Ehlers-Danlos 综合征伴重度脊柱侧后凸畸形。术前前后位（A）和侧位（B）平片。该病人 2 年随访的前后位（C）和侧位（D）平片，提示出现无症状的近端交界性后凸畸形

应严密监控交界区的问题，因为低肌张力和高软组织弹性会造成固定节段之上或之下交界区畸形。

Loeys-Dietz 综合征和 Beals 综合征的特点是结缔组织异常伴早发性脊柱侧凸。脊柱异常情况与马方综合征的类似。据报道，有高达 67% 的 Loeys-Dietz 综合征病人出现脊膜扩张。这些综合征的手术方式和治疗相关的防范措施与马方综合征的相同。应注意评估结缔组织疾病的颈椎稳定性问题。

需要注意的是，对伴有韧带松弛的病人使用 Halo 牵引应小心谨慎，因不止一例的病例报道称马方综合征病人行 Halo 牵引后出现医源性颈椎后凸。

21.2.3　Rett 综合征

超过 50% Rett 综合征的患儿出现脊柱侧凸，大多在 8 岁前发病。C 形长胸腰弯、快速进展，支具治疗无效。在早期可运用生长棒或生长诱导系统，如 Shilla 或 Luque-Trolley。晚期会表现为僵硬的弯并伴肋骨明显畸形。骨盆倾斜常见，故融合和固定应扩展到骨盆（图 21.2）以维持躯干平衡。术后肺部问题常见，应有 ICU 支持。处理这类病人应和脑瘫病人类似。

21.2.4　成骨不全症

Ⅰ 型胶原异常会带来诸如骨质量差，韧带松弛等诸多治疗上的困难。严重的病例（Sillence Ⅲ 型）常出现脊柱畸形，典型表现是僵硬性后凸。意外的是，目前报道关于成骨不全伴脊柱畸形的治疗的文献很少。然而，据我们的经验，非手术治疗作用有限，患儿出现进展性的畸形应早做手术准备。晚期严重病例由于骨质量差，椎板畸形，脊柱僵硬从而影响了内固定和矫形治疗的选择。

外周静脉双磷酸盐治疗被证明有助于提高患有成骨不全患儿的骨质量。应在术前数月运用双磷酸盐治疗以提高骨质量。手术时首先遇到的困难就是体位摆放。在摆放体位时需小心

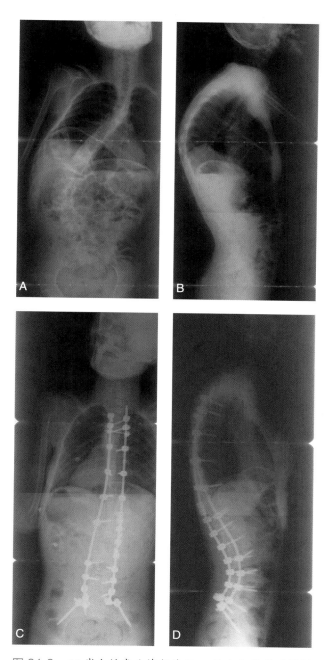

图 21.2　10 岁女性患儿诊断为 Rett 综合征伴僵硬的侧后凸畸形。术前前后位（A）和侧位（B）平片。该病人术后 2 年随访的前后位（C）和侧位（D）平片，显示术后维持住了良好的冠状面和矢状面力线

成骨不全患儿出现医源性的长管状骨和肋骨骨折。各种规格的椎弓根螺钉、椎板下钢丝和钩均应事先准备好。骨水泥可加强椎弓根螺钉固定。对于严重病例，应使用钢丝结合螺钉的混合固定方式。矫形率达到一般即可，因过分追求矫形率会出现拔钉和医源性骨折的风险。矢

状面调整应小心谨慎，以降低出现交界性后凸的风险。在融合椎体的近端或远端可能出现椎体应力骨折而造成交界性后凸。甚至有文献报道了 1 例成骨不全患儿在接受后路融合固定后出现髂骨翼横行应力骨折。证据表明系统性运用双磷酸盐增加了长骨螺钉固定的强度；因此，术后继续使用双磷酸盐是一个理智的选择。

21.2.5　Larsen 综合征

Larsen 综合征是一个伴有韧带高度松弛的遗传病。常见的特点是多个关节脱位，面部特征如额部隆起、面中部发育不全、眼距过宽，颈椎不稳，气管软化以及气道高移动性带来的麻醉相关问题。较少有出现脊柱畸形的报道。颈椎是最常见的受累节段，很多病人会有颈椎畸形（如后凸、不稳、颅底凹陷、脊柱裂）。因此，应评估这些拟接受手术的患儿的颈椎情况，如有必要行手术治疗，颈椎融合应在其他手术操作前完成。脊柱侧凸呈早发性，尽管一般而言都不是很严重。对中度畸形病人开始可尝试支具治疗。这类病人可能有椎体发育异常和胸壁受累。对这类病人行胸腔扩张技术，如运用垂直可延长钛肋骨（VEPTR）。如果胸腔受累不是很严重，可运用生长棒来治疗那些支具治疗无效的患儿。如获得满意的脊柱生长，应行后路融合术。据我们的经验，Larsen 综合征的融合节段之下的椎体是稳定的。如伴有髋关节脱位，应先处理脊柱畸形。

21.2.6　多关节挛缩症

多关节挛缩症伴发的脊柱畸形可呈早发或晚发趋势（图 21.3）。早发畸形典型表现是呈进展性、僵硬并伴神经肌肉症状。如果胸段受累，VEPTR 可选择，以增加凹侧胸腔容积。生长棒可作为终末固定前的选择以换取进一步生长的机会。对于多关节挛缩症，经典教科书推荐经前、后入路行脊柱融合术，但这是脊柱固定器械还不如今日之先进时的观点。遗憾的是，现今有关仅从后路融合固定治疗多关节挛缩症脊柱畸

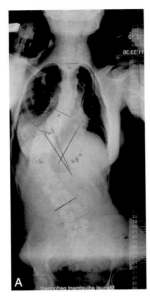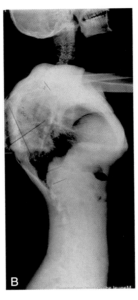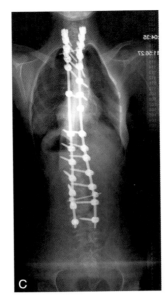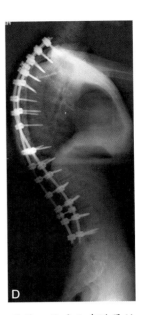

图 21.3　12 岁女性患儿诊断为先天性多关节挛缩症。术前前后位（A）和侧位（B）平片。该病人有进展性侧后凸畸形，支具治疗无效，接受了经后路融合固定术。术后前后位（C）和侧位（D）平片

形的报道并不多。据我们的经验，前路手术显得过时，除非是遇到角状锐利且僵硬的弯曲。在典型的关于多关节挛缩症的报道中，包含了伴有关节挛缩的许多不同诊断。多发性翼皮综合征是一种伴有早发性脊柱侧凸的多关节挛缩症。据报道，多发性翼皮综合征出现早发性、进展性脊柱侧凸伴多个椎体先天畸形的概率高达 81%。根据弯曲类型，这些畸形可按照胸廓发育不良综合征和先天性脊柱侧凸处理。

21.2.7　神经纤维瘤病

神经纤维瘤病的早发性脊柱畸形典型表现是营养不良性弯曲，可伴有后凸。弯曲呈快速进展，保守治疗无效，需早期手术干预。对于幼童，生长棒和 VEPTR 可用于临时固定，大多数患儿到青春期应行终末固定融合术。

脊柱畸形伴营养不良性神经纤维瘤病是一种仍然需要运用前、后路联合融合术治疗的一种例外情况，原因是：①神经纤维瘤病由于组织异常而出现假关节的概率高；②因患儿年纪小，椎体前方的持续生长会造成曲轴现象。对于重度僵硬侧后凸畸形可行分期手术，即前方松解后行 4~6 周 Halo 牵引，然后再行后路融合术。为矫正角状锐利的畸形可行全脊椎切除（VCR），然而，因这类神经纤维瘤病病人有脊髓异常，此技术需具备高水平和丰富经验的手术团队完成。我们推荐此手术应由熟知神经纤维瘤病所伴发的脊柱畸形和具备相关经验的手术医生进行。神经纤维瘤病常表现颈椎异常，特别是后凸畸形。应评估此类患儿的颈椎情况，任何颈椎异常均应首先处理。脊膜扩张是神经纤维瘤病固有的异常情况，对所有此类病人都应预想到这一点。术前 MRI 和 CT 对制订手术方案非常必要且具有较高价值。

21.2.8　骨骼发育不良

骨骼发育不良涵盖了很多种畸形情况，详细讨论每种情况已超出了本章范围。然而，这些情况的处理方面也有某些共性原则。

对于骨骼发育不良，后凸较侧凸更常见。畸形几乎总是表现为早发，可呈进展性。因为这种疾病罕见，故对于骨骼发育不良病人脊柱畸形的治疗还有很多未知的东西。然而，一旦畸形进展到需手术治疗，可运用双根生长棒

固定，以治疗年龄小的儿童。但是，考虑到脊柱生长潜能有限，终末固定融合无须太晚施行。对于畸形严重影响胸廓容积病人，可运用VEPTR或其他扩张性胸廓成形技术以改善肺功能。一旦病人肺功能改善，即可施行经后路终末固定。严重畸形病人需要截骨，且截骨均可从后路完成。这类病人应避免行前路手术，原因是避免损害已经受限的肺功能。

椎体附件发育不良会给内固定带来困难。术前应预备多种固定方案，对于复杂畸形病人应行术前 CT 检查。通过术前影像检查应预见到可能存在的椎板缺如、融合缺陷、椎弓根异常以及后柱漂浮（指发育不良）。另外，应注意是否存在继发于骨发育不良的交界性后凸和韧带过度松弛。临床随访时要拍摄侧位和前后位平片。

椎管狭窄是另一常见问题，应在矫形术中予以合适减压。术前仔细评估症状和功能并做详细的神经系统检查是非常有助于诊疗的。对所有此类患儿均应行术前 MRI 以检查椎管狭窄和椎管内异常。

在某些骨骼发育不良综合征中常见颈椎异常。推荐对所有骨骼发育不良病人均应行颈椎前屈 - 后伸位摄片检查。如伴有颈椎不稳，椎管狭窄或严重后凸，手术时均应优先处理。

21.3　结论

综合征型早发性脊柱侧凸的治疗需要多学科配合。与特发性脊柱侧凸相比，因此类病人存在很多合并症和内科并发症，术后出现并发症的风险更高。麻醉师应首先评估病人，手术医生和麻醉师均应熟知其所面对的特定综合征。

术前应有详细全面的影像学检查。术中各种内固定方法和各型内植物均应考虑和准备周全。不要忽略 Halo 牵引的作用，特别是对于严重畸形病人应考虑使用。外科医生应注意术后随访中可能会出现内固定丢失和交界性后凸。尽管此类情况很复杂，如果制订一个现实的治疗目标和周全的手术及术后治疗计划，仍然能获得满意的结果。

扩展阅读

Campbell RM Jr. Spine deformities in rare congenital syndromes: clinical issues. Spine,2009,34: 1815-1827

Crawford AH, Herrera-Soto J. Scoliosis associated with neurofibromatosis. Orthop Clin North Am,2007, 38: 553-562

Demetracopoulos CA, Sponseller PD. Spinal deformities in Marfan syndrome. Orthop Clin North Am,2007,38: 563-572

Gjolaj JP,Sponseller PD,Shah SA,et al.Spinal deformity correction in Marfan syndrome versus adolescent idiopathic scoliosis: learning form the differences. Spine, 2012,37: 1558-1565

Harrison DJ, Webb PJ. Scoliosis in the Rett syndrome: natural history and treatment. Brain Dev,1990,12: 154-156

Laville JM, Lakermance P,Limouzy F,et al. Larsen's syndrome: review of the literature and analysis of thirty-eight cases. J Pediatr Orthop,1994,14: 63-73

Lerman JA,Emans JB,Hall JE,et al. Spinal arthrodesis for scoliosis in Down syndrome. J Pediatr Oethop,2003,23: 159-161

Sponseller P.Yang J.Syndromic spinal deformities in the growing child//Akbamia B,Yazici M,Thompson G,et al. The Growing Spine. Berlin: Springer, 2010,187-196

Tolo VT. Spinal deformity in short-stature syndromes. Instr Course Lect,1990,39: 399-405

Yingsakmongkol W,Kumar SJ.Scoliosis in arthrogryposis multiplex congenita: results after nonsurgical and surgical treatment. J Pediatr Orthop,2000,20: 656-661

第22章

综合征型脊柱侧凸的非手术治疗

Ian W. Nelson；郑博隆 译，何思敏 校

综合征型脊柱侧凸有一个广泛的病因谱：

- 神经纤维瘤病
- 遗传性结缔组织病：成骨不全症，马方综合征，Ehlers-Danlos 综合征
- 黏多糖病
- 骨骼发育不良
- 代谢性骨病：佝偻病
- 内分泌疾病
- 唐氏综合征

从医生的角度来看，脊柱畸形的非手术治疗的选择比病人在网上搜寻到的结果更为有限。

- 石膏矫正法：Cotrel（延长、去旋转、屈曲）；Risser
- 支具
- 牵引：头环重力牵引，头环股骨牵引，头环骨盆牵引
- 锻炼

石膏矫正法常常用来治疗早发型脊柱侧凸（5 岁前发生），并且每 3~4 个月需要在全麻下调整石膏。尽管石膏矫正法的优势在于不能被病人或家人移除，但耐受性是一个问题；然而，很多患儿依然能耐受。

在治疗更为多见的青少年或迟发型脊柱侧凸中，支具的有效性受到广泛的争议，所以很容易理解只有相对有限的文献提到支具在综合征型脊柱侧凸治疗中的作用。但为了避免或推迟手术，无论是病人还是医生都希望找到一种"更微创"的治疗方法。病人的耐受力影响支具治疗的有效性。在青少年特发性脊柱侧凸的治疗中，在初潮前的生长高峰期（生长速度高峰）使用支具是非常重要的，然而对于综合征型脊柱侧凸，生长规律并未明确，通常在生长高峰后可能还会继续生长。同时支具种类很多，也使治疗变得更为复杂。

不同形式的牵引常常作为手术前的一种干预措施，可以提高严重侧凸病人脊柱的柔顺性，进而提高手术的矫正率。

锻炼疗法在治疗特发性脊柱侧凸中被提出，并且研究仍在继续。但目前没有证据表明其在综合征型脊柱侧凸治疗中的有效性。

22.1　石膏矫正法

Mehta[1] 报道了 Cotrel 石膏矫正法（延长、去旋转、屈曲）在 136 例早发型脊柱侧凸病人中的疗效。治疗始于 4 岁，一直随访至 9 岁。大部分的病例是特发型的，但是有 36 例病人患有明确或尚未明确的综合征。该组的一些病人患有神经方面的疾病，且不仅局限于神经纤维瘤病或马方综合征。研究结果提示石膏矫正法对一些综合征型脊柱侧凸病人有一定疗效。治疗效果的主要影响因素是年龄和发病时的 Cobb 角。延迟转诊导致 Cobb 角的快速恶化预后不良。也有病人选择使用支具治疗。

22.2　支具治疗

22.2.1　神经纤维瘤病

Winter[2] 等回顾了 102 例神经纤维瘤病型脊柱侧凸病人的自然病史、合并的畸形以及对非手术和手术治疗的反应。在这些病人当中，80 例患有营养不良性的脊柱侧凸，合并肋骨发育不良、椎体发育不良和枕骨大孔扩大。Milwaukee 支具用于治疗 10 例病人，但是均未阻滞畸形的发展。开始治疗时平均 Cobb 角为 53°，最终为 80°。没有发育不良特征的 22 位病人对治疗的反应不同，4 位病人使用 Milwaukee 支具治疗侧凸或后凸，并没有发展到需要手术的程度。作者得出结论：支具治疗不是发育不良型侧凸的适应证，但也许对非发育不良型侧凸有效。

22.2.2　马方综合征

Sponseller 等[3] 研究了支具治疗在马方综合征中的有效性。研究对象包括 22 例病人，侧凸角度均 ≤ 45°，并且 Risser 征 ≤ 2 级。建议病人每日佩戴支具的时间超过 18h，随访持续到发育成熟或手术（至少 2 年）。治疗开始时的平均年龄为 8.7 岁（4~12 岁）。初始的侧凸纠正程度很明显，为 45%。4 例病人出现了进展，但是对于 24 例病人中的 20 例，治疗是失败的。平均的进展是 6°（平均进展速度为每年 8°），并且最终的平均度数为 49°。16 例病人接受或建议行手术治疗。病人的年龄和侧凸的度数在成功治疗组和未成功治疗组中无明显差异。

作者总结：大部分马方综合征的病人，如果侧凸度数 ≥ 25° 且 Risser 征 ≤ 2 级，即使使用支具治疗，侧凸依然会进展，对于这些病人，建议手术治疗（图 22.1）。

22.2.3　唐氏综合征

Milbrandt 和 Johnson[4] 报道 379 例唐氏综合征病人侧凸的发病率为 8.7%（33 例病人）。在这 33 例病人中，8 例（24%）病人使用支具治疗了平均 26 个月。在此期间，侧凸平均进展了 10°（0°~44°），并且其中 3 例病人最终接受了脊柱融合术的治疗。最终共有 7 例病人接受了畸形矫正手术。作者总结：支具治疗对大部分唐氏综合征病人是无效的。

支具治疗在以下情况中被推荐使用。

● 能够行走的先天性多发性关节挛缩症病人，侧凸 < 30°[5]

● 脊柱骨骺发育不良，使用 Milwaukee 支具早期治疗[6]

● 后凸畸形（不是短节段的角状后凸）在如下情况中也有成功治疗的报道：成骨不全症、马方综合征、Ⅳ型黏多糖病（Morquio 综合征）、迟发性脊椎骨发育不全、间向性侏儒

支具治疗被报道在以下情况中无效：

● 18 三体综合征[7]

● 成骨不全症[8,9]

● Ehlers-Danlos 综合征[10]

● 家族性自主神经功能异常或 Railey-Day 综合征[11,12]

● 小脑巨人症或 Sotos 综合征[13]

● Proteus 综合征[14]

● Beals 综合征[16]

● Smith-Magenis 综合征[17]

● 多发性骨骺发育不良

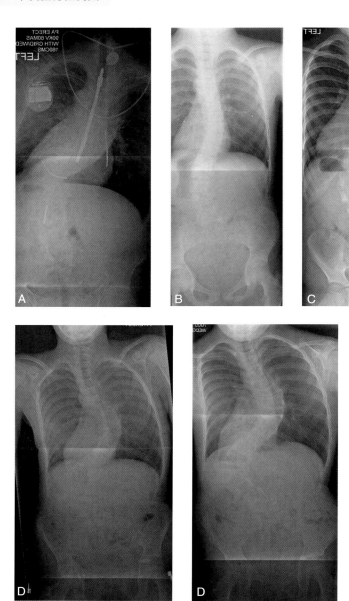

图22.1 一例45岁的马方综合征病人接受支具治疗，随后接受手术治疗（A）。他期望跟他情况相似的女儿，一个11岁（B），一个8岁（C），先接受支具治疗。果然这些病人的侧凸都出现了进展（D、E），并需要手术矫正

22.3 牵引

牵引常被用作一种严重侧凸的术前治疗，它主要包括3种形式：头环股骨牵引、头环骨盆牵引、头环重力牵引。大多数回顾性病例研究包括了综合征型脊柱侧凸等多种疾病。这3种技术中，头环骨盆牵引于1970年代在香港流行，出现了各种颈椎并发症[18]和脑神经瘫痪，现在它的使用很少在文献中报道。在一个83例病人的病例系列中，4例患有神经纤维瘤病的病人获得7%的矫正，且颈椎并发症率为17%。

Mehlman等[19]报道了24例病人在松解后使用头环胫骨牵引，并最终接受手术治疗；其中4例患有综合征型脊柱侧凸（2例患1型神经纤维瘤病，1例患成骨不全症，1例患Ehlers-Danlos综合征），其松解后行牵引治疗Cobb角的纠正率分别为55%、42%、53%和52%。

在最近的一个病例研究中[20]，33例病人于术前使用头环重力牵引，其中11例病人患有综合征型脊柱侧凸。总体来说，牵引在冠状面的矫正率为35%，在矢状面的纠正率为35%。22

例病人中的 19 例的肺功能（用力肺活量和一秒用力呼气容积）提高了 20%。总的并发症发生率为 26%，并且没有长期神经系统并发症。

参考文献

[1] Mehta MH. Growth as a corrective force in the early treatment of progressive infantile scoliosis. J Bone joint Surg Br, 2005, 87:1237-1247

[2] Winter RB, Moe JH, Bradford DS, et al. Spine deformity in neurofibromatosis. A review of one hundred and two patients. J Bone Joint Surg Am, 1979, 61: 677-694

[3] Sponseller PD, Bhimani M, Solacoff D, Dormans Jp. Results of brace treatment of scoliosis in Marfan syndrome. Spine, 2000, 25: 2350-2354

[4] Milbrandt TA, Johnston CE II. Down syndrome and scoliosis: a review of a 50-year experience at one institution. Spine, 2005, 30: 2051-2055

[5] Yingsakmongkol W, Kumar SJ. scoliosis in arthrogryposis multiplex congenita: results after nonsurgical and surgical treatment. J Pediatr Orthop, 2000, 20:656-661

[6] Bethem D, Winter RB, Lutter L, et al. Spinal disorders of dwarfism. Review of the literature and report of eighty cases. J Bone joint Surg Am, 1981, 63:1412-1425

[7] Ries MD, Ray S, Winter RB, et al. Scoliosis in trisomy 18. Spine, 1990, 15:1281-1284

[8] Hanscom DA, Winter RB, Lutter L, et al. Osteogenesis imperfecta. Radiographic classification, natural history, and treatment of spinal deformities. J Bone Joint Surg Am, 1992, 74: 598-616

[9] Yong-Hing K, MacEwen GD. Scoliosis associated with osteogenesis imperfecta. J BoneJoint Surg Br, 1982, 64:36-43

[10] McMaster MJ. Spinal deformity in Ehlers-Danlos syndrome. Five patients treated by spinal fusion. J Bone Joint Surg Br, 1994, 76: 773-777

[11] Hayek S, Laplaza FJ, Axelrod FB, et al. Spinal deformity in fami-lial dysautonomia. Prevalence, and results of bracing. J Bone Joint Surg Am, 2000, 82-A: 1558-1562

[12] Bar-On E, Floman Y, Sagiv S, et al. Orthopaedic manifestations of familial dysautonomia. A review of one hundred and thirty-six patients. J Bone Joint Surg Am, 2000, 82-A: 1563-1570

[13] Haga N, Nakamura S, Shimode M, et al. Scoliosis in cerebral gigantism, Sotos syndrome. A case report. Spine, 1996, 21:1699-1702

[14] Yazar T, Cebesoy O, Basarir K, et al. Recalcitrant scoliosis in Proteus syndrome. Acta Orthop Belg, 2005, 71: 372-374

[15] Martin AG, Foguet PR, Marks DS, et al. Infantile scoliosis in Beals syndrome: the use of a non-fusion technique for surgical correction. Eur Spine J, 2006, 15:433-439

[16] Tsirikos Al, Baker AD, McClean C. Surgical treatment of scoliosis in Smith-Magenis syndrome: a case report. J Med Case Reports, 2010, 4:26

[17] Herring JA. Rapidly progressive scoliosis in multiple epiphyseal dysplasia. A case report. J Bone joint Surg Am, 1976, 58:703-704

[18] Dove J, Hsu LC, Yau AC. The cervical spine after halo-pelvic traction. An analysis of the complications of 83 patients. J Bone Joint Surg Br, 1980, 62-B: 158-161

[19] Mehlman CT, AI-Sayyad MJ, Crawford AH. Effectiveness of spinal release and halo-femoral traction in the management of severe spinal deformity. J Pediatr Orthop, 2004, 24:667-673

[20] Boginovic L, Lenke LG, Bridwell KH, et al. Preoperative halogravity traction for severe paediatric deformity: complications, radiographic correction, and changes in pulmonary function. Spine Deformity, 2013, 1: 33 -39

第七部分

围术期管理

第23章

感染和出血

Evan M. Davies，Andrew Baldock；闫亮 许正伟 译，贺宝荣 校

23.1 感染

手术部位感染是引起脊柱侧凸病人术后并发症的重要原因，早发性脊柱侧凸合并其他的并发症会增加特殊风险，包括使病人体质衰弱甚至危及生命。手术部位深部的感染常常需要进行再次手术、延长住院时间、导致较差的手术效果。早发性脊柱侧凸合并并发症的病人发生呼吸系统和相关败血症的风险也会增加。

除了传统的外科无菌技术，对败血症的风险评估和预防还需要对病人进行个体化的全面评估。

23.1.1 术前感染的危险因素

合并症

相关合并症与增加的浅表和深部感染的风险相关。患儿个人合并特殊的疾病、活动能力限制、卧床、反复发生的呼吸道感染、大量分泌物和大小便失禁等相关合并症的发生都会增加感染率。不良的社会关怀和社区支持的病人也会增加感染风险。这些危险因素在有症状的和神经肌肉型的脊柱侧凸病人中更为普遍，即使在术前对危险因素进行评估优化，病人出现感染的风险仍比特发性脊柱侧凸病人更高。

凝固酶阴性葡萄球菌是在接受畸形手术的儿科病人中最常见的定殖性细菌。然而，在神经肌肉性疾病的病人中，假单胞菌、大肠杆菌和肠球菌更普遍。痤疮丙酸杆菌是与痤疮相关的革兰氏阳性杆菌，越来越多地被认为是另一种感染生物体。痤疮丙酸杆菌生长缓慢，并且通常需要延长培养（≥6d）。

营养不良

营养不良的病人免疫力低下，易于发生感染。在术前将病人的身高和体重绘制在生长曲线图上，对于体重在低百分位的病人，应考虑在术前和术后进行营养支持。而对于那些身体质量指数过高且显著肥胖的病人也会增加感染的风险。

多次外科手术

多次外科手术，例如脊柱侧凸病人需要通过生长棒进行治疗，由于需要多次手术暴露、伤口愈合和瘢痕形成增加了病人手术部位感染

的风险。手术次数最小化的技术与感染率降低相关联，而凸起的内植物、软组织修复不良及伤口皮肤覆盖不全都会使伤口易发感染。

23.1.2　术中预防感染的措施

抗生素的应用

术前使用抗生素可降低伤口感染风险，抗生素常规应该在麻醉插管前应用并延续使用24h。对于综合征型和早发性脊柱侧凸病人，在微生物预防上需要覆盖可能出现的所有微生物（使用广谱抗菌药物）。在脊柱手术中越来越普遍在手术伤口局部使用抗生素，但目前其有效性的证据尚不清楚。

皮肤的准备

手术皮肤准备和用碘液消毒术区皮肤可减少皮肤部位感染。使用局部生物胶以减少皮肤边缘细菌的有效性仍未得到证实。

层流

在层流和高速空气交换的手术室中，细菌数比常规手术室更低，减少手术室内人员流动、室内人员数和手术周转可减少空气中的细菌数量。

23.1.3　术后感染的危险因素

由于手术部位的创伤和压力，活动不便或靠轮椅行动的病人更容易出现伤口愈合困难。术后出现营养不良和肠梗阻的病人，在代谢量需要增加时，更容易出现感染性并发症。手术缝线、硬膜外导管、导尿管和引流管都可能是导致术后菌血症的感染源。应立即去除这些因素以降低感染风险。

出血和血肿形成

严重的出血和血肿形成使得软组织容易出现继发性细菌感染。引流管可以通过引流减少血肿降低感染率，还是作为浅表皮肤植入物而增加深部脊柱金属内植物的污染源而增加感染率尚存在争议。

23.1.4　感染的治疗

感染的识别

较大的侧凸（包括术前和术后）、失血量越大、手术时间越长、同型异体输血、皮肤破裂和伤口愈合不良都与较高的感染率相关。区别浅表和深部伤口感染在伤口管理各方面是非常重要的。如果怀疑有深部组织的感染，则需要进行紧急干预。炎性指标在术后会出现升高，但炎性指标的持续升高或炎性指标水平明显升高则提示有感染存在。在脊柱影像学研究中，例如超声，可显示手术部位液体聚集的情况；MRI和CT成像都受到内植物的影响，但也可显示液体聚集和脓肿形成情况。CT扫描通常可以判断植入物是否松动，这对MRI而言是有挑战性的。

外科清创：植入物存留？

出现深部组织感染并发症的病人，仅使用抗生素保守治疗可能不会产生反应。积极的手术清创、伤口灌洗和持续静脉注射抗生素可以改善这种情况或控制病情，直到发生脊柱融合后可取除植入物。手术部位的细菌培养是非常重要的，因此应当在清创术后再使用抗生素治疗。

在手术清创过程中，应在局部多次取标本留样，每个标本都使用清洁仪器，以避免交叉污染。标本取样时，应首先从深层组织中取样，最后从浅表组织中取样。每个位置的标本应当单独标注，因为在不同位置之间的细菌可能存在不同。

以前的文献表明，50%的深部感染病人的植入物需要移除。在我们医院，积极的早期手术清创和延长静脉抗生素治疗可使90%病例的植入物得以保留。

晚期感染可能是植入物放置引起的慢性感染或来自体内菌血症的二次接种性感染的结果。如果这种情况发生在稳定的脊柱融合术后，则植入物的移除不一定会导致临床矫正的丢失。

23.2 血液保存

如果有完善的血液保存方法，对于接受脊柱侧凸手术矫形的儿童很少需要使用同型异体血液制品。然而，临床上这些血液制品的使用仍然常见，而且医疗费用很昂贵，并且使病人面临以下的风险，包括：代谢紊乱、感染、低体温、溶血反应、输血相关肺部损伤和免疫调节。另外，由于宗教或文化原因，一些病人不会接受异体输血。而通过自体血回输是可行的，在临床中也是适当的。实施最佳血液管理应从术前评估开始，持续术中应用直至术后，并涉及多学科团队的所有成员。

23.2.1 术前阶段

应在术前评估中确定是否合并贫血，并在适时用口服铁剂和叶酸补充治疗。重组促红细胞生成素已被成功地用于增加手术前的血细胞比容，但我们的医院中并不使用。应该了解任何有出血性疾病的个人或家族史，这些病人需要经过血液科专家对于凝血功能进行研究和定期复查。

目前，在英国不推荐术前自体血液保存回输和急性等容量血液稀释，这两种技术均未显示可以减少围术期同型异体血液输注。

23.2.2 术中阶段

手术技术

手术技术较差，如没有软组织保护和仔细止血将会抵消任何自体血回输的效果。使用电刀和骨膜下的剥离以减少肌肉层的出血。椎管被打开后，硬膜外静脉会导致明显的出血风险，要小心的暴露，使用双极电凝和局部药物可以降低出血的风险。在幼儿手术中椎弓根截骨暴露松质骨会导致大量出血，可以通过使用局部药物和骨蜡来减少出血的发生。遵循手术程序，注意确保没有表面出血，强制性的防止血肿形成。使用超声设备和压力设备以减少脊柱侧凸的出血尚待验证。

局部药物

促进止血的局部药物使用越来越广泛，局部胶原和明胶可以应用于手术创口内，不要将这些产品放入椎管内，这很重要，因为它们扩张后会挤压脊髓。源自牛或人血浆源的局部凝血酶可以提供局部止血，直接或通过气雾剂使用的局部纤维蛋白密封剂可以覆盖大的出血表面。然而，这些产品的过度使用可以直接影响凝血机制，如果需要大量使用，则应监测出血和凝血情况。在压力下将这些药物直接注入血管通道可引起肺损伤和凝血性疾病。

麻醉技术

控制性低血压（收缩压比术前值低20%~30%，或平均血压为50~60mmHg）已显示可减少脊柱手术中的失血。在我们医院，通过使用瑞芬太尼 [0.1~0.5mcg /（kg·h）] 和丙泊酚（3~6μg / mL）输注完全静脉内麻醉来实现控制性低血压。这种联合用药可以维持血流动力学稳定性和麻醉深度。在术中使用这些药物需要强制进行术中神经电生理监测，因为低血压和手术操作都会影响脊髓血流灌注，因此需要进行有创血压监测。

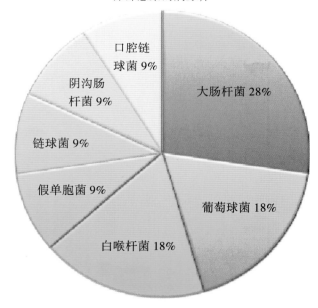

图 23.1　饼图显示了 2003—2009 年英国汉普郡南安普敦大学医院的脊柱侧凸术后感染病原菌的种类

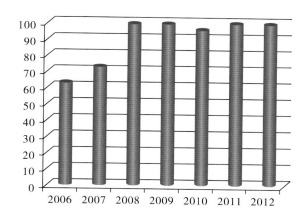

■未进行输血
的百分比

图 23.2 图示英国汉普郡南安普敦大学医院特发性脊柱侧凸矫形术中未输血的患者。自 2006 年实施了减少输血的措施后，2008—2012 年没有患者输血

仔细摆放病人术中体位，以避免下腔静脉受压和静脉回流受阻。低温会损害凝血，可以通过使用保温毯，输液加温装置和食管温度探测来避免。大量的输注晶体和胶体会引起稀释性凝血病和贫血，应当避免。

抗纤维蛋白溶解剂

抗纤维蛋白溶解剂已证实可以在脊柱侧凸手术中显著减少失血。自 2007 年停用抑肽酶以来，氨甲环酸已成为首选药物，尽管首次剂量和术中注射输液用量范围变化很大[分别为 2~100mg / kg 和 0~10mg / (kg·h)]。很少有前瞻性证据指导用药，我们用药推荐在诱导时使用 30mg / kg，随后术中不推荐常规地进行输注。

自体血回输

有研究显示，自体血回输在大手术中可减少同型异体血液的使用。在手术中直接从手术部位和通过冲洗水中收集血液，然后抗凝、过滤和离心以将非细胞物质与红细胞分离，使红细胞悬浮在盐水中得以返回病人体内。失血量超过 50% 的病人可以使用此方法，是血液保存的关键部分。

23.2.3 术后阶段

在手术结束时，放置回输血管，收集后过滤的血液在 6h 后再输注。使用弹力袜（和用于老年病人的术中气动靴）实现血栓预防，避免使用抗凝剂，在手术后避免使用大量输液也很重要。我们使用硬膜外疼痛控制，改善高血压与使

用血管舒张剂相关。我们鼓励使用外周血管加压药，如去氧肾上腺素 [1~5μg / (kg·min)]，优先于重复的液体推注。轻度至中度贫血可用铁补充剂治疗。

23.2.4 贫血有多重要？

这是一个具有争议的问题。有证据显示，在严重疾病病人中，包括成年人和儿童，只有血红蛋白 <7g / dL 时才开始考虑输血的限制性策略与自体输血策略效果相同，并有可能要优于自体输血策略。因而这种限制性策略的做法被广泛使用。脊柱侧凸手术中最严重的并发症是因缺血导致的脊髓损伤，然而，它尚未被确定为独立的危险因素。较低的血细胞比容导致较低的流动阻力，但是这个优点被降低的携氧能力抵消。我们认为在病人无症状的前提下，术后输血的指征应该为 6.5g / dL。然而，无论输血的指征是什么，外科、麻醉和重症监护团队之间的协议对于确保输血具体指征的一致性至关重要。

23.2.5 结论

可以通过简单安全的技术减少同型异体血液制品的输注，节省成本并降低病人的风险。

扩展阅读

Bird S, McGill N. Blood conservation and pain control in scoliosis corrective surgery: an online survey of UK practice. Paediatr Anaesth 2011; 21: 50-53

Carless PA, Henry DA, Moxey AJ et al. Cell salvage for minimising perioperatire allogeneic blood transfusion. Cochrane Database Syst Rev 2010; 17(4): CD001888

Grant JA, Howard J, Luntley J, Harder J, Aleissa S, Parsons D. Perioperative blood transfusion requirements in pediatric scoliosis surgery: the efficacy of tranexamic acid. J Pediatr Orthop 2009; 29:300-304

Hassan N, Halanski M, Wincek J et al. Blood management in pediatric spinal deformity surgery: review of a 2-year experience. Transfusion 2011; 51:2133-2141

Ho C, Skaggs DL, Weiss JM, Tolo VT. Management of infection after instrumented posterior spine fusion in pediatric scoliosis. Spine 2007; 32:2739-2744

Joint United Kingdom Blood Transfusion and Tissue Transplantation Services

Professional Advisory Committee. Better blood transfusion, www. tranfusionguidelines.org.uk/uk-trans fusion-committees/national-blood-trans-fusion-committee/better-blood-transfusion. Accessed July 14, 2014

Lacroix J, Hébert PC, Hutcbison JS et al. TRIPICU Investigators. Canadian Critical Care Trials Group.

Pediatric Acute Lung Injury and Sepsis Investigators Network. Transfusion strategies for patients in pediatric intensive care units. N EnglJ Med 2007; 356:1609-1619

Mohamed Ali MH, Koutharawu DN, Miller F et al. Operative and clinical markers of deep wound infection after spine fusion in children with cerebral palsy. J Pediatr Orthop 2010; 30:851-857

Murphy NA, Firth S, Jorgensen T, Young PC. Spinal surgery in children with idiopathic and neuromuscular scoliosis. What's the difference? J Pediatr Orthop 2006; 26:216-220

Smith JS, Shaffrey CI, Sansur CA et al. Scoliosis Research Society Morbidity and Mortality Committee. Rates of infection after spine surgery based on 108,419 procedures: a report from the Scoliosis Research Society Morbidity and Mortality Committee. Spine 2011; 36:556-563

Sponseller PD, LaPorte DM, Hungerford MW, Eck K, Bridwell KH, Lenke LC,. Deep wound infections after neuromuscular scoliosis surgery: a multicenter study of risk factors and treatment outcomes. Spine 2000; 25: 2461-2466

第 24 章

围术期：神经并发症

Jorge Mineiro；闫亮 贺园 译，吴起宁 校

早发性脊柱侧凸（EOS）的概念最早由 Robert Dickson[1] 提出，用于定义在 5 岁之前出现的无论什么病因出现的脊柱侧凸。过去的 20 年，EOS 的治疗发生了彻底的改变。医生对采用系列石膏保守进行治疗的效果越来越不满意，他们认为应用手术来减缓严重畸形的进展。外科技术和器械的不断发展使得控制脊柱侧凸快速进展成为可能。然而，伴随着手术器械和病人病情的日益复杂，围术期并发症的发生也在不断增加。

EOS 的病因各不相同，如先天椎体发育异常、神经肌肉性、综合征性、结缔组织疾病和特发性，这些都决定了围术期并发症的复杂性和多样性。每种病因都存在潜在的并发症。并不是所有的并发症都与医疗问题有关。此外，早期出现脊柱和胸廓畸形会影响呼吸功能和肺发育。

尽量保留脊柱和肺的生长潜能在 EOS 的治疗中越来越被关注。与此同时，多次手术和患儿健康状况所带来的高并发症也逐渐被报道[2,3]。

24.1 背景

脊柱侧凸研究协会（SRS）关于儿童脊柱畸形（患儿小于 18 岁）手术并发症的报道包含 4 种病因类型：特发性、先天性、神经肌肉性和其他 [4]。病因不同，并发症的发生也不同，总的发生率为 10.2%。

SRS 报告中神经并发症的发生率为 0.72%，其中先天性为 2%，神经肌肉性为 1.1%，特发性为 0.8%。手术方式和固定类型与神经并发症的发生密切相关。翻修手术的并发症发生率最高。

然而，报告中的神经并发症发生率仅仅来源于小于 18 岁的病人群体，并没有特指 EOS 病人。为了搞清楚这一问题，我们必须回顾 EOS 的治疗原则和手术方式，并涵盖不同的病因类型。

24.2 原则

发育早期出现快速进展的脊柱畸形会造成成年后的肺功能障碍，因此现在的治疗策略不仅关注畸形矫正，同时强调胸廓的发育和生活

质量的改善。一种新的手术名称（保留生长手术，也被称作非融合手术）应运而生，它包含了许多的手术技术，但最终的目标都是为了在矫正畸形的同时尽可能地保留脊柱、胸廓、和肺的生长潜能。如果我们把 EOS 患儿看作是高危人群，因为他们往往伴有很多合并症，那么手术方式的复杂性和并发症的出现也就可以理解了。

就严重脊柱畸形的手术机制而言，保留生长手术可以分为 3 种类型：撑开为基础、生长引导为基础和张力为基础。第 1 种类型撑开为基础，包括生长棒和纵向扩张性人工钛肋（VEPTR）。第 2 种类型生长引导为基础，包括 Shilla 和 Luque trolley 技术；第 3 种类型张力为基础，包括栓系和 U 形钉技术（仍处于实验阶段）。生长引导技术虽然手术创伤大，技术要求高，但是理论上可以避免反复多次的撑开手术（偶尔需要换棒），因此是有意义的。

因为这些手术都可以帮助畸形病人继续生长，因此不算是终末手术；相反，通常需要多个阶段完成：首先植入内固定，然后多次的棒延长或更换内固定（往往需要反复多次），直到成年后的终末手术。

当谈及神经并发症时，我们首先要明白不同的手术方式可能会带来不同的损伤类型。一方面，损伤的部位不同，可能是脊髓损伤（全部或部分），臂丛损伤，或者神经根损伤；另一方面，更为重要的是，损伤的机制不同，包括直接创伤、缺血或者压迫。

24.3　治疗类型

24.3.1　撑开为基础的装置：生长棒和纵向扩张性人工钛肋

Sankar 等[5]回顾了一项多中心数据,252 例病人进行了 782 次生长棒手术，其中 73% 的病人使用了神经电生理监测。在这些病例中，仅有 1 例（1/782,0.1%）病人在更换内固定、植入

螺钉过程中监测到神经损伤，术后 3 个月神经功能完全恢复。另有 4 例病人出现神经电生理改变，但无临床症状，2 例（2/213,0.9%）在内固定植入过程中，1 例（1/116,0.9%）在更换内固定时，1 例（1/222,0.5%）在棒延长过程中。

Bess 等[6]同样应用脊柱生长研究小组的数据，并在 2010 年报道了一项纳入 140 例病人、897 次生长棒手术的研究。神经并发症的发生率为 2%（3 例）；2 例由于术后下肢肌力减退出现步态改变；1 例术中出现神经监护异常。最近的一次并发症出现在生长棒翻修过程中；另外 2 例，1 例发生在生长棒植入中，另 1 例出现在棒延长过程中；神经并发症在双生长棒病人中更为常见。术后，3 例病人的神经症状均完全恢复。

Akbarnia 和 Emans[7] 对采用非融合技术治疗 EOS 的并发症进行了文献综述。该研究不仅分析了生长棒技术还囊括了 VEPTR 技术，得出的结论是生长棒植入和更换明确需要神经电生理监测，但棒延长是否需要仍存在争议。作者同时建议在生长棒延长中，不论在起始还是后续阶段，都应该小心，避免过度撑开，减少神经并发症的发生。

上述作者还报道了另外一种神经功能障碍——臂丛损伤[8,9]。当对先天性脊柱畸形合并胸壁和肩膀异常的病人进行 VEPTR 手术时容易出现臂丛损伤。臂丛损伤可以是直接损伤，抑或是起始撑开阶段，上胸壁内植入物偏上或偏外造成的神经丛受压。有的臂丛神经麻痹可能会推迟到压迫持续存在，术后出现肿胀时才发生。为了避免神经并发症发生，建议在起始植入、翻修和更换过程中全程监测上肢运动以及感觉功能。但是，当植入物仅仅用于撑开而无胸廓扩张时，神经损伤发生概率相对偏低，因为肋骨的锚定点非常偏内[10]。

由于并发症不断增加，单生长棒的使用逐渐减少，但是 Miladi 等[11] 在 2013 年报道了对 23 例保守治疗无效的进展性 EOS 病人行单生长

棒治疗。这些病人经历了 65 次分期手术；总的并发症发生率为 22%（5/23），其中 2 例接受了融合手术，另外 3 例骨骼发育成熟，无神经并发症发生。

24.3.2　生长引导装置：Shilla 手术和 Luque Trolley

在 2012 年 SRS 年会上，McCarthy[12] 报道了 40 例 EOS 病人接受了 Shilla 手术，并进行了 5 年随访。每例病人平均接受 2.7 次手术；6 例病人骨骼发育成熟，接受了终末融合手术。虽然 40 例病人中 27 例（67%）出现并发症，但多与内固定相关，无神经并发症发生。

就 Luque Trolley 而言，无论是单独使用还是与凸侧骨骺融合术同时应用，Nottingham 团队 [13,14] 的原始结果均无法复制。Pratt 等报道的 25 例病人中，10 例（40%）出现不同类型的并发症，但无神经并发症发生。

最近，出现了新一代的生长棒装置，包括 Phenix 棒和 MAGEC（磁力扩张）脊柱畸形远程控制系统（Ellipse Technologies, Irvine, California）[15]。这种磁力生长棒同样以撑开为基础，远程操控脊柱生长。因此，许多由于内植入物更换、延长、翻修手术引起的并发症可以避免。虽然，这些装置已广泛引用于临床，但其临床疗效和安全性还有待与进一步长期随访。

24.3.3　张力为基础的装置

目前大多数装置还处于试验阶段，因此临床安全性和有效性还无法证实。仅有的临床经验也来自于记忆合金，而且是用作年龄相对较大的病人，而不是 EOS 病人[16]。

24.4　结论

手术治疗 EOS 的神经并发症并不多见。然而，我们不仅要考虑快速进展脊柱侧凸的各种病因，而且要意识到我们面对是一群高危病人，术后容易出现包括神经损害在内的各种并发症，其中包括神经并发症。

回顾保留生长手术的相关文献，我们认为生长棒植入和更换阶段需要神经电生理监测，延长手术是否需要仍存争议。

参考文献

[1] Dickson, RA. Early Onset Idiopathic Scoliosis. New York: Raven, 1994

[2] Akbarnia BA, Emans JB. Complications of growth-sparing surgery in early onset scoliosis. Spine, 2010, 35:2193-2204

[3] Accadbled E Odent T, Moine A, et al. Complications of scoliosis surgery in Prader-Willi syndrome. Spine, 2008, 33:394-401

[4] Reames DL, Smith iS, Fu KM, et al. Scoliosis Research Society Morbidity and Mortality Committee. Complications in the surgical treatment of 19,360 cases of pediatric scoliosis: a review of the Scoliosis Research Society Morbidity and Mortality database. Spine, 2011, 36:1484-1491

[5] Sankar WN, Skaggs DL, Emans JB, et al. Neurologic risk in growing rod spine surgery in early onset scoliosis: is neuromonitoring necessary for all cases? Spine, 2009, 34:1952-1955

[6] Bess S, Akbarnia BA, Thompson GH, et al. Complications of growingrod treatment for early-onset scoliosis: analysis of one hundred and forty patients. J Bone Joint Surg Am, 2010, 92:2533-2543

[7] Akbarnia BA, Emans JB. Complications of growth-sparing surgery in early onset scoliosis. Spine, 2010, 35:2193-2204

[8] Nassr A, Larson AN, crane B, et al. latrogeuic thoracic outlet syndrome secondary to vertical expandable prosthetic titanium rib expansion thoracoplasty: pathogenesis and strategies for prevention/treatment. J Pediatr Orthop 2009;29:31-34

[9] Skaggs DL, Choi PD, Rice C et al. Efficacy of intraoperative neurologic monitoring in surgery involving a vertical expandable prosthetic titanium rib for early-onset spinal deformity. J Bone Joint Surg Am, 2009, 91:1657-1663

[10] Smith JT. The use of growth-sparing instrumentation in pediatric spinal deformity. Orthop Clin North Am, 2007, 38: 547-552, vii

[11] Miladi L, Journe A, Mousny M. H352 (3 hooks, 2 screws)

construct: a simple growing rod technique for early onset scoliosis. Eur Spine J, 2013, 22 Suppl 2:S96-S105

[12] McCarthy RE. Five-year follow-up of 40 patients with original Shilla procedure. Presented at: Scoliosis Research Society 47th Annual Meeting and Course. Chicago, IL, 2012, September 5-8

[13] Pratt RK, Webb JK, Burwell RG, Cummings SL. Luque trolley and convex epiphysiodesis in the management of infantile and juvenile idiopathic scoliosis. Spine, 1999, 24:1538-1547

[14] Sengupta D, Freeman B, Grevitt M, et al. Long-term follow-up of Luque trolley growing-rod construct in the surgical treatment of early onset idiopathic scoliosis. Presented at: Scoliosis Research Society 37th Annual Meeting. Seattle, WA, 2002, September 18-21

[15] Tis JE, Karlin LI, Akbarnia BA, et al. Growing Spine Committee of the Scoliosis Research Society. Early onset scoliosis: modern treatment and results. J Pediatr Orthop, 2012, 32:647-657

[16] Betz RR, Kim J, D'Andrea ER Mulcahey MJ, et al. An innovative technique of vertebral body stapling for the treatment of patients with adolescent idiopathic scoliosis: a feasibility, safety, and utility study. Spine, 2003, 28:S255-S265

第25章

物理疗法

Laura Streeton；邓盎 译，张宏其 校

在人类生命最初的 10 年中，会达到许多的生长发育的标志阶段，会学习到和形成许多的技能和习惯，以及接触到前所未有的生活环境。早发性脊柱侧凸在生长发育过程中造成巨大挑战，但是随着过去 20 年中治疗方式的发展和进步，使得治疗的目标变得更容易实现[1]。

生长发育的标志是随着每天的活动而达到的，其中游戏扮演着一个重要的角色。在生命最初的数月和数年中，许多标志是与移动性相关的。如果幼儿很难运用他们的手掌及膝盖，他们将不可能爬行，如果他们不能平稳地坐着，他们将不能开始学习走路。因为不能移动的原因，他们往往会依赖其他人来拿给他们想要的玩具，这两个问题都阻碍了孩子们的独立玩耍。

25.1 章节的目标

1. 概述物理疗法在早发型脊柱侧凸的患儿的治疗中的作用，家庭成员协同治疗的重要性，以及通过游戏来评估和治疗的使用方法。

2. 综述外科手术干预之后的物理疗法方案。

3. 通过游戏和活动，仔细考虑患儿的持续发展。

在过去的 10~20 年中，随着治疗早发型脊柱侧凸患儿的手术选择发生了巨大的变化，治疗的目的和方法也发生了改变。由国际功能障碍及健康分级标准（ICF）[2] 所提供的体系强调了在人类生命中活动和参与的重要性。它将移动描述为"改变所处的地点或者是从一个地方转移到另一个地方"。因此如果一名儿童能具备更有效率及接近最佳的移动能力，将不可避免地会使他能更多地参与和更容易去完成活动。ICF 强调了治疗师们所提供的整体化治疗方案，不仅仅需要关注运动、拉伸及患儿不能做什么，也应该关注患儿本身的一些能力。治疗方法应该具有功能性，并对患儿以他目前的功能水平能否积极地参与进行质疑。如果不能，应该做出一份关于如何改善才能完成参与的评估方案。许多的因素应该被包括在这份评估中，其中有患儿目前的病情，家庭收入和对治疗的期望，

患儿生活的环境，必要的设备以及获取服务的能力。这样的评估表对于个体化治疗的确立是必需的。

25.2 理疗法的评估

为了早发性脊柱侧凸儿童可以达到最大的社会功能，物理疗法的评估是必需的。评估为未来的干预奠定基础，以及建立一个对于患儿及其家庭生长环境所适合和更可能达到的目标。

一份最初的评估应该由对于患儿游戏时的观察所组成。评估最好在患儿的家里进行，因为患儿最不受拘束，并且能够和他们自己的玩具玩耍。然而，这不是总能实现的。对于患儿和治疗师，游戏提供了许多的好处。

1. 创造了一个快乐和有趣的环境
2. 是可实现
3. 能够被具有不同移动能力的患儿完成
4. 能够获得功能性肌肉的力量、活动范围以及代偿性活动的评估
5. 是活跃的
6. 治疗师与患儿能够互动
7. 使得生长发育更适合于患儿的年龄及先天的能力
8. 使得患儿能与同龄人一起参与
9. 是愉快的

游戏是最可能在治疗师和患儿之间建立一个融洽关系的方式，而且它还提供了一个去观察不同影响因素的机会。

患儿游戏时是处于哪种体位：

1. 躺在地板或床上？
● 仰卧
● 侧卧
● 俯卧

2. 坐在地板上或是桌前
● 倚坐
● 非倚坐

● 具有某种代偿性的姿势

3. 站立
● 自由站立
● 用单手或双手扶着一个支撑物
● 不对称的站立

患儿是否从一个位置移到了另一个位置？

1. 在整个游戏过程中，患儿是否保持相对的静止，完全忽视那些在触及范围之外的玩具。

2. 是否患儿移动去拿近处的玩具而不是较远的玩具。

3. 是否患儿能够很好地移动到在触及范围之外的玩具处。
● 在能力范围内？
● 在能力范围外？

4. 是否患儿能够从一个地方移动到另一个地方，或者是他们在一个不能运动自由的位置。

患儿如何移动的？

患儿总是保持着坐姿，还是会从一个玩具爬向另一个，抑或是站起来然后走向一个较远的玩具？

患儿什么时候移动？

1. 患儿在整个游戏过程中是定期的移动还是仅仅移动有限的几次？

2. 患儿是轻松的移动，还是努力移动？

3. 移动时是否有代偿性的姿势。

在游戏中什么能够激励患儿？

找一个能够激励患儿的任务会使新概念的介绍更容易，还会增加患儿的顺从性。

患儿会选择哪种玩具？

静止的玩具，活动的玩具，吵闹的玩具，有功能的玩具。

当物理治疗师所考虑的各种提高每一个患儿和家庭生活质量的方法时，他们所承担的角色是多层面的。Law 等曾研究针对脑瘫患儿的治疗项目，但是他们的"以家庭为核心的功能疗法"的概念是与肌肉骨骼系统障碍的患儿相关的，例如早发性脊柱侧凸等。他们讨论了其治疗项

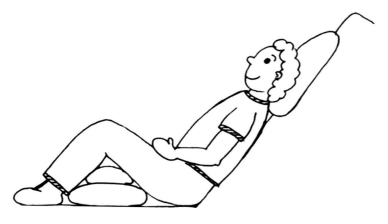

图 25.1　患儿坐在床上，膝关节屈曲，而背部平直

目，包括明确人、周围环境或者活动的约束性，以及治疗干预的目标是如何改变约束性和增强功能的 [3]。因此，作为一名物理治疗师，考虑以下的几个方面是很重要的。

1. 患儿的能力，需求和爱好。

2. 家庭成员的需求和什么对他们是重要的。

3. 患儿在家庭中的角色，尤其是是否有兄弟姐妹。

4. 患儿所接触到的家庭内外的环境以及他能够活动和参与活动的能力水平。

对于家庭成员而言，物理治疗师提供了一种资源，使得他们能够接触和参与活动的选择，也能够讨论关于活动、功能和参与的障碍。一种包括患儿及其家庭成员在内的整体小组研究方法，使合适的功能目标得以明确，并使功能改善变得可能。

25.3　置入内植物后的物理疗法

患有早发性脊柱侧凸的儿童会规律地在他们的脊柱医疗顾问处随访，而其中一些病例会被建议去做手术治疗。在术后，物理治疗师会根据患儿的呼吸运动和矫形后的外观来进行评估。甚至在术后的早期阶段，让患儿保持运动是非常重要的，这样可以促进呼吸运动以及防止由于缺乏运动而引起的疼痛。在床上从一侧翻到另一侧，或者靠在床上坐起，是帮助患儿

开始进行运动的理想方法。病床的床头可以帮助患儿在早期阶段坐起（图 25.1）。在做这些之前应该让患儿处于一个相对适当的体位。当床头升起时患儿的骨盆必须是处于折叠处，膝关节应该放在枕头上并保持弯曲。病床弯曲膝部的功能不应该被使用，因为那样只能单纯地抬高患儿的脚。当膝关节弯曲时，患儿的脚可以平放在床上或者被抬起。当脚被抬起后，足后跟应该保持悬空以防止产生压疮。

患儿往往喜欢。他们可以控制床头升高或降低的程度来掌控体位的能力，也能从所处的体位看到四周的情况。医院是一个令患儿害怕的地方，尤其是那些像加护病房和重症护理病房的环境，而侧凸术后的患儿通常会被安置在这样的病房里。最初的状态总是会决定患儿的移动能力，以至于术后的移动能力水平是多样的。在这个阶段去和家长讨论患儿平时的移动能力是至关重要的，例如是否需要帮助，以及他们能够行走多长时间。其他有用的信息还包括患儿最常以怎样的方式上下床。如常用的方式不会弯曲或者扭曲脊柱，那么当患儿第一次起床时，这种方法是值得考虑的（框表 1）。

对于那些偶尔或是经常被搬动的患儿来说，在举起或搬运方面给出建议是必要的。患儿不应该通过提起腋下的方式被举起，因为这样可能使内植物处于紧张状态。举起和搬运患儿的

框表 1 病例研究

> 范例，患儿所熟悉的在床上移动的方式，虽不是滚木法，但也不会弯曲或扭曲脊柱。
>
> James 今年 6 岁，患有先天性脊柱侧凸，他很孤僻。他进行了采用脊柱生长棒技术的手术。James 通常通过四肢爬行的方式上下床。在观察了 James 术后第 2 天的活动后，认为他继续使用这种上下床方式是合适的。这种方式是他熟悉的，他能够独立的上下床并且不弯曲或者扭曲脊柱。如果只教 James 通过滚木法翻滚然后坐在床边，这种方法对于他会很陌生，他将不能自己独立地进行，如果他独自尝试这种方法，会存在坠床的风险。
>
> 儿童的正常移动能力应该被研究，虽然不是常规的，但是它对于儿童来说能够更加安全和容易管理。

方式对于每一个患儿和父母都是独一无二的。因此，为了保证所有患儿的安全和舒适，给出建议所花的时间是非常值得的。

无论是在术后的第 1 天还是第 2 天，目标都是为了使患儿能坐在床边。一些患儿有他们自己所熟悉且独特的方法离开病床。如果他们的活动没有弯曲或扭曲脊柱，这种方式是可行的。在任何行动开始之前，都应该检查下肢的感觉和肌力，特别是股四头肌肌力，这是为站立做准备。治疗疼痛的药物应该在行动之前准备好。

由躺变为坐的整个动作过程，是先通过翻滚到有利的一侧，然后通过一个钟摆式动作，患儿的双腿放低同时躯干立起来（图 25.2）。

在第 1 次坐起时仔细的观察是非常关键的。当处于坐直的体位时，患儿通常会感到头晕目眩。保持眼睛睁开，深呼吸，喝几小口水后，眩晕会慢慢缓解。

如果疼痛和眩晕能控制住，那么治疗可以继续：

- 轻柔的摆动双下肢
- 扩胸运动
- 在床上向前移动直到脚触到地面
- 脚轻踩地板
- 站立
- 行走

患儿通常在术后第 2 天就会被转移到普通病房，这时正是运动能力进步的阶段，从一开始的从床头走到床尾，然后是功能性步行到厕所或休息室。当患儿坐位的耐受力建立时，可暂时使用轮椅以鼓励患儿及家属离开病房、换环境。

上肢移动能力的评估大约从术后第 2 天开始。如果在坐位或者站立位时，上肢屈曲和外展不能达到全范围，那么运动范围的训练就应在仰卧位时进行。这会向患儿及其家属解释，日常活动会逐步提高上肢的活动范围。

一些患儿会开始核心稳定性的训练，但是对于许多患有早发性脊柱侧凸的患儿，游戏才是目标训练。物理治疗师与患儿们一起讨论爱好，建议哪些爱好是能够继续保持的，而哪些爱好需要和外科医生在门诊随访时讨论。对于年幼的患儿来说，物理治疗师能在病房娱乐室里面观察他们是比较理想的。物理治疗师最初

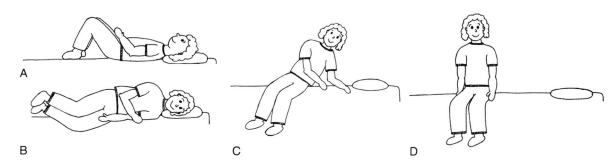

图 25.2　由躺变为坐在床边　A. 屈膝躺。B. 侧躺。C. 钟摆式动作。D. 坐在床边

观察的是患儿在干什么，然后与患儿父母一起讨论患儿平时的移动能力水平。与平时进行比较后，能针对患儿目前如何运动提供建议。

外科医生可能会要求年幼患儿佩戴可拆卸的支具保护 3 个月。一旦患儿穿上支具，当他在地板上，坐在桌前，以及利用他或她的脚参与活动时，物理治疗师就应该加入到患儿的游戏中。支具的目的在于保证患儿不会弯曲或是扭曲背部，或做出杂耍动作，例如向前翻滚。当固定点融合过程中，支具也会保护内固定材料。如果患儿能够正常的越过台阶，那么台阶评估应该在出院前进行。

25.4　在手术干预后的持续发展和活动

在大多数情况下，患有早发性脊柱侧凸的患儿们不需要规律的物理治疗，因为他们能够很快地恢复全部移动能力和功能。如果父母需要更进一步的建议或者随访，他们总是会去询问儿科物理治疗师。患儿们会被矫形团队定期的监测，团队中包括一名儿科物理治疗师。患儿的持续训练大部分由任意一种他能够掌控的游戏活动组成，给出的建议能够随着患儿能力的提升而改变。这个也能被矫形团队在门诊随访时监测。

通过关注日常生活的相关方面结果量表，例如儿童活动量表（ASK）[4] 和早发性脊柱侧凸问卷调查（EOSQ）[5]，在确立患有肌肉骨骼障碍的儿童的进度时是非常重要的[6]。这些量表对于物理治疗师明确患儿和家庭的需求，设置合适的目标和监测治疗，以及提供与爱好和活动相关的建议是至关重要的。

通过爱好来鼓励积极的参与，这不仅能够提供良好的训练，而且使得患儿定期与同龄人接触。参与活动还带来许多其他的好处，包括友谊和成为社会群体的一部分。病例研究（框

表 2）解释了患儿能回到他们自己偏好的活动，虽然偶尔适应技术或设备是必需的。物理治疗师所扮演的角色远远不只是提供一个保证患儿能够参加喜欢的爱好和运动的练习。

框表 2 病例研究

范例，当手术改变患儿的功能能力时，在活动中解决的问题。

自从初次内固定手术后，Thomas 已经重新去打轮椅篮球。他解释说，他现在不能像以前一样在轮椅旁拍球了。我们同 Thomas，还有他的妈妈及兄弟讨论了他能坐在轮椅中的不同位置，不同的运球方式，以及他对于运动轮椅潜在的适应性。Thomas 现在正尝试不同的选择。

25.5　总结

许多能力能通过日常的活动和功能来获得。必须给予患儿机会，通过他们自己的探索去扩展能力范围。游戏是最合适的训练形式，并且对于患儿生长发育的各个方面也是至关重要的。理疗师的职责是引导家庭去鼓励合适的目标游戏水平。通过游戏，患儿的能力和自信将增强。游戏的许多方面对于最佳的日常功能也是必需的。这些包括移动能力、敏捷度、社交以及欢笑和乐趣。最后两项对于任何理疗计划来说都是至关重要的。

参考文献

[1] Gomez JA, Vitale MG. Measuring outcomes in children with early-onset scoliosis Semin Spine Surg, 2012, 24:140-143

[2] International Classification of Functioning, Disability and Health (ICF). Geneva, Switzerland: World Health Organization, 2001

[3] Law M, Darrah J, Pollock N, et al. Family-centered functional therapy for children with cerebral palsy: an emerging practice model Plays Occup Ther Pediatr, 1998, 18:83-102

[4] Young NL, Williams JI, Yoshida KK, et al. Measurement properties of the activities scale for kids. J Clin Epidemiol,

2000, 53: 125-137

[5] Corona J, Matsumoto H, Roye DP, et al. Measuring quality of life in children with early onset scoliosis: development and initial validation of the early onset scoliosis questionnaire. J Pediatr Orthop, 2011,31:180-

185

[6] Young NL. Revised activities scale for kids, performance version (ASK-performance), www. activitiesscaleforkids. com Updated 2007, 2012, Accessed November 25

第八部分

国际观点

第26章

北美地区的经验

Jaime A. Gomez，Howard Park，Michael G. Vitale；王云生 译，海涌 校

北美地区对于早发性脊柱侧凸的认识主要有两个方面，一个是早发性脊柱侧凸的疾病自然史，另一个是本病早期行融合术会导致不良的预后。在过去的数十年中，对于诊治患有这种进展性疾病的病人时，医生在对该疾病的认识、研究以及诊治经验的传播方面遇到了种种困难。由于临床上存在这些困难，所以在北美地区已经成立了早发性脊柱侧凸的研究学组并建立了进行相关研究的机构，以支持对早发性脊柱侧凸的循证医学研究。

尽管本章的主题是介绍北美地区的经验，但是欧洲地区对于早发性脊柱侧凸的研究工作也具有十分重要的意义。Dimeglio 和 Bonnel 所完成的基础研究工作阐明了脊柱和胸廓生长发育的特点，这就建立了对早发性脊柱侧凸病人进行比较和研究的基础。James 对本病早期的描述，Cotrel 和 Dubousset 所提出的新型外科治疗技术，以及 Roaf 和 Smith 所提出的脊柱生长调控的概念等，都成了北美地区对于诊治早发性脊柱侧凸的经验中重要的组成部分。

26.1 解决早发性脊柱侧凸研究中的难题

早发性脊柱侧凸在异质性大的普通人群中发病率并不高。究其病因学，侧凸的发生与先天性因素、神经肌肉性因素、各种综合征或特发性因素相关。本病的自然史可发展至数十年，并可导致严重的呼吸功能障碍。在早发性脊柱侧凸定义的研究领域中，最重要的研究结果是对胸廓发育不良综合征的定义和描述。在 2003 年一篇里程碑式的文章中，Campbell 等将胸廓发育不良综合征定义为胸廓不能支持正常的呼吸功能以及肺生长发育受限的一类综合征[1]。这篇文章认为脊柱和胸廓的发育具有相互依赖性，从而改变了学者们对于早发性脊柱侧凸治疗方面的认识。这也使相关研究更注重对脊柱和胸廓畸形的影像学评估，强调了呼吸功能改善的重要性，并提出了治疗早发性脊柱侧凸的新方法。

由于早发性脊柱侧凸在正常群体中相对少见，病例的差异性大，且本病具有独特的自然病程，因此对早发性脊柱侧凸进行大规模的临床研究具有较大困难。此外，对于早发性脊柱侧凸治疗领域的研究需要依靠对疾病发病特点的进一步分析研究，这就又增加了本病研究的复杂程度。

为了解决这些难题，在北美地区专门成立了两个研究早发性脊柱侧凸的研究学组：脊柱生长研究学组（GSSG）和胸壁及脊柱畸形研究学组（CW & SD）。这两个学组分别成立于2002年和2005年，二者均拥有全北美地区近50家医学中心所保存的所有诊断为早发性脊柱侧凸的病人数据。研究者对这些病人的人口统计学数据进行了登记和前瞻性分析，包括年龄和性别等，除此之外还登记了病人的临床数据，如影像学数据和并发症发生情况。研究者对病人进行追踪随访，随访资料随时登记在系统中，以方便正在进行的前瞻性研究或以后进行的回顾性分析。这两个研究学组的成立以及学组成员的研究成果已经产生了深远的影响，尤其是对早发性脊柱侧凸进行高等级循证医学研究的方法学做出了一些重要的改变。这些重要的方法学改变包括：影响病人预后的特定因素分析，临床上病人平衡状况的评估方法，方便学界交流且包含亚组的疾病分型系统。

为了满足对早发性脊柱侧凸病人的预后进行专门评估的需求，北美地区的学者创立并发展了病人的生活质量评估系统。学界依靠现行的通用评估方法对接受了手术治疗的早发性脊柱侧凸病人进行生活质量评估[2]。除这些研究外，相关文献综述和专家共识也对医生、病人及其护理人员提出了特定的早发性脊柱侧凸评估系统。得益于最新的研究，现行学界使用的早发性脊柱侧凸24项问题量表（EOSQ-24）已经得到了很好的完善。EOSQ-24量表共有11项维度，包括一般健康情况、疼痛或不适、实际生活能力或生活状态转变、呼吸功能、日常生活、疲劳或体能评级、情感状态、父母的负担、经济负担、病人满意度以及父母满意度，以此对病人进行一个分数由0~100的整体性评估。经过相关的验证研究，EOSQ-24量表对早发性脊柱侧凸病人的生活质量和生活负担的评估具有较高的敏感性。在目前以及未来的研究中，研究者都将把EOSQ-24量表作为评估早发性脊柱侧凸病人预后的一项稳定的评估系统[3,4]。

为了进一步评估病人的平衡情况，由GSSG和CW&SD两个学组的成员共同成立了一个专门的研究组，根据治疗的早发性脊柱侧凸病例来研究平衡相关的未知因素。这些病例事先由11名外科医生进行了筛查，每一例病例的撑开手术间隔均为6个月。大部分病例为平衡状况良好的病例，包括那些最终完成了延长手术且延长手术的间隔控制良好的病例，研究者以这些病例为基础来研究肋骨固定和脊柱固定之间的优劣[5]。而这项研究的基础是一项关于肋骨及脊柱近端固定锚定点选择的前瞻性对比研究，而该研究的病例资源以GSSG和CW & SD的病例资源为主。

为方便治疗早发性脊柱侧凸的医生之间进行沟通和协作，目前已制订了多种早发性脊柱侧凸的分类分型方案，包括早发性脊柱侧凸的分型（C-EOS）、脊柱生长调控手术的并发症分类系统以及早发性脊柱侧凸治疗的分类系统。C-EOS是一个基于专家共识的分型系统，是由14名在治疗早发性脊柱侧凸方面经验丰富的专家通过重复的投票表决而建立的。在该分型的变量中，包括了病因学要素、Cobb角、后凸角以及进展加重程度（图26.1）[6]。C-EOS的有效性已经通过对病人侧凸角度的临床研究进行了验证，例如其可预测人工钛肋手术（VEPTR）后近端固定失败的发生并可在5年随访时间内预测类似并发症的发生。脊柱生长调控手术的并发症分类系统的建立方法与C-EOS类似，也

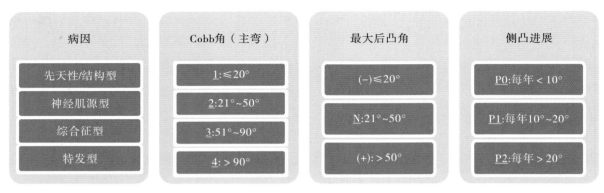

病因	Cobb角（主弯）	最大后凸角	侧凸进展
先天性/结构型	1：≤20°	(-)：≤20°	P0：每年＜10°
神经肌源型	2：21°~50°	N：21°~50°	P1：每年10°~20°
综合征型	3：51°~90°	(+)：＞50°	P2：每年＞20°
特发型	4：＞90°		

图 26.1　早发性脊柱侧凸的分型

是基于专家组的共识而得出的，目前的研究主要是验证其应用的可行性。这一分型可以区分器械相关并发症及疾病相关并发症，并根据并发症是否导致计划外手术或其改变原有治疗计划的严重程度来区分并发症的等级[7]。此外，Skaggs 及其研究人员已经建立了一种针对早发性脊柱侧凸治疗方法的分类系统，并应用于相关研究领域，其将治疗方法主要分为牵引治疗、脊柱生长导向技术和凸侧加压技术[8]。

在过去的 10 年中，研究者所做的这些努力已经为进行高证据等级的研究打下了良好的基础。例如，在对病人平衡情况的研究中，研究者由此设计了肋骨及脊柱近端固定锚定点选择的多中心前瞻性对比研究，并且在研究中使用 EOSQ-24 量表评估病人的预后。同时，一旦病人的条件满足入组要求，即将其纳入 CW & SD 和 GSSG 研究注册系统，这一系统将病人应用 C-EOS 分类系统进行分类并利用脊柱生长调控手术的并发症分类系统对病人的并发症进行分析报告。这只是两大研究学组进行合作的第一步，而两学组的数据库已在 2013 年完成了合并。

26.2　北美地区研究者的成果

26.2.1　非手术治疗：石膏治疗和支具治疗

由英国的 Min Mehta 医生在 1960 年代所提出的连续旋转石膏矫形技术是具有里程碑意义的一项研究，这一技术实际上是脊柱内固定技术和支具技术之外的另一项早发性脊柱侧凸的治疗技术。然而，对早发性脊柱侧凸的石膏治疗而言，其最近的兴起得益于学者认为，对重度畸形的年幼患儿，非手术的干预措施是非常必要的。在 2009 年一项包含 55 例病人的研究中，Sanders 等报道了对于年龄在 20 个月之内的患儿，石膏治疗具有肯定的疗效[9]。美国的 Shriners 医院为石膏治疗的重新兴起做了积极的贡献。北美许多主要的小儿骨科中心目前使用连续旋转石膏矫形技术治疗符合以下条件的病人——即婴儿特发性脊柱侧凸，Cobb 角小于 60° 且肋骨椎体角度差大于 20°。

在 1968 年，加州 Downey 市 Rancho Los Amigos 医院的 Stagnara 医生提出将 Halo 重力牵引应用于早发性脊柱侧凸的治疗。与石膏治疗相似，在脊柱内固定治疗系统提出后，Halo 重力牵引治疗在早发性脊柱侧凸的治疗方面，其应用逐渐减少。然而，在病人行内固定治疗之前，Halo 重力牵引治疗可使病人的畸形程度逐渐减轻，这一因素也使其在近期重新兴起。一般而言，受益于 Halo 重力牵引治疗的病人往往是那些畸形迅速矫正时存在神经损伤风险的病人，这些病人包括年幼的患儿，侧凸角度大且僵硬的病人，以及伴有重度上胸椎后凸的病人[10]。在矫正脊柱后凸畸形时，Halo 重力牵引具有减少近端固定点应力载荷的作用，而这可以降低内固定失败的发生率。除了渐进性畸形矫正的特点外，这种技术还可能对病人的肺功能和营养状况有一定改善作用，这就使病人在接受脊柱生长调节手术时具有更好的身体状态[11]。

26.2.2 早发性脊柱侧凸行早期融合及其对肺功能的影响

许多高等级的循证医学研究已经证实，年龄较小的早发性脊柱侧凸病人如不经过正规治疗，其死亡率明显增加，而死因主要是肺功能障碍。在早发性脊柱侧凸的治疗上，因早期融合手术可使畸形的脊柱固定并达到平直的矫形效果而得到了较多应用。这一治疗方法被认为符合脊柱侧凸的自然病程。然而，对于早期融合术相关的研究表明，其可以导致一些不良事件的发生，诸如肺功能下降、疼痛程度增加以及医源性脊柱畸形，如曲轴现象等[12]。

手术治疗：生长导向技术

生长导向技术的理论基础是对生长中的脊柱，其畸形的治疗需兼顾脊柱生长和侧凸矫正。在 1962 年，Harrington 就介绍了一种非融合的内固定系统，其将一根金属棒置于凹侧，利用横突钩将棒进行固定。随后，Moe 对这一技术进行了改进，其应用了皮下穿棒技术。1977 年，墨西哥城的 Eduardo Luque 医生提出了 Luque 棒固定系统，这一系统应用了 L 形双棒和椎板下钢丝固定。时至今日，这些技术由于存在继发于骨膜剥离所导致的自发性融合而已经不再使用，但是这些技术是目前所广泛应用的生长导向技术的理论基础和雏形。

现代所应用的双生长棒技术是在大量研究基础上发展形成的。在生长棒植入后，根据诊疗医生对脊柱生长和侧凸进展的预测，病人需要接受多次延长手术（延长间隔为 4~8 个月）。GSSG 学组已经对当前生长棒技术的应用进行了循证医学研究，并对治疗相关的问题进行了比较研究，如应用单棒还是双棒，延长手术间隔的确定，以及是否需要固定至骨盆等问题[13-15]。一些回顾性病例分析也表明，生长棒技术对胸廓的生长和矫形具有一定作用。在北美地区，

生长棒技术应用广泛，成了早发性脊柱侧凸手术治疗的一个重要组成部分。虽然体外控制的脊柱延长装置可避免频繁进行延长手术且已在欧洲进行了应用，但是这样的装置直到今年才刚刚被 FDA 批准在美国应用。

如前所述，由 Campbell 医生发明的 VEPTR 系统主要应用于患有胸廓发育不良综合征的病人。美国食品药品管理局（FDA）根据人道用途器材免除条例批准 VEPTR 应用于患有胸廓发育不良综合征且骨骼发育尚未成熟，并伴有以下疾病之一的病人：肋骨缺失，胸壁缩窄综合征，胸腺发育不全症，先天性或神经源性脊柱侧凸不伴有肋骨畸形，进行性加重的脊柱侧凸。Campbell 等进一步对 4 种主要的胸廓三维畸形进行了描述[1]。这 4 种导致胸廓容积减少的畸形分别代表了不同的胸廓或肺容积减少模式，并且每一种类型分别由特定的外科手术技术治疗。

北美地区大多数关于生长棒及 VEPTR 的文献均提到了其相关的并发症。从整体来看，早发性脊柱侧凸的手术及其反复进行的延长手术导致了相对较高的并发症发生率。一项针对生长棒技术、VEPTR 以及杂交手术（近端肋骨固定结合远端脊柱固定）并发症的研究发现，接受以上手术治疗的病人，平均每名病人在治疗过程中出现的并发症数量分别为 2.30、2.27 和 0.86[16]。而与此同时，这些并发症多数是容易解决的"问题"，并不会影响病人的预后或改变病人的治疗方案。

为避免反复延长手术，自动导向生长技术如 Shilla 棒技术和现代改良的 Luque 棒技术已经迅速发展起来。Shilla 棒技术是将脊柱畸形的顶椎区域融合，并使用特殊的椎弓根钉固定，使其可以沿着固定棒在两端进行滑移。对构建的动物模型进行 6 个月的随访研究证明，这一技术可以维持脊柱的生长[17]。McCarthy 等报道了 40 例应用 Shilla 棒技术治疗的病人的中期随访结果。在 2 年的随访中，将 Shilla 棒技术的脊柱侧凸矫正效

表 26.1　胸廓容积减少相关畸形的分型及特点

容积减少相关畸形类型	胸廓 / 肺容积减少的因素	举例	建议手术治疗方法
类型 1：肋骨缺失	单侧胸廓发育不全伴肺下垂	VATER 相关疾病	开放性楔形胸廓成形 + 连枷胸固定；肋骨 – 肋骨 VEPTR 固定；如果合并脊柱侧凸，则肋骨 – 脊柱固定；如果为腰椎侧凸，则肋骨 – 骨盆固定
类型 2：肋骨融合	单侧胸廓发育不全伴肺萎缩	VATER 相关疾病	融合的肋骨截骨后行胸廓成形术 + 肋骨水平固定（VEPTR 固定原则同上）
类型 3A：胸廓纵向短缩	双侧纵向肺萎缩	Jarcho–Levin 综合征	分期双侧开放性楔形胸廓成形术（先行凹侧成形，3 月后再行凸侧成形）伴或不伴肋骨截骨术
类型 3B：胸廓横向短缩	双侧横向肺萎缩	青少年营养不良；严重斜向一侧的脊柱侧凸	单侧或双侧胸廓成形及肋间肌肉松解术

VATER：椎体缺如，肛管缺损，气管食管瘘，肾缺如；VEPTR：垂直可撑开人工钛肋

果与生长棒技术和 VEPTR 技术向比较。经过 5 年研究，研究人员表示，与生长棒及 VEPTR 等撑开内固定系统相比，Shilla 棒技术的翻修率可降低 80%[18]。最近，加拿大的研究人员尝试改良了 Luque 棒技术，使现代改良的 Luque 棒技术成为另一种自动导向生长技术[19]。

尽管兼顾脊柱生长的早发性脊柱侧凸治疗技术已经迅速增多，但是我们对这些技术疗效的比较研究却没有跟上。事实上，已经有研究证实不同的外科医生对早发性脊柱侧凸的治疗选择不同，这也许意味着医生所选择的治疗方案并非最优化选择[8]。因此，北美地区相关的研究学组正在设计高等级的循证医学研究以比较不同方案间疗效。

生长调节系统

限制骨生长的调控技术目前已应用于骨科其他领域。而在脊柱外科领域，Smith 在 1954 年报道了应用椎体骨骺阻滞螺钉固定治疗的 3 例早发性脊柱侧凸病例，而这 3 例病人的预后均不相同。而今天，脊柱的单侧骨骺的限制生长调节可以通过记忆合金螺钉、张力带以及经椎弓根的生长调节固定来完成。目前这些技术中多数尚在研究当中，一些动物模型的研究已

经得到了令人满意的结果。

前路脊柱张力带固定的动物实验表明其可以导致椎体宽度的下降而椎间盘的高度不变[20]。尽管并无该技术应用于早发性脊柱侧凸的大样本队列研究，但是在 Crawford 和 Lenke 报道的 1 例病例中，已经将该技术应用于青少年特发性脊柱侧凸的治疗[21]。最近，北美地区已经有一些前路脊柱张力带固定应用在临床病例的研究报道。Betz 等研究认为使用镍钛合金（美国海军实验室）材质的椎体骨骺阻滞螺钉可以改善轻中度侧凸病人的弯度，但是其产生的并发症较多，包括膈疝破裂、过度矫正、肺不张和肠系膜上动脉综合征[22]。前路脊柱张力带固定和椎体骨骺阻滞螺钉可以应用于骨骼发育未成熟的脊柱侧凸患儿，但是对病人远期预后的随访研究仍需完善。

26.3　总结

早发性脊柱侧凸的理论知识库在过去 5 年里不断更新变化。新的技术正在进行相关研究，而对于较成熟的治疗方案，其长期随访也有越来越多的报道。北美地区对于早发性脊柱侧凸的诊治经验具有实质性的贡献，而诸如 CW & SD 和 GSSG 这样的研究学组也将继续他们的研

究任务以更好地了解这一疾病。在学组的努力下，目前已经完成了对疾病预后评估体系的构建，以及对尚待明确问题的研究框架的构建。我们相信循证医学的研究步伐将继续下去，治疗早发性脊柱侧凸的医生将对本病有更充分的认识，从而在未来治愈这一疾病。

参考文献

［1］ Campbell RM,Jr Smith MD,Mayes TC,et al.The characteristics of thoracic insufficiency syndrome associated with fused ribs and congenital scoliosis.J Bone Joint Surg Am,2003,85-A:399-408

［2］ Vitale MG,Matsumoto H,Roye DP Jr,et al.Health-related quality of life in children with thoracic insufficiency syndrome.J Pediatr Orthop,2008,28:239-243

［3］ Corona J,Matrsumoto H,Roye DP, et al.Measuring quality of life in children with early onset scoliosis:development and initial validation of the early onset scoliosis questionnaire.J Pediatr Orthop,2011,31:180-185

［4］ Matsumoto H,Williams B,McCalla D,et al.The Early-Onset Scoliosis Quesionnaire（EOSQ）reflects improvement in quality of life after growth rod surgery. Presented at:Scoliosis Research Society 47th Annual Meeting and Course, Chicago, IL, 2012, september 5-8

［5］ Vital MG,Gomez JA,Matsumoto H, et al.Variability of expertert opinion on treatment of early-onset scoliosis. Clin Orthop Relat Res,2011,469:1317-1322.

［6］ Williams B,McCalla D,Matsumoto H,et al.Introducing the early onset scoliosis classification system. Presented at:American Academy of Pediatrics National Conference&Exhibition,October,20-23,2012;New Orleans,LA and 19th International Meeting on Advanced Spine Techniques,July 18-21,2012,Istanbul,Turkey

［7］ Smith J,Johnston C,Skaggs D, et al.A new classification system to report complications in growing spine surgery.A multicenter consensus study.Presented at:6th International Congress on Early Onset Scoliosis and Growing Spine （ICEOS）, Dublin,Ireland, 2012, November 15-16

［8］ Skaggs DB,Flynn J,Myung K, et al.Classification of treatment of early onset scoliosis.Presented at:2nd International Congress on Early Onset Scoliosis and Growing Spine（ICEOS）, Montreal,Canada, 2008, November 7-8

［9］ Snders JO,D`Astous J,Fitzgerald M, et al.Derotational casting for progressive infantile scoliosis.J Pediatr Orthop,2009,29:581-587

［10］ Caubet JF,Emans JB.Halo-gravity traction versus surgical release before implantation of expandable spinal devices:a comparison of results and complications in early-onset spinal deformity.J Spinal Disord Tech,2011,24:99-104

［11］ Emans J,Johnston CI,Smith J.Preliminaty halo-gravity traction facilitates insertion of growing rods or VEPTR devices in severe early onset spinal deformity.Presented at:Scoliosis Research Society 42nd Annual Meeting, Edinburgh,Scotland, 2007, september 5-8

［12］ Vital MG,Matsumoto H,Bye MR,et al.A retrospective cohort study of pulmonary function,radiographic measures,and quality of life in children with congenital scoliosis:an evaluation of patient outcomes after early spinal fusion.Spine, 2008,33:1242-1249

［13］ Bess S,Akbarnia BA,Thompson GH,et al.Complications of growing-rod treatment for early-onset scoliosis:analysis of one hundred and forty patients.J Bone Joint Surg Am,2010,92:2533-2543

［14］ Akbarnia BA,Breakwell LM,Marks DS,et al.Growing Spine Study Group.Dual growing rod technique followed for three to eleven years until final fusion:the effect of frequency of lengthening.Spine,2008,33:984-990

［15］ Sponseller PD,Yang JS,Thompson GH,et al.Pelvic fixation of growing rods:comparison of constructs. Spine,2009,34:1706-1710

［16］ Sankar WN,Acevedo DC,Skaggs DL.Comparison of complications among growing spinal implants. Spine,2010,35:2091-2096

［17］ McCarthy RE,Sucato D,Turner JL, et al.Shilla growing rods in a caprine animal model:a pilot study.Clin Orthop Relat Res,2010,468:705-710

［18］ McCarthy R.Basic science of the Shilla procedure.Presented at:American Academy of Orthopaedic Surgeons Annual Meeting, Chicago,IL, 2013, March 19-23

［19］ Ouellet J.Surgical technique:modern Luque trolley,a self-growing rod technique.Clin Orthop Relat Res,2011,469:1356-1367

［20］ Upasani VV,Farnsworth CL,Chambers RC,et al.Intervertebral disc health preservation after six months of spinal growth modulation.J Bone Joint Surg Am, 2011,93:1408-1416

［21］ Crawford CH Ⅲ,Lenke LG.Growth modulation by means of anterior tethering resulting in progressive correction of juvenile idiopathic scoliosis:a case report.J Bone Joint Surg Am,2010,92:202-209

［22］ Betz RR,Ranade A,Samdani AF,et al.Vertebral body stapling:a fusionless treatment option for a growing child with moderate idiopathic scoliosis. Spine,2010,35:169-176

第27章

法国经验

Jean Dubousset；华文彬 译，杨操 校

27.1 早发性脊柱侧凸的分型

早发性脊柱侧凸的概念由 Dickson 等[1] 提出并流行，一方面很好地指出这是一类发生于具有巨大生长潜能的年幼儿童（需要精确定义）的脊柱畸形，另一方面由于多种不同病因引起的脊柱侧凸被混为一谈，而这些疾病除了发病年龄相似外几乎并不相干，所以这个概念并不完善。局限性半椎体病变仅累及 1~2 个椎体，脊柱肌营养不良引起的麻痹性脊柱侧凸累及整个脊柱，幼儿特发性脊柱侧凸可能累及整个胸椎，这些疾病并没有可比性。因此在使用早发性脊柱侧凸的概念时，我们必须根据其病因区分不同亚型。显然有两大类不同的病人，注意不要将其混淆。很明显，当听报告或者读文章时会发现，早发性脊柱侧凸的治疗方式评估和内固定评估并无区别，我认为这难以接受。

根据早发性脊柱侧凸这个笼统的定义，许多外科医生会鲁莽地将新的手术方式作为"特效治疗"，并逐渐失去通过非手术治疗，如石膏或支具（耗时、廉价、经常容易忽视且无报酬）治疗的经验。他们并没有意识到积极推行手术治疗就像将手指放入齿轮，因为手术治疗伴随后续的反复手术，且可能增加感染和并发症的风险。因此，我认为，在法国，必须根据下列特征对早发性脊柱侧凸进行分类。

27.1.1 病人年龄

根据我的经验，真正的早发性脊柱侧凸病人的病理通常较明确且在出生后及 6 岁前（小学入学前）进行治疗。然而，我们也可以设立青春期前时期组（6~9 岁）、"晚早发"组（青春期初期）和"青春期后期"组以便于诊断和治疗。由于每个亚组的治疗策略不一致，这个分类可能很有用。

27.1.2 病因

根据病因，我们可以将病人分为下列 5 组：①特发性；②麻痹性和神经肌肉性；③先天畸形；④营养不良性；⑤医源性。必须注意的是，在

每个组内还可区分多个亚组，比如脊髓灰质炎后综合征不同于脊柱肌营养不良、先天性肌营养不良；椎板切除术后脊柱侧凸不同于开胸术后脊柱侧凸等。因此，每个病人均为独一无二的病例。本章节将重点讨论第一个年龄组，即"真正的早发性脊柱侧凸"（0~6 岁起病）。然而，作为骨科医生，不论面对哪个年龄组、哪种病因的早发性脊柱侧凸，我们都需要保持统一的思维过程。

27.2 完整的临床体格检查和影像学检查是必需的第一步

除了妊娠、出生及家族史等基本信息外，常规进行骨科问诊及体格检查，完整的神经系统体格检查，包括脑神经检查及腹壁反射。软组织特征、皮肤、关节松弛度也必须评估。影像学检查包括常规平片和 CT，MRI 虽不是必须检查，但是常用于特定疾病的诊断（如怀疑婴幼儿脊柱侧凸相关脊髓空洞）和治疗（如软骨营养不良性脊柱侧凸病人先天性颅颈交界区

畸形无症状不稳）。三维重建，尤其是冠状面观，可作为鉴别 3 种不同类型特发性脊柱侧凸的可靠预后指标，包括自发进展型、Min Mehta 良性进展型（能够通过石膏及支具完全矫形）和恶性进展型（不能通过非手术技术矫正；图 27.1）。这一重要信息曾在 1980 年 Illinois, Chicago 的脊柱侧凸研究学会会议上展示，但是在当时被忽视，数年后发表于法文期刊[2]。临床和影像学检查能够精确确定畸形的病因，而不是笼统地称为"早发性脊柱侧凸"。

27.3 早发性脊柱侧凸关注和优先处理的原则

1. 首先需要考虑的是影响病人肺及肺功能的严重问题。肺功能与心功能密切相关，也与胸廓发育相关。Campbell 曾描述胸廓发育不良综合征。我们现在知道肺泡增殖在 7~8 岁时终止，因此该综合征需要早期发现、早期治疗。此外，从颅颈交界区至骶骨的任何脊柱不稳，以致在轻微创伤后均可能导致不可逆的瘫痪，需要在

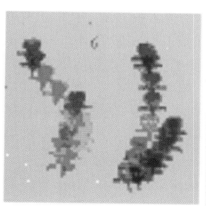

自发进展型

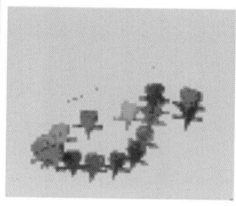

良性进展型

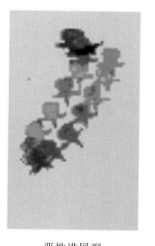

恶性进展型

图 27.1 特发性早发性脊柱侧凸的 3 种类型

出生后尽早发现。

2. 第二需要评估骨骼发育，尤其是脊柱发育是否正常[3,4]，这可能会影响任何节段的椎管甚至脊髓的形态。此外，需要评估整个躯干（脊柱侧凸、脊柱前凸或后凸）的畸形进展及对重要内脏和运动器官功能、平衡及外观的影响。

3. 第三需要评估神经、肌肉系统发育情况，这些与站立、坐位及运动时躯干直立位的维持相关。

4. 骨科医生需要综合所有这些评估技术。畸形能够改变椎管形态，有损伤硬膜囊或脊髓的风险吗？特别是脊柱侧后凸畸形，椎管内侧可能是整齐的，也可能是阶梯状的。是否存在椎间盘突出？是否存在即刻或潜在不稳？椎弓根位置如何？关节突位置如何？脊柱畸形僵硬是否？临床体格检查非常重要，尤其是神经系统体格检查。影像学检查，包括牵引位、bending位图像等也非常重要。因此必须进行 CT 和 MRI 检查，甚至需要三维重建以评估病因。例如，婴幼儿脊柱侧凸可能是特发性的，而 MRI 发现脊髓空洞者即诊断为神经性脊柱侧凸。

另一问题是：脊柱畸形对相邻重要结构有何影响？正常或异常？是否存在心脏、肺（发育不良、发育不全）、胸廓（肋骨骨性融合或发育不全）、肌肉（胸廓、腹壁或膈肌发育不全）或内脏（肾脏、肠道）异常？所有这些脊柱周围病变对正常生活及儿童生长发育的影响？所有这些问题均需要进行细致评估后再制定治疗方案。

27.4 治疗的重要原则

27.4.1 非手术治疗

对生长期儿童非手术治疗需要满足下列基本条件[4]：不引起胸廓压迫，矫正或预防脊柱塌陷，对身体结构无过多约束的前提下能对畸形去旋转，维持儿童正常生活（玩耍、步行、跑步），尽可能减少心理不良反应。

石膏

石膏（图 27.2）是目前的治疗选择之一。一旦发现明显的脊柱畸形即可开始石膏矫形，部分病人于出生后即开始石膏矫形。由于需要对头 – 骨盆进行牵引（轻度），通常采取经鼻气管插管全身麻醉（如果进口插管，病人牙齿会挤压气管插管）。在石膏架上轻度牵引可使石膏矫形过程更容易，且可降低呼吸、消化系统并发症。石膏矫形术中，病人躯体需要包裹 2~3 层棉垫，且需要避免产生皮肤皱褶。

对于畸形相对柔软的病人，借助于亚麻绳及手工塑形的延长去旋转屈曲（elongation

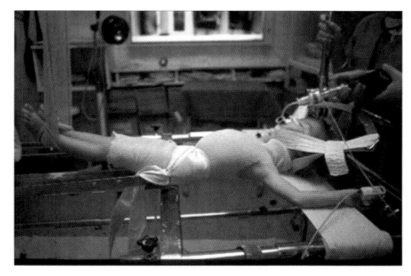

图 27.2　石膏架上进行石膏矫形。经鼻气管插管全身麻醉

derotation flexion，EDF）技术，是我们优先选择的方法。术前，我们需要在病人胸部，尤其是锁骨以下区域放置毛毡片及垫料，石膏干燥以后再取出以提供胸廓扩张的空间，减少肋骨纵向运动。顶椎下方后外侧对凸侧肋骨进行施压。石膏需要开窗以维持压力与反压力，实现理想的去旋转效果，尽可能减少对肺活量的限制。

对于畸形严重僵硬的病人，即刻牵引和去旋转可能无效。必须通过 Donaldson 和 Stagnara 延长石膏逐步减少侧凸。这种石膏的治疗原则是通过石膏上两处螺丝扣对头和骨盆渐进性牵引，2 天拧 1 次，每天延长不超过 4~5mm。该技术与前述的技术类似，但是有 4 处需要精确定位。

1. 骨盆周围手工仔细精确塑形。

2. 仔细调整颌枕带牵引。

3. 胸腔周围放置充足的毛毡和垫料，于石膏干燥后取出，以避免皮肤受压，且保证了肋骨活动的充足空间。

4. 病人在石膏矫形时需要尽可能减少头 – 骨盆牵引的力度。

对于僵硬性侧凸病人，我们建议增加颅骨 Halo 架，病人于卧位延长，Halo 架牵引力量为 3~4kg，夜间也需要继续维持。Halo 架不要与石膏接触，允许头部旋转，避免颈椎关节突关节退变。该技术需要注意脊椎周围软组织（韧带、关节囊、肌腱、肌肉）的弹性。结合正压呼吸机辅助通气直至呼吸功能改善并维持。对于先天发育不良病人，石膏矫形后可能仍需局部手术辅助；而无手术矫形指征者，我们按照 EDF 原则更换石膏。石膏需要尽可能地频繁更换（通常 3 个月更换 1 次）直至开始支具矫形。必须维持石膏内皮肤局部卫生，定期更换（每 15d 更换一次）接触皮肤的薄棉垫。

支具

对于幼童支具矫形，必须满足下列条件。

1. 一人（通常为病人母亲）即可轻松穿戴。

2. 不能限制胸廓，避免呼吸功能受限。

3. 最好在初步石膏矫形以后开始支具矫形。

4. 尽可能选择可以根据高度、宽度和身体厚度调节的支具，以适应病人至少 1 年以上的生长需要。

5. 根据病因不同，支具矫形的作用必须是被动或主动的，或者两者兼顾。

Garchois 支具（图 27.3；含或不含下颌组件）是我最青睐的治疗方式，适用于各种类型的早发性脊柱侧凸，尤其是肌力差的病人。单阀支具或胸腰骶支具均难以应用，甚至对胸椎有害。

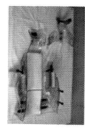

完全僵硬

头部支撑

骨盆由于有两个后铰链，打开时像本书

所有方向可调控

不限制呼吸

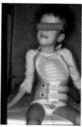
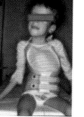
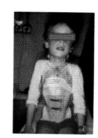

坏支具　　　　　　　　　　好支具

图 27.3　好的和坏的 Garchois 支具比较。Garchois 支具易于使用且能适应病人生长

Milwaukee 支具适用于肌力正常的病人，但需要训练有素的物理治疗师。对于肌力正常、需要腋下支具的病人，三维碳素纤维支具由于良好的去旋转和致后凸作用，适用于合并显著脊柱侧前凸的病人。所有支具均需要定制且矫形支具师的经验非常重要。

机械辅助通气及理疗也是早发性脊柱侧凸治疗的重要环节，且最好在小儿呼吸内科医生指导下进行。

家属必须理解治疗的目标，所以家庭在这些儿童的治疗中起主要作用。在病人快速生长期，家庭成员必须鼓励病人克服其所遇到的困难，对部分病人在必要时进行手术治疗。治疗全程所有治疗参与者，包括手术医生、手术医生团队成员（护士、心理治疗师、矫形支具师、秘书以及社会服务者）、病人父母、病人必须完全透明且相互信任。

27.4.2　手术步骤

不论病人脊柱侧凸的病因如何，我们均将病人分为三大类。

合并局部病变，在儿童早期即需要手术的病人

对于进展型先天畸形的病人，如半椎体引起的躯干不平衡、后凸畸形、前凸畸形，局部切除、脊柱融合，无内固定或 1~2 个节段内固定，能够完全矫正畸形，且不影响生长发育。对于营养不良型病人，如 I 型多发性神经纤维瘤病、软骨发育不全，局部发育不良性旋转脱位可能引起不可逆性脊髓病变。急性期可通过局部前路和后路融合（有或无内固定）治疗。对于感染或恶性 / 良性病变（如椎板切除术后继发畸形）的病人治疗也一样。

对合并先天畸形或发育不良型病人，单纯前路骨骺阻滞能控制前凸畸形，单纯后路骨骺阻滞能够控制后凸畸形，同时行前后融合能够控制脊柱侧凸。根据骨骺阻滞节段的局部三维结构、病人的年龄制定治疗方案能够取得好的疗效。

对于所有病例，病人的脊柱必须持续观察、控制，直至生长发育终止。即便有些病人在生长发育期需要辅助支具矫形，也需要遵守治疗原则；其他病人则需要在生长发育结束时进行广泛的脊柱融合手术。

病变累及整个脊柱甚至全身的病人

这种情况包括由上位运动神经元综合征、下位运动神经元综合征等引起各种麻痹性病变，最常见的有脊柱肌营养不良、脑性瘫痪、脊柱裂，以及软组织病变，如 Ehlers-Danlos 综合征、马方综合征、肌营养不良以及先天性肌病。

对于依从性较好的病人及家属，骨科医生的治疗选择及策略恰当时，通常首选非手术治疗，可取得较好的效果。对于大多数病人，当生长发育接近完成时，行最终的脊柱融合内固定术，以稳定脊柱并去除支具。对某些病人，由于技术或心理因素等，需要在生长发育结束前完成最终的脊柱融合术[5]。这些病人除后路融合外还需要行前路融合术以预防曲轴现象[6]，部分病人可能残留少许扭转曲轴可行后路全节段椎弓根螺钉固定。

偶尔由于畸形严重且病人全身状态糟糕，外科医生不得已采取非融合治疗或支具辅助治疗。这是一种延迟治疗策略，待病人躯干生长至足够长度，通常在病人 7~10 岁时非手术治疗失败后再行最终的脊柱融合术。已出现各种矫形技术，这些技术均依靠脊柱或胸骨内固定，包括钩、环、椎弓根螺钉等结合连接棒单纯机械性延长。这些技术根据其对脊柱的延长或加压方式主要分为以下 3 类[7]：

1. 单纯机械性手术操作。通过内固定直接撑开可延长 2cm、5cm 或 8cm。完成延长后锁紧内固定并缝合切口。该手术操作每 4~6 个月重复 1 次。该方法的确定包括如下几点。

①必须重复麻醉及手术，可能继发伤口感染，即便是采取微创手术。

②一次性突然延长（延长长度不能精确控制）可能继发神经并发症。

③需要反复住院、治疗花费大。

大约 40% 的病人通过这种方式治疗，除了上述并发症以外，我们在行最终的脊柱融合术时发现多个节段（之前的微创手术中未涉及）自发性融合。正如我们多年前采取儿童 Cotrel-Dubousset 棒固定时那样，根据我们的经验，在双棒固定病人中，自发性融合更常见。我没有纵行可撑开人工钛肋（VEPTR）（我的朋友 Bob Campbell 设计）的手术矫形经验。

2. 电动系统最早于 1997 年提出，在 1993 年肿瘤切除术后可撑开假体的基础上改进形成。预植入弹簧嵌于塑料管中，经皮电流通过导线激活时塑料管受热后弹簧松开。该方法较前述方法有如下改良。

①不需要麻醉，延长操作可在门诊完成。

②治疗由病人及医生共同控制。

③仍是突然延长。该方法已应用多年，尽管出现过一些断棒并发症，由于避免了反复多次的手术，降低了伤口感染的风险。延迟了融合手术的时间，能够更好地控制畸形曲度。

3. 磁控系统（在我科最早于 2003 年实验性开展）是最新一代的脊柱撑开或加压棒。其原理是在第一代系统的基础上，在机械往复运动系统上连接小的磁性元件。机械往复运动系统本身连接于技术先进的小棒，再由更大的磁场驱动。这样的设计使得内固定系统能够按照外在磁场的旋转方向进行延长或加压。该系统的改进在于将磁力直接作用于连接棒。根据总延长长度（4~8cm）动力组件的尺寸各异。从生物力学的角度考虑，动力组件必须是直的。动力组件通过"多米诺"与棒连接，而连接棒直接固定于脊柱或肋骨。连接棒可根据解剖及医生的意愿进行弯曲且可通过微创切口植入体内，

其优势包括以下几点。

①可通过微创皮下切口植入体内。

②可渐进性延长（一次 1/10~1/12）。

③无痛感。

④不需要麻醉。

⑤可在家由父母完成延长操作。

该技术的初步研究结果非常令人振奋，但尚不足以推广。该手术目前仅在少数医疗中心开展并进行细致研究，由于工厂停产研究不幸中止。

我们必须将累及整个脊柱的一些先天性畸形或综合征病变（如 Jarcho-Levin 综合征）加入本章节。这些畸形非常严重，甚至合并呼吸功能显著受限，Bob Campbell 将其描述为胸廓发育不良综合征。例如，胸椎节段性缺损，累及一侧胸腔；或者撑开棒、半椎体或者不对称椎体融合等引起的多根肋骨骨性融合，由于非手术治疗无效，必须尝试手术矫形。VEPTR 可用于肋骨撑开，然而由于其体积庞大有时不适合用于较小儿童，这就是我使用儿童 Cotrel-Dubousset 棒的原因，这种棒可固定于肋骨、脊柱或混合固定。主要缺点在于需要反复多次手术，每 6 个月撑开一次。由于反复多次手术，伤口感染的风险增大。此外，我们还观察到已存在的后凸畸形是相对禁忌证，可能引起一些机械性并发症，如近端内固定切割（不论是环、沟、椎弓根螺钉还是带）。

我们与 Luque trolley[8] 有一些经验，尤其在一些疑难病例方面，如脊髓脊膜膨出合并严重脊柱侧凸、骨盆倾斜、严重急性胸腰椎后凸畸形等，需要在 4 岁之前进行后凸截骨，固定并保留剩余脊柱节段的生长潜能。该技术在穿入导针时不需要过多剥离骨膜，能够预防固定节段早期融合，保留固定节段的显著生长。该技术也可用于脊柱肌营养不良的病人及一些类似的疾病，由于内固定棒固定至骨盆，术后不需要支具外固定。

最后，对于那些预后较差的病人，该技术即便不能在生长发育结束时矫正，仍有助于解决一些疑难问题。所以许多幸存的病人在生长发育结束时仍合并显著的肋骨驼背畸形。

为了避免其中一些并发症，已经出现一些新的技术，如磁控撑开装置（尚在临床试验阶段），可在非麻醉、非手术、无痛条件下经皮肤外无创撑开，常可由父母在家中完成撑开操作，撑开幅度较小，符合生长发育的生理状况。

累及部分脊柱但足以影响整个胸椎区的病人

这些病人即婴儿特发性脊柱侧凸或幼儿特发性脊柱侧凸。对该组病例的合适治疗方式为非手术治疗，即通过连续的石膏、支具、再石膏固定；其中的一些病人，在生长发育结束时甚至能维持相对正常的脊柱外观、功能和运动，其他一些病人则需要在青少年生长发育高峰期接受脊柱融合内固定术。由于这些儿童非常活跃且肌肉系统正常，能保证其像同龄人一样跑跳，如果采用生长矫形装置进行非融合手术治疗，在儿童期则不需要石膏和支具固定。尽管石膏和支具治疗保留了大部分生长发育，却造成了一定的生理和外观限制。

许多内固定已经在全世界广泛使用，通过前路或后路植入。前路椎体阻滞可在青春期开始前进行以造成暂时性骨骺阻滞，根据我们的经验这一技术作用有限。后路技术中最简单的是在凹侧植入撑开棒，连接于"多米诺"，行机械非融合固定。该技术可实现良好的纵向控制，预防垂直塌陷，但其在矢状面上作用较差，而横断面上几乎毫无作用。这就是青春期结束时仍残留肋骨驼背畸形的原因，有时需要行胸廓成形术，而胸廓成形术可能继发疼痛、损害肺功能。

除了这些机械技术，还有与现代内固定器械相比，非常简单、创伤小、花费低的内固定方式，如磁控装置和 VEPTR，2005 年由 Lofti Miladi（巴黎圣 Vincent de Paul 医院，我的一个学生）提出。这确实需要精细的技术，单根凹侧钛棒，名为 H3S2 内固定，通过微创技术植入，近端有 2 枚上椎板钩和 1 枚椎弓根钩（H3），远端为 2 枚单轴椎弓根螺钉（S2）。骨膜外暴露。连接棒预弯以重塑胸椎后凸和腰椎前凸。连接棒经肌肉由尾端向头端穿入（图 27.3）。原则是要求连接棒完全符合人体纵轴曲度。纵向牵引下拍片后即可确定锚定点。周围软组织和骨的保留降低了凹侧纤维化和自发性融合的风险。术前牵引适用于曲度大于 50° 的病人。手术在牵引及神经监测下进行。术后病人站立及步行时不需要外固定。根据 Miladi 博士的设定，通过棒的远端进行延长，每 8~12 个月延长 1 次。术前牵引位 Cobb 角仍大于 70° 的病人，手术矫形时需要顶椎前路松解和融合。23 例病人、临床随访 3.5 年的结果令人满意，Cobb 角矫正程度约 57%，并发症发生率为 22%（4 例断棒，2 例感染，无神经并发症）。术前对于严重僵硬型脊柱侧凸的矫正、无连接棒连接器（生长棒的缺陷）、远端延长位置的预留可解释其低并发症发生率。该技术可用于任何病因引起的早发性脊柱侧凸的治疗。

相比技术的讨论，由 McCarthy 和 McCullough[9] 设计并流行的 Shilla 方法，通过顶椎局部 360° 融合内固定，近端和远端非融合固定，理论上能够维持脊柱的正常生长，其临床应用结果也令人满意，但我并无此方面的经验。

注意，电动及磁控系统[10] 作为同样的理念和技术前面已经描述。

根据我个人在脊柱畸形非融合固定方面的经验，我总是在内固定的基础上辅助轻型支具以保护锚定系统，避免幼儿受到多方向的不确定压力。然而，H3S2 内固定应用于青春期前儿童效果良好且不需要术后支具固定，由于青春期前儿童相比幼儿有更多的不可控因素，该临床结果也令人鼓舞。

对于这些第 3 类病人还有最后一个问题，即是否仅取出临时内固定（即在成年期取出所有可能留有影像的内固定物），还是在取出临时内固定的同时行最终融合术。更常见情况是在取出临时内固定的同时行最终的内固定融合（无论是否行胸廓成形术）以获得最佳的治疗效果。

对于所有的手术治疗方式，无论病人的畸形年龄、类型及持续时间，医生最主要的关注点应是呼吸功能及后续的需要或不需要机械辅助通气的理疗。

27.5 治疗适应证

所有适应证均根据本人职业生涯所经历的大量临床病例而制订。

27.5.1 概述

除了罕见病例，大多数时候我们都是从非手术治疗开始。我们必须时刻记住任何手术都可能伤及周围组织，愈合以后还会留下瘢痕。如果手术切口感染，尤其是手术区域有内植物时，瘢痕的纤维组织会大量增生。必须注意同一区域的反复手术会产生大量的纤维瘢痕组织，且会增加手术区域感染的风险。

所以对于儿童期早发性脊柱侧凸病人，我们更倾向于尽可能选择非手术治疗，直至必须手术治疗为止。对于手术切口局限且一两次手术即可解决问题的病例，对手术年龄无限制。然而手术节段较多，如涉及胸椎大部分时，我们必须牢记一旦决定手术治疗，如果发生并发症，唯一的解决方法为重复手术直至病人年龄足够大以后再行脊柱融合术。所以我更倾向于选择"半延迟"手术原则、微创入路，如 H3S2内固定。这给予我们更多时间来寻求新的更有效的技术，如磁控撑开系统。

27.5.2 根据常见病因的适应证
特发性脊柱侧凸

我倾向于尽可能选择非手术治疗。通过非手术治疗可以保留脊柱生长时，如果选择融合

手术终止脊柱生长是不合适的。仅在某些少见病例，如恶性类型，在多次石膏或支具治疗失败以后，我们应该转向选择手术治疗，且尽可能选择微创手术方式。这实际上是一种"延迟"早期手术方式，如 H3S2内固定。需要确定手术仅涉及局部脊柱。在尝试非融合技术时，必须仅处理结构性侧凸，以避免过长的内固定可能引起的脊柱平衡失代偿。对于恶性类型，如果仅3个顶椎轴向旋转最严重，可以选用 Shilla 手术。然而，由于非融合手术可能带来的许多并发症，我们仍建议慎重选择。根据我们的经验，通过连续的石膏和支具治疗直至生长高峰期开始后，行最终融合手术（行前路或后路内固定）能够获得最佳的治疗效果（图 27.4）。

先天性畸形

对于先天性畸形的病例，很容易理解相同病因病人之间的巨大差异。非常局限的治疗，如胸腰椎、腰骶椎或颈胸椎半椎体切除，局部短节段融合，能够快速有效解决问题。一旦确定畸形持续进展即必须治疗。对于涉及整个胸椎的不对称椎体分节不良，无论是否合并凹侧多根肋骨融合，均不可采取早期凸侧融合，而一旦选择凸侧早期融合可能引起短、小、僵硬的胸廓。我们的经验证明，由于胸廓脊柱生长受限，可能造成灾难性的呼吸功能受限。在这样的情况下，必须要选择撑开装置，既要在植入时风险最小，还要尽可能降低反复撑开手术的次数。撑开手术最理想的年龄段为8岁之前，以保证胸廓获得足够的胸廓容量，便于肺脏的发育。通过尽早给予一些辅助治疗，如正压通气治疗能够改善治疗效果。

对于先天性脊柱侧凸，需要根据个体解剖、生长潜能、平衡及相关异常的差异综合考虑。

神经肌源型

我认为，神经肌源型脊柱侧凸非手术治疗无效是一个错误论断。我们有足够的数据可以否定该观点，尤其是 Garchois 支具用于迟缓型

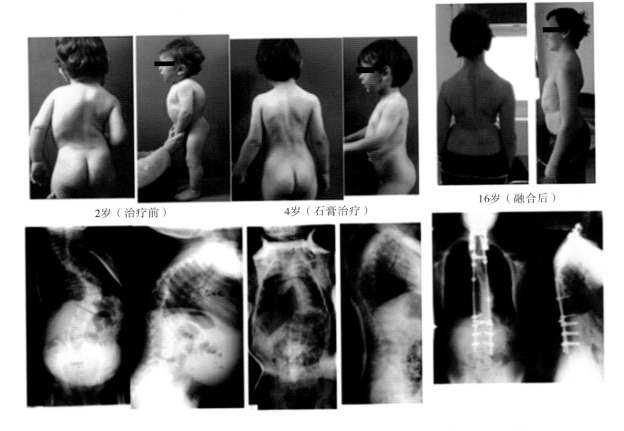

2岁（治疗前）　　　　4岁（石膏治疗）　　　　16岁（融合后）

图 27.4　1例恶性特发性早发性脊柱侧凸病人（Cobb 角 80°）术前、术后的外观照及 X 线片

病变，如脊柱肌营养不良病人的预防性治疗。使用支具治疗需要确保病人能够坐立。对于已经有显著畸形的病人，内固定融合术后需要辅助石膏和 Garchois 支具（包括或不包括下颌组件）治疗直至生长终止。对于某些病例，轻型支具可用于脑性瘫痪病人术后头部的控制和矫正。如果预防性治疗在严重畸形发生之前即开始，且病人及家属顺应性较好时，治疗可维持至青春期，再根据畸形进展程度决定是否需要行融合手术。如果非手术治疗失败，即开始应用多种撑开装置周期性重复手术。需要理解的是，部分病人父母对这种治疗方式的承受力较差，尤其是有些治疗方式甚至每分钟都在治疗。这就是治疗失败率较高的可能原因。

对于营养不良型疾病，如 I 型多发性神经纤维瘤病、软骨发育不全，由于顶椎营养不良部分常需要早期前后联合入路局部融合，治疗费时费

力。而剩余节段的脊柱通过石膏或支具非手术治疗直至生长发育终止，再根据畸形进展程度决定是否需要行融合手术。合并软组织发育不良的病人，可采用麻痹性神经肌肉疾病的病人同样的治疗方式。综合征病变通常包括多种病变，需要根据各自病变特点采取不同治疗方式。

27.6　结论

早发性脊柱侧凸病人是一组具有共同治疗理念的特殊群体。治疗的技术和目的必须根据各自病因、病人及预后因素综合决定。

参考文献

[1] Dickson RA, Lawton JO, Archer IA, et al. The pathogenesis of idiopathic scoliosis. Biplanar spinal asymmetry. J Bone Joint Surg Br, 1984, 66 (1): 8-15.

[2] Graf H, Hecquet J,Dubousset J. [3-dimensional approach to spinal deformities. Application to the study of the prognosis of pediatric scoliosis]. Rev Chir Orthop Reparatrice Appar Mot, 1983, 69 (5): 407-416.

[3] Mehta MH. Growth as a corrective force in the early treatment of progressive infantile scoliosis. J Bone Joint Surg Br, 2005, 87 (9): 1237-1247.

[4] Dubousset J, Zeller R, Miladi L, et al.Orthopedic treatment of spinal deformities in infancy and early childhood]. Rev Chir Orthop Reparatrice Appar Mot, 2006, 92 (1): 73-82.

[5] Sanders JO, Herring JA,Browne RH. Posterior arthrodesis and instrumentation in the immature (risser-grade-0) spine in idiopathic scoliosis. J Bone Joint Surg Am, 1995, 77 (1): 39-45.

[6] Dubousset J, Herring JA,Shufflebarger H. The crankshaft phenomenon. J Pediatr Orthop, 1989, 9 (5): 541-50.

[7] Moe JH, Kharrat K, Winter RB, et al. Harrington instrumentation without fusion plus external orthotic support for the treatment of difficult curvature problems in young children. Clin Orthop Relat Res, 1984, (185): 35-45.

[8] Luque ER. Treatment of scoliosis without arthrodesis or external support, apreliminary report. Orthop Trans, 1977, 1: 37-38.

[9] McCarthy RE,McCullough FL. Growing instrumentation for scoliosis in Scoliosis Research Society 28th Annual Meeting. September 18-23, 1993. Dublin, Ireland.

[10] Dubousset J, Miladi L,Soubeiran A. Noninvasive expandable spinal rods with magnet: Spinal deformity on the cutting edge. in International Society for the Study of the Lumbar Spine Annual Meeting. Miami,FL, 2007, May

第28章

亚洲经验

Harwant Singh；陈忠辉 译，朱泽章 校

作为世界上面积最大和人口最稠密的洲，亚洲位于北半球的东部，占有了地球总土地面积的30%。近4.3亿人生活在这里，约占世界总人口的60%。因为它幅员广阔，不同地区的人口、文化和环境都具有多样性，所以亚洲是个"文化概念"。

在过去30年中，亚洲的经济增长集中于环太平洋地区，其中的大多数国家现已达到发达国家水平，包括亚洲最高人均国民生产总值的国家。东亚也拥有最高的人类发展指数（human development index, HDI）且在近40年已获得两倍增长，但一些地区如阿富汗则排名很低。就此而言，不存在统一的"亚洲经验"。亚洲某些国家和地区，例如日本、韩国、新加坡、香港和台湾，以及印度、马来西亚、泰国、菲律宾的主要城市，拥有与欧洲和北美相媲美的脊柱侧凸治疗设施。

早发性脊柱侧凸的定义，其最佳描述为10岁以下，冠状面脊柱侧凸度数大于10°。当然也应该包括侧后凸畸形，即在冠状面与矢状面均存在畸形，因为这两种畸形通常同时存在。对早发性脊柱侧凸的研究仍处于不断发展中，不断有新的知识补充进来。受限于文献证据等级较低，当下还无标准的、全球公认的"最佳治疗方案或指南"。但是，大部分亚洲研究中心的治疗指南主要还是参考既往的临床经验以及世界其他中心的研究结果。

28.1 早发性脊柱侧凸的患病率和严重程度

在目前已有的研究中，尚无亚洲地区早发性脊柱侧凸患病率的报道，故只能参考既往发表的、已完成深入研究的特发性脊柱侧凸的文献。根据对12岁青春期在校儿童的筛查结果，特发性脊柱侧凸的患病率大约为2%~3%[1]。一项新加坡的研究显示，9岁、10岁、11岁、12和13岁女学生的特发性脊柱侧凸患病率分别为0.27%、0.64%、1.58%、2.22% 和2.49%[2]。另一项新加坡的研究证实了6岁和7岁的在校学

生的患病率为 0.12%。在一项 2000—2008 年的韩国校园筛查中，特发性脊柱侧凸的患病率为 3.26%，其中以 10~12 岁年龄组患病率最高。在一项来自台湾的研究中，脊柱侧凸度数如果以 5° 为标准，患病率为 6.58%；以 10° 为标准，则是 2.4%。一项来自香港的大样本校园筛查提示，2.8% 的学生需要转到医院影像科做进一步检查。这项研究也证实了校园筛查有预测价值且具有高敏感性，大多不需要行影像学检查，而这对校园筛查计划的价值也是一个有力的验证。有趣的是，一项来自印度 Patiala 的校园筛查指出脊柱侧凸患病率为 0.13%，其中大部分病例是小儿麻痹导致的麻痹性侧凸。2004 年，一项来自伊朗 Ahwaz 的研究却指出脊柱侧凸在 12 岁的在校学生中患病率为 42.9%。

28.2 早发性脊柱侧凸的筛查是否可能？一个亚洲案例

实施脊柱侧凸筛查的目的是识别出侧凸存在进展风险的儿童，并转到专业治疗中心就诊[3]。尽管一些公共卫生部门认为校园筛查性价比不高，但在亚洲还是存在一些成功的案例。最好的案例是在新加坡[4]和香港实施的青少年筛查。这些校园筛查很好地发现了 10 岁以上的患病儿童。但项目并没筛查出 10 岁以下的早发性脊柱侧凸患儿，而这部分人群的侧凸可能已经有进展，并且已影响肺功能。尽管特发性脊柱侧凸在 10 岁以下儿童中发生率较低，但是一旦漏诊了进展性侧凸（无论何种病因）的患儿，可能会使其错过了一些接受简易治疗的机会，例如支具。早发性脊柱侧凸大部分是先天性、综合征性或感染性病因导致的脊柱畸形，需要尽早发现。在 10 岁以下的人群中筛查出脊柱侧凸患儿的唯一办法是在 4~5 岁儿童实施疫苗接种或其他营养计划时，进行一些"粗略的"评估。但是在大部分全国性的儿童保健计划中，体格测量仅仅用于评估营养与生长状况。在马

来西亚的 Borneo 州实施的农村保健项目就是个案例[5]。这一项目包括背部检查、神经系统检查或 Adam 前屈试验，这些都纳入了每个儿童的检查项目。对于评估受检者是否有脊柱侧凸的患病风险，以及是否需要转到专业治疗中心来说，这些资料是足够的。

28.3 公共资源整合与转诊系统的可及性

整合公共资源对于资源有限且卫生体系已不堪重负的国家而言是个大问题。脊柱侧凸的治疗与筛查在这些国家甚至被认为是奢侈的，因为感染性与传染性疾病仍是 5 岁以下儿童发病率与死亡率最高的疾病[6]。贫穷与冲突，尽管在东亚和南亚不是主要问题，但在西亚还是主要矛盾[7]。整合"基层"公共资源计划，使其具有筛查出高危患儿的能力，可以直接将患儿转诊到区域性脊柱侧凸治疗中心，是解决这一问题的最佳方案。这样的计划正在大部分亚洲地区施行。

28.4 文化态度与顺应性

对治疗的"接受程度"是个问题。如何使那些需要治疗的患儿家长与监护人认识到治疗的必要性是一个严峻的挑战。必须革除错误的观念，例如西方医学与对抗疗法是不能被接受的，传统医学、巫医更可靠等观点。即便是现在，仍有一些家长不信任现代治疗方法，例如支具和手术的有效性，更倾向选择替代疗法或补充疗法，如按摩、整骨和手法操作。

其至在一些公共医疗系统发达、有区域性脊柱侧凸治疗中心的地区，仍有一些孩子的家长和监护人拒绝给孩子行手术治疗。在马来西亚 Kuala lumpur 的一项关于脊柱侧凸的公共研究显示，从 1985 到 2000 年，89 例 50 度以上的原发性脊柱侧凸患儿都被建议手术，但只有 45% 接受手术，3.5% 选择支具，51.5% 拒绝手

术或任何治疗而选择观察[8]。同样在此研究中，75 例 30~50 度的患儿，73.4% 拒绝支具，17.3% 佩戴支具。尽管这部分患儿有治疗的必要性，但支具和手术的接受率还是低于 50%[8]。有趣的是，这些能接受手术治疗的家庭均为中产阶级。有完善的治疗设施并不意味着治疗就能被接受。只有加强公众与家长的宣教才能使其摒弃这一错误的观念。

28.5　人群差异

不同人群的体格测量数据是否相似？为回答这个问题，需要对族群和家系进行对比。马来西亚和新加坡因历史原因而呈现族群的多样性，包括了三大亚洲族群（汉族、南印度及马来人），这为对比研究提供了绝佳的机会。

28.5.1　月经初潮

月经初潮年龄是特发性脊柱侧凸的重要预后因素。月经初潮年龄越晚，患特发性脊柱侧凸的概率越高，这归因于月经初潮前人体处于第一个生长高峰，初潮越晚，第一个生长高峰时间越长，脊柱快速生长的时期也进一步增加[9]。在马来西亚脊柱侧凸治疗中心就诊的患儿中，马来族平均月经初潮年龄是 12.35 岁，汉族是 12.43 岁，印度人种是 13.00 岁[3]。尽管差异并不显著，但在马来西亚和新加坡的汉族人中，脊柱侧凸的患病率稍微高一些。

28.5.2　未治疗患儿的脊柱侧凸进展

在未治疗的特发性脊柱侧凸患儿中，月经初潮前平均每年进展是 5.66°，月经后是每年 2.94°。族群之间无明显差异[3]。当按照侧凸度数进行分析时，大于 50° 的汉族人群进展最快，每年是 14.7°；最慢的是马来族，每年 8.4°。在 30°~50° 与 30° 以下这两个区间，3 个族群的脊柱侧凸进展速率相同[8,10]。

28.5.3　青少年生活质量的种族差异

一项来自新加坡的研究证实了汉族、马来族和印度族青少年的生活质量存在明显差异。这些差异不受社会经济因素和健康状况的影响，提示了文化差异的重要性。这样的文化差异对于早发性脊柱侧凸患儿的生活质量评估可能也有重要影响[11]。

28.6　在脊柱侧凸治疗中心就诊的脊柱侧凸病因学

在马来西亚，特发性脊柱侧凸是最常见的类型，占所有病例的 68.1%；神经肌源性侧凸占 10.4%。在剩下的 6.7% 中，有神经纤维瘤、马方综合征和其他混杂病因[8]。沙特阿拉伯脊柱侧凸治疗中心的数据显示 59% 的侧凸是特发性，17% 是先天性，7% 是小儿麻痹症所继发的[12]。

28.6.1　就诊时的脊柱侧凸

在一项来自马来西亚的研究中，如不考虑病因学，就诊时脊柱侧凸的 Cobb 角一般在 37°~42°[8]。可能的原因是侧弯进展到这个程度时才被家人发现。按就诊年龄进行分析，发现特发性脊柱侧凸的患儿通常为 16.3 岁，神经肌源性脊柱侧凸是 13.3 岁，先天性脊柱侧凸是 9 岁[8]。来自沙特阿拉伯的研究指出，虽然脊柱侧凸初次发现的平均年龄是 12.5 岁，但是患儿到脊柱侧凸治疗中心就诊的年龄却是 16 岁[12]。两个研究组中，尽管有公共医疗机构的监督与脊柱侧凸治疗中心的存在，大部分患儿就诊时还是错过了治疗的最佳阶段。

28.7　病因学分组

28.7.1　特发性脊柱侧凸

治疗目的

特发性早发性脊柱侧凸的治疗目的是在骨骼成熟时使脊柱在冠状面和矢状面保持正常的形态。侧凸越早发生，进展的可能性越大，需要手术治疗的可能性也越大。如果在月经初潮前侧凸度数达到30°以上，侧凸进展的概率是100%，均需要手术治疗。对病人的评估需要全脊柱MRI，因为特发性脊柱侧凸常伴有椎管内畸形，在两项来自印度的研究中其报道的发生率分别是5.9%和16%，日本的研究报道是3.8%。另外需要指出的是，只有在文化和社会层面上接受，才能最大程度的实现治疗价值。

观察

作为一种监测或治疗的手段，观察适用于月经初潮后侧凸度数小于30°的患儿。观察有时候可用于小于10岁、不想接受支具或手术治疗的初诊时侧凸角度较大的患儿。尽管观察不是最佳的办法，但至少能在必要时进行干预。大于30°的婴幼儿脊柱侧凸的进展风险是100%[13]，无论患儿或家长何时选择手术，手术都无法避免。

剃刀背

观察也可以用于监测剃刀背。剃刀背的原因仍然很难理解。剃刀背在特发性、神经肌源性和综合征性脊柱侧凸都可见到。侧凸小于20°的侧弯患儿（图28.1~图28.3）常常可见明显的剃刀背。相反，侧弯角度较大的患儿却没有剃刀背，或者剃刀背很小。尽管无大样本研究分

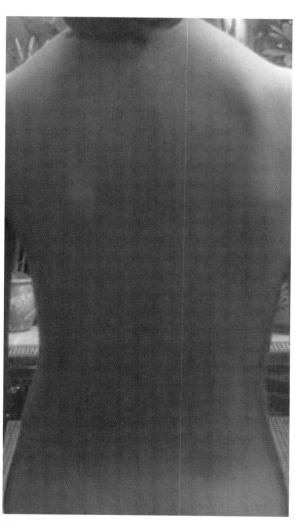

图28.1 8岁早发性脊柱侧凸（特发性）患儿，外观上后背畸形程度非常轻，但肩部不对称，右侧肩胛骨凸出

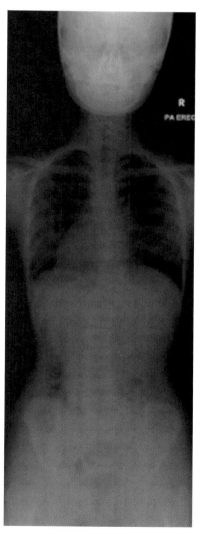

图28.2 上述患儿的影像学资料，23°的脊柱侧凸（T8~L1），Risser征0级，仍具有明显的生长潜能。我们是否能保证这种程度的脊柱侧凸和剃刀背畸形不会进展呢

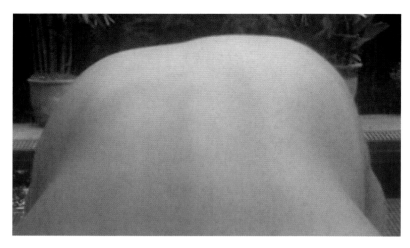

图 28.3　8 岁，Risser 征 0 级，剃刀背畸形；23° 的脊柱侧凸伴 22° 的剃刀背畸形。是否需要接受治疗呢

析剃刀背与肺功能是否有明确关系，但剃刀背与椎体旋转以及肺功能是存在联系的。

去旋转石膏与支具

去旋转石膏与支具通常推荐用于侧凸为 30°~50° 的早期进展性脊柱侧凸；对于月经初潮前的患儿，如明显影响外观，即便侧凸度数较小也可使用。使用连续石膏已被证实可以推迟行终末手术的时间[14]，保留早发性脊柱侧凸胸椎的生长潜能并改善肺功能[15]。在潮湿的热带地区，患儿不能很好地耐受石膏治疗，来自亚洲地区的文献也无关于石膏治疗长期随访的报道。已有研究评估了支具的疗效。一项来自香港的研究显示，与观察随访相比，接受僵硬性支具治疗的患儿在穿戴上支具后，其满意度并未获得改善；这提示在一定的时间内患儿还是不太适应支具治疗[16]。

一个主要问题在于社交活动中佩戴支具会影响正常活动，例如运动和宗教活动（图 28.4）。一个"有弹性"的支具可以解决这一问题。另外，在潮湿的亚洲热带地区，僵硬性支具常常会导致出汗和疲劳，毫无疑问会影响这种治疗方式的接受程度（图 28.5）。对于弹性支具的疗效仍充满争议；针对中度特发性侧凸，一项来自香港的研究比较了弹性支具（SpineCor; The Spine Corporation, Chesterfield, United Kingdom）与僵硬性支具的疗效，发现弹性支具的失败率更高。有趣的是，弹性支具的

接受程度却与僵硬性支具差不多[17]。然而，马来西亚的研究却报道了弹性支具（SpineCor）对于 10 岁前（月经初潮前）初诊角度小于 50° 的脊柱侧凸患儿有效[18]。对于侧凸度数小的低龄患儿使用支具可能会导致过度治疗，因为这种程度的侧凸有可能自发改善。那么什么类型的侧凸会自发改善呢？这个问题只能通过大样本研究来解答。然而对于 5~7 岁、侧凸角度为 20°（处于治疗窗口）的患儿，如果我们无法确定侧弯是否会自发改善，但还是不给他们佩戴简单的弹性支具，这是否又涉及伦理问题呢？

手术

对于特发性脊柱侧凸患儿，标准的教科书推荐是后路内固定植入融合术适用于 50° 以上的快速进展性脊柱侧凸，前路松解（放或不放植入物）联合后路内固定植入融合术可以矫正接近 70° 的侧凸。这两个手术可一期完成，也可在几天后分期完成。对 Risser 征 0 级的患儿，在生长高峰之前或峰内行后路融合手术理论上有发生曲轴现象的风险[19]。因为对于仍有生长潜能的椎体终板前份，后路融合可产生类似栓系的效应。这也解释了前路手术的必要性，因为只有在顶椎区对椎体生长板进行完全融合，才可以在骨骼成熟时获得一个平衡的脊柱。然而，一项来自香港的研究随访了 Risser 征 0 级且接受后路融合手术的患儿，至骨骼发育成熟时，平均随访时间是 7.8 年。研

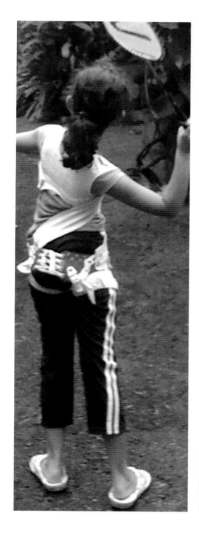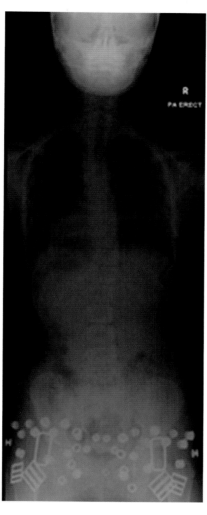

图 28.4　A. 弹性支具可让患儿参加运动时灵活自如，在潮湿的环境中也能很好的耐受。B. 脊柱侧凸从 23°矫正到 15°，不限制上部躯体的活动

究并未观察到曲轴现象。因此，作者不推荐常规行前路手术以预防曲轴现象[20]。

该研究组也报道了，尽管早期行后路融合手术确实影响了胸椎的生长，但骨骼发育成熟时手术组与未手术组的最终身高并无差异，究其原因是手术组患儿通过增加下肢长度来进行代偿。一篇来自韩国的综述总结了可能是目前最谨慎的治疗策略。对 Risser 征 0~2 级、仍有明显生长潜能且侧凸为 30°~50° 的患儿，作者推荐采用观察和支具治疗。基本原理是避免一些不必要的手术。如他们所报道的，遵循此策略超过 50% 的患儿侧凸控制良好。

临床疗效研究

一篇来自日本的长期随访（21~41 年）指出手术不会带来疼痛和负面心理影响，也不会增加背痛的发生率；然而，自我形象和功能两个维度的评分较对照组明显降低。在马来西亚、印度、香港、泰国、巴基斯坦和伊朗，标准的特发性脊柱侧凸手术已证实可获得满意的或较好的早期或中期疗效。后路节段性置钉已被证实与前路手术同样有效；在新加坡，胸腔镜下内固定手术的疗效也类似于后路手术。尽管磁控生长棒仍处在实验阶段，香港的早期治疗经验显示该技术安全有效，手术瘢痕小，不会造成心理压力；另外，还可以改善生活质量，与传统生长棒相比，性价比更高。对早发性脊柱侧凸，一个来自中国大陆的研究组比较了生长棒双棒与单棒的早期疗效，发现双棒优于单棒。

肺功能

一项来自香港的研究报道了一批年龄为

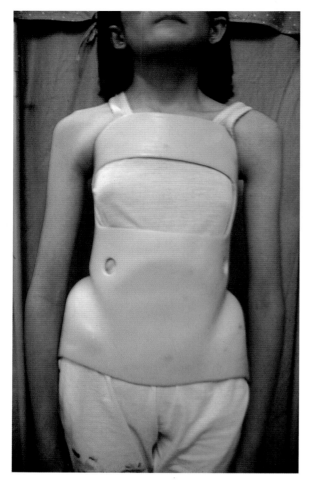

图 28.5 坚硬材料制成的 Boston 支具。这种支具在热带地区依从性差，而且经常失败

11~18 岁、侧弯度数 40°~98° 的特发性脊柱侧凸患儿。他们发现患儿已伴有明显的限制性肺功能障碍。胸廓切开术已逐渐退出历史舞台. 因为如果肺部尚无发育成熟，胸廓切开有可能影响肺的发育。然而，有一些特殊情况，例如 1 例 5 岁的侧弯 70° 的进展性特发性脊柱侧凸患儿，大部分外科医生会选择手术。在 1 篇来自亚洲的随访时间最长的关于前路手术的研究中，末次随访时间平均为 15.2 年，虽然用力呼气量（forced expiratory volume， FEV）和用力肺活量（forced vital capacity， FVE）有轻度的减少，但并未出现肺部症状。

病人满意度

早发性脊柱侧凸疗效评估的困难性已被广泛讨论，至今尚无全面、可靠、成形的方案。一个原因是在评估时低龄儿童不能像青少年那样表达他们的感觉和想法。在一项来自马来西亚的特发性脊柱侧凸的研究中，患儿的手术效果满意。这是排除了术前侧凸度数的影响后所得出的结论。

28.7.2 先天性脊柱侧凸

先天性脊柱侧凸占亚洲脊柱侧凸治疗中心的患儿数的 15%~17%[8,12]。治疗目的是维持脊柱平衡。因为这些畸形从出生就存在，在脊柱生长高峰期可能会出现明显的临床症状。其次，因为侧凸与解剖结构缺陷有关（1 型，椎体形成障碍；2 型，椎体分节不良；或 3 型，混合型），这些侧凸如果出现进展，则通常需要手术治疗。未经治疗的 1 型或 3 型侧凸所致的后凸畸形可能会导致截瘫，而以胸椎为顶椎的后凸畸形可导致肺功能障碍。一项来自印度的研究证实 44% 的病例存在解剖结构的异常，其中 15% 存在潜在的椎管内畸形（最常见的是脊髓纵裂），15% 合并心血管畸形，6% 合并泌尿系畸形。

肺功能

在一项来自香港的先天性脊柱畸形研究中，需要手术治疗的患儿，尤其是多节段胸椎畸形，其肺活量显著降低（68% 的预计值）。作者建议在脊柱侧弯进展前，尽早手术。

手术

近期一项来自中国的研究报道了双棒技术结合顶椎区截骨及短节段融合治疗严重脊柱畸形的 2 年随访结果。每个患儿平均撑开 4.2 次，患儿满意度的较高且并发症发生率较低。

28.7.3 神经肌源型脊柱侧凸，包含综合征型

这类脊柱侧凸占据了亚洲脊柱侧凸治疗中心病例的 6%~7%[8,12]，通常治疗较为困难。治疗目的：对于能行走的病人，要获得一个具有功

能的、平衡的脊柱；对于无法行走的病人，目的是获得平衡的骨盆，能够维持坐姿。支具并不能有效推迟手术时间。手术是治疗这类脊柱侧凸的唯一方法。神经肌源型脊柱侧凸患儿需要大量的医学和心理学支持，而且必须贯穿整个人生。他们通常会因青春期后肌力减弱所致的肺部并发症而造成寿命缩短。

手术

对于这类脊柱侧凸的手术通常需要固定至骨盆以维持骨盆平衡，无论对于站姿和坐姿都是非常重要的。一项来自新加坡的回顾性研究指出手术治疗安全有效；然而会增加在重症监护室的住院时间，以及深部和浅表感染、假关节、内固定断裂的发生率，这些都需要进行处理。但矫形术后肺容量并没有获得改善。该研究组还进行了另一项回顾性研究，发现脊肌萎缩伴发脊柱侧凸的患儿术后肺功能仍继续恶化。一项来自中国的研究报道了马方综合征患儿在单纯后路手术后获得了满意的疗效。

剃刀背

早发性脊柱侧凸患儿的"剃刀背"畸形（图 28.6）通常见于综合征型或婴幼儿型脊柱侧凸。

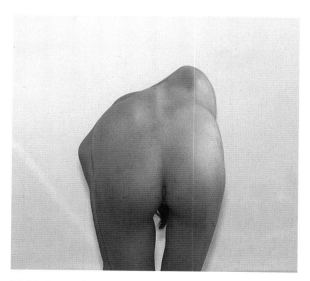

图28.6 12岁马方综合征患儿，严重的剃刀背畸形。脊柱侧凸矫形手术并未矫正剃刀背畸形。对于这个患儿，能否在发病早期就使用弹性支具控制剃刀背畸形呢？也许这样胸廓成形术本可发挥作用

肋骨畸形会削减支具的疗效。对 5 岁以下儿童行手术治疗（胸廓成形术）会影响肺部发育。对年龄稍大的患儿行凸侧胸廓成形和肋骨切除术，在术后 3~6 个月可出现肺功能降低，在术后 12~24 个月才恢复原有水平。

28.8 结核

骨关节结核是独有的少菌型、缓慢发展性疾病，通常只有在出现明显骨质破坏时才被诊断。后凸型脊柱畸形常见，而非单纯的冠状面畸形（图 28.7）。常规的脊柱 MRI 有助于脊柱结核的早期诊断（图 28.8）。经皮组织活检较为困难且存在争议。另一个未解决的问题是化疗的疗程需要多久，因为不可能确定何时细菌学检查由阳性转阴性。多重耐药性的结核杆菌在不久的将来可能会出现，如何解决这个问题在于早期识别耐药菌株。

在小儿人群中，即便结核感染已得到治愈，由于正常的椎体生长板仍继续生长，脊柱畸形还是会继续发展。应注意识别高危群体并加以观察。一旦畸形有进展的可能，应采取手术以控制畸形进展。

目前最好的一项回顾性研究是来自韩国的，其对脊柱结核患儿的手术疗效进行了长达 30 年的随访。共 124 例年龄 2~15 岁患儿，其中 73% 行化疗保守治疗，剩余 27% 行手术治疗（包括病灶清除术、后路棘突间钢丝固定，或后路固定棒 + 钢丝捆扎）。15% 的患儿出现截瘫，经治疗均得以恢复。

28.8.1 手术

脊柱结核的手术治疗在过去 30 年内快速发展。治疗目的是尽可能保持脊柱在矢状面上的平衡。文献报道了一组 8 岁以下结核性后凸畸形的病例，对其进行后路融合后获得了良好的治疗效果。在结核治愈后，严重后凸畸形可通过前后路联合手术（前路松解 + 减压 + 矫形 +

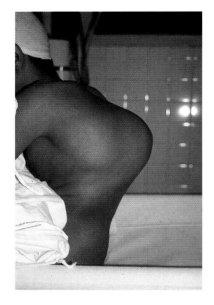
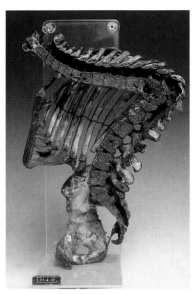

图 28.7　A.12 岁脊柱结核伴侧后凸畸形的患儿，侧面观示矢状面后凸顶椎在 T8 椎体。B. 博物馆成人骨骼标本，可见脊柱结核导致的单纯后凸畸形，顶椎位于 T9/T10，顶椎区已融合

28.8.2　脊柱结核治疗的经验教训

对于未成熟的特发性脊柱侧凸患儿，研究表明在手术治疗后，下肢长度在发育期还会增长，可能原因是神经或内分泌系统产生的代偿机制所致。在结核导致脊柱畸形的患儿中，虽然站立时身高和脊柱高°均有所缩短，但下肢长度却大于正常人。这可能也是相同的代偿机制所致。

28.9　结论

在亚洲尚无治疗早发性脊柱侧凸的统一经验，主要是由亚洲地区的资源差异以及不同的疾病模式所引起的，而这些又由地域因素，如文化等决定。目前对于早发性脊柱侧凸的治疗存在明显的两极分化，日本、韩国以及香港地区（中国）已经且仍将继续处于探索疾病治疗新方法的领先地位，而一些亚洲地区还缺乏有效的治疗资源，这仍是 21 世纪的主要挑战。

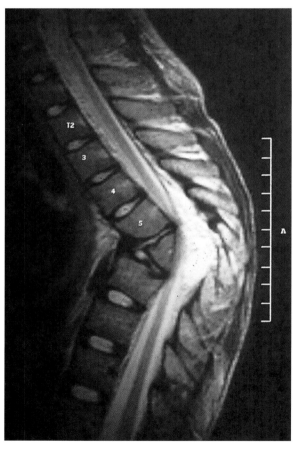

图 28.8　脊柱结核患儿，MRI 矢状位图像示顶椎区神经压迫。顶椎区椎体与棘突之间"不匹配"。这提示病程久的脊柱结核，病椎可出现骨质吸收，导致顶椎僵硬，需截骨矫形

内固定植入融合，后路截骨 + 矫形 + 椎弓根螺钉置入）进行治疗。

参考文献

[1] Plaszewski M, Nowobilski R, Kowalski P, Cieslinski M. Screening for scoliosis: different countries' perspectives and evidence-based health care. lntJ

Rehabil Res,2012,35:13-19

[2] Yong E Wong HK, Chow KY. Prevalence of adolescent idiopathic scoliosis among female school children in Singapore. Ann Acad Med Singapore,2009,38:1056-1063

[3] Oh KS, Chuah SL, Harwant S. The need for scoliosis screening in Malaysia. Med J Malaysia,2001,56 Suppl C: 26-30

[4] Wong HK, Hui JH, Rajan U, Chia HR Idiopathic scoliosis in Singapore schoolchildren: a prevalence study 15 years into the screening pro-gram. Spine,2005,30:1188-1196

[5] Mohamed A. Thirty years of Village Health Promoter Programme in Sarawak: promoting health in the community. Int J Pub Health Res Special Issue,2011,Symposium:21-22

[6] The State of the World's Children 2005. New York, NY: UNICEF, 2004

[7] Collier E Elliott VL, Hegre H, et al. Breaking the conflict trap: civil war and development policy. A World Bank Policy Research Report. Washington, DC: The World Bank and Oxford University Press, 2003,23-24

[8] Chuah SL, Kareem BA, Selvakumar K, et al. An audit of the Scoliosis Service at Hospital Kuala Lumpur. Med J Malaysia,2001,56 Suppl C:31-36

[9] Grivas TB, Vasiliadis E, Mouzakis V, Mihas C, Koufopoulos G. Association between adolescent idiopathic scoliosis prevalence and age at menarche in different geographic latitudes. Scoliosis,2006,1:9

[10] Singh H, Soo-lin C,Kareem BA, et al. Does race influence the progression of adolescent idiopathic scoliosis? J Bone joint Surg Br,2003,85-B Supp III:189

[11] Ng TP, Lira LC, Jin A, Shinfuku N. Ethnic differences in quality of life in adolescents among Chinese, Malay and Indians in Singapore. Qual Life Res,2005,14:1755-1768

[12] AI-Arjani AM, AI-Sebai MW, AI-Khawashki HM,et al. Epidemiological patterns of scoliosis in a spinal center in Saudi Arabia. Saudi Med J,2000, 21:554-557

[13] Charles YP, Daures JP, de Rosa V, et al. Progression risk of idiopathic juvenile scoliosis during pubertal growth. Spine,2006, 31: 1933-1942

[14] Fletcher ND, McClung A, Rathjen KE, et al. Serial casting as a delay tactic in the treatment of moderate-to-severe early-onset scoliosis. J Pediatr Orthop,2012,32:664-671

[15] Baulesh DM, Huh J, Judkins T, et al. The role of serial casting in early-onset scoliosis (EOS). J Pediatr Orthop,2012, 32:658-663

[16] Cheung KM, Cheng EY, Chart SC, et al. Outcome assessment of bracing in adolescent idiopathic scoliosis by the use of the SRS-22 questionnaire, Int Orthop,2007,31: 507-511

[17] Wong MS, Cheng JC, Lam TP et al. The effect of rigid versus flexible spinal orthosis on the clinical efficacy and acceptance of the patients with adolescent idiopathic scoliosis. Spine,2008,33: 1360-1365

[18] Tan YH, Teoh LL, Abader A, et al. Curve correction in adolescent idiopathic scoliosis (ALS) treated by dynamic bracing (SpineCor)' a midtenn review. Presented at: MSS-SRS International Spine Congress, 2011,Kuala Lumpur, Malaysia

[19] Sanders JO, Little DG, Richards BS. Prediction of the crankshaft phenomenon by peak height velocity. Spine,1997, 22: 1352-1357

[20] Mullaji AB, Upadhyay SS, Luk KD, et al. Vertebral growth after posterior spinal fusion for idiopathic scoliosis in skeletally immature adolescents. The effect of growth on spinal deformity. J Bone Joint Surg Br,1994, 76:870-876

扩展阅读

Akazawa T, Minami S, Kotani T,et al. Long-term clinical outcomes of surgery for adolescent idiopathic scoliosis 21 to 41 years later. Spine,2012,37:402-405

Ameri E, Behtash H, Mobini B, et al. Radiographic utcome of surgical treatment of adolescent idiopathic scoliosis in males versus females. Scoliosis,2008,3:12

Bowring P. What Is Asia? Far Eastern Economic Review. Feb 12, 1987 (v. 135 n. 7)

Chart CY, Kwan MK, Saw LB et al. Post-operative health related quality of life assessment in scoliosis patients. Med J Malaysia,2008, 63:137-139

Cheung KM, Cheung Jp, Samartzis D,et al. Magnetically controlled growing rods for severe spinal curvature in young children: a prospective case series. Lancet, 2012,379:1967-1974

Chng SY, Wong YQ, Hui JH, et al. Pulmonary function and scoliosis in children with spinal muscular atrophy types II and III . J Paediatr Child Health,2003,39:673-676

Chu WC, Li AM, Ng BK,et al. Dynamic magnetic resonance imaging in assessing lung volumes, chest wall, and diaphragm motions in adolescent idiopathic scoliosis versus normal controls. Spine, 2006,3119:2243-2249

Chunguang Z, Limin L, Rigao C,et al. Surgical treatment of kyphosis in children in healed stages of spinal tuberculosis. J Pediatr Orthop,2010,30: 271-276

Corona J, Matsumoto H, Roye DP, et al. Measuring quality of life inchildren with early onset scoliosis: development and initial validation of the early onset scoliosis questionnaire. J Pediatr Orthop,2011, 31: 180-185

Daruwalla JS, Balasubramaniam P, Chay SO, et al. Idiopathic scoliosis. Prevalence and ethnic distribution in Singapore schoolchildren. J Bone Joint Surg Br,1985,67:182-184

Day GA, Upadhyay SS, Ho EK,et al. Pulmonary functions in congenital scoliosis. Spine,1994, 19:1027-1031

Deshpande SS, Mehta R, Yagnik M. Short term analysis of healed post-ubercular kyphosis in younger children based on principles of congenital kyphosis. Indian J Orthop,2012, 46:179-185

Fazal A, Lakdawala RH. Fourth-generation spinal instrumentation: experience with adolescent idiopathic scoliosis at a tertiary care hospital in Pakistan. Int J Gen Med,2012,5:151-155

Fletcher ND, Larson AN, Richards BS, et al. Current treatment preferences for early onset scoliosis: a survey of POSNA members. J Pediatr Orthop,2011,31:326-330

Hee HT, Yu ZR, Wong HK. Comparison of segmental pedicle screw instrumentation versus anterior instrumentation in adolescent idiopathic thoracolumbar and lumbar scoliosis. Spine, 2007, 32:1533-1542

Hsu LC, Upadhyay SS. Effect of spinal fusion on growth of the spine and lower limbs in girls with adolescent idiopathic scoliosis: a longitudinal study. J Pediatr Orthop,1994,14:564-568

Human Development Report 2010. New York, NY: United Nations Development Programme, 2010

Jain AK, Rajasekaran S. Tuberculosis of the spine. Indian J Orthop,2012,46: 127-129

Krishna M, Upadhyay SS. Increased limb lengths in patients with shortened spines due to tuberculosis in early childhood. Spine,1996,21: 1045-1047

Leung JP, Lam TP, Ng BK, et al. Posterior ISOLA segmental spinal system in the treatment of scoliosis. J Pediatr Orthop,2002,22:296-301

Li ZC, Liu ZD, Dai LY. Surgical treatment of scoliosis associated with Marfan syndrome by using posterior-

only instrumentation. J Pediatr Orthop B,2011,20:63-66

Luk KD, Lee CF, Cheung KM,et al. Clinical effectiveness of school screening for adolescent idiopathic scoliosis: a large population-based retrospective cohort study. Spine,2010, 35:1607-1614

MeMaster Mi, Ohtsuka K. The natural history of congenital scoliosis. A study of two hundred and fifty-one patients. J Bone Joint Surg Am,1982,64: 1128-1147

McMaster M J, Singh H. Natural history of congenital kyphosis and kyphoscoliosis. A study of one hundred and twelve patients. J Bone Joint Surg Am,1999, 81:1367-1383

McMaster MJ, Glasby MA, Singh H, et al. Lung function in congenital kyphosis and kyphoscoliosis. J Spinal Disord Tech,2007,20:203-208

Mittal RE, Aggerwal R, Sarwal AK. School screening for scoliosis in India. The evaluation of a scoliometer. Int Orthop,1987,11:335-338

Mohanty S, Kumar N. Patterns of presentation of congenital scoliosis. J Orthop Surg (Hong Kong), 2000,8:33-37

Moon MS, Kim SS, Lee BJ, et al. Spinal tuberculosis in children: retrospective analysis of 124 patients. Indian J Orthop,2012,46:150-158

Nakahara D, Yonezawa I, Kobanawa K,et al. Magnetic resonance imaging evaluation of patients with idiopathic scoliosis: a prospective study of four hundred seventy-two outpatients. Spine,2011, 36:E482-E485

Pin LH, Mo LY, Lin L,et al. Early diagnosis of scoliosis based on school-screening. J Bone Joint Surg Am,1985, 67:1202-1205

Rajasekaran S, Kamath V, Kiran R, et al. Intraspinal anomalies in scoliosis: an MRI analysis of 177 consecutive scoliosis patients. Indian J Orthop,2010,44:57-63

Safikhani Z, Fakor M, Soori H, et al.Prevalence of scoliosis in female students 11-15 years of age in Ahwaz, Iran. Neurosciences (Riyadh),2006, 11:97-98

Sudo H, Ito M, Kaneda K, et al. Long-term out-comes of anterior sppinal fusion for treating thoracic adolescent idiopathic scoliosis curves: average 15-year follow-up analysis. Spine,2013, 38:819-826

Suh SW, Modi HN, Yang JH, et al. Idiopathic scoliosis in Korean school-children: a prospective screening study of over 1 million children. Eur SpineJ,2011, 20:1087-1094

Telang SS, Suh SW, Song HR, et al. A large adolescent idiopathic scoliosis curve in a skeletally immature patient: is early surgery the correct approach? Overview of available evidence. J Spinal Disord Tech,2006,19: 534-540

Thacker M, Hui JH, Wong HK, et al. Spinal fusion and instrumentation for paediatric neuromuscular scoliosis: retrospective review. J Orthop Surg (Hong Kong),2002, 10:144-151

Unnikrishnan R, Renjitkumar J, Menon VK. Adolescent idiopathic scoliosis: retrospective analysis of 235 surgically treated cases. Indian J Orthop,2010,44:35-41

Vitale MG, Gomez JA, Matsumoto H, et al. Chest Wall and Spine Deformity Study Group. Variability of expert opinion in treatment of early-onset scoliosis. Clin Orthop Relat Res,2011,469:1317-1322

Wajanavisit W, Laobacharoensombat W. Treatment of adolescent idiopathic scoliosis using Cotrel-Dubousset

spinal instrumentation. J Med Assoc Thai,2000, 83:146-150

Wang S, ZhangJ, Qiu G,et al. Dual growing rods technique for congenital scoliosis: more than 2 years outcome: the preliminary results of a single centre. Spine,2012,37:1639-1644

Wong HK, Hee HT, Yu Z,et al. Results of thoracoscopic instrumented fusion versus conventional posterior instrumented fusion in adolescent idiopathic scoliosis undergoing selective thoracic fusion. Spine,2004,29: 2031- 2039

Zbao Y, Qiu GX, Wang YP,et al. Comparison of initial efficacy between single and dual growing rods in treatment of early onset scoliosis. Chin Med J (Engl),2012,125:2862-2866

Zhou C, Liu E, Song Y,et al. Pulmonary function changes after operation in patients with severe scoliosis [in Chinese] Zhongguo Xiu Fu Chong Jian Wai Ke Za Zhi,2010,24:23-26

第29章

北非的经验

Hazem Elsebaie；郑博隆 译，郝定均 校

埃及是一个有着 9000 万人口的发展中国家，它位于非洲和中东。在儿童脊柱畸形领域，埃及在整个北非区域是有代表性的。本章讨论在这些发展中国家里，脊柱外科医生如何在有限的资源中使用新技术，以及如何通过本地的创新来服务病人。

治疗儿童进展性脊柱畸形是非常棘手的。畸形出现得越早，畸形发展得越严重。脊柱畸形在生理上、心理上和社交上对儿童产生重要影响；而且，对于某些严重脊柱畸形的病人，呼吸衰竭和心功能衰竭可能危及生命。对于生长中的脊柱，医生不仅要纠正畸形，更重要的是维持脊柱的生长，使肺和心脏正常发育。脊柱内固定对于儿童来说风险很大，而且我们并不知道它对脊柱生长的影响。早发性脊柱侧凸的非手术治疗成功率不高，但通过内固定的脊柱矫形融合术进一步限制了脊柱和躯干的生长，有很多不利的影响。治疗的目标始终是矫正脊柱的同时保留脊柱的生长潜力。这可以通过非融合的脊柱内固定系统来完成。

一些非融合的脊柱内固定系统的早期临床试验始于 1990 年代早期，但病例数都不多。结果很令人失望，出现了不少并发症和失败的病例，包括限制脊柱生长，自发融合、内固定失败、矫正丢失、内固定隆起和感染，所以这些技术逐渐被废弃。

29.1 传统的生长棒

1990 年代后期，脊柱畸形的三维矫形固定技术传入埃及。数年后，在开罗大学医生开始学习和使用非融合内固定技术治疗早发性脊柱侧凸。大部分的经验来自英国的培训和美国医生的短期交流。一开始这项技术只有一小部分医生掌握，想让更多的医生掌握这项治疗早发性脊柱侧凸的技术还需要时间。

肌肉下的单棒技术最早由 Hilali Noordeen 提出。这种内固定包括近端的抱钩（通过椎板下钢丝加强）和远端的一枚椎弓根螺钉。近端和远端的两根棒通过连接器连在一起（图

29.1）。第二代单棒技术由 David Marks 提出，近端为双抱钩，远端为两枚椎弓根螺钉（图29.2）。

最早的使用单棒系统治疗早发型脊柱侧凸的病例系列于 2005 年发表在 *Pan Arab Journal of Orthopaedics and Trauma*[1]。这项研究纳入了12 例婴儿型和少儿型的早发型脊柱侧凸病人，手术时的平均年龄为 6 岁 2 个月。这些病人在 2001—2003 年接受手术治疗，平均随访时间 1 年 10 个月，平均手术次数为 3.5。常规使用唤醒试验。3 例近端钩拔出，2 例棒断裂。

这一研究为全国范围内的大量使用奠定了基础。研究的结论是生长棒对早发型脊柱侧凸是有效的，但医生必须接受其高并发症率并且学会处理，并且建议在使用这项技术前，医生需要告知病人及家属多次手术的可能性，而且在任何节段医生可能终止撑开手术而直接行最终融合术。

在接下来的研究中，单棒技术用于不同的疾病，包括先天性、神经肌肉型和神经纤维瘤病性脊柱侧凸。在埃及做的研究出现在很多国际性的会议上，包括 2005 年加拿大举办的

IMAST、2006 年土耳其举办的 SRS 以及 2007 年西班牙举办的 ICEOS。这些国际大会的展示进一步促进了这项技术在埃及的发展。直到美国的 Behrooz Akbarnia 医生引入双棒技术，单棒技术一直在埃及占主导地位。从那之后，双棒技术才开始成为治疗早发型脊柱侧凸的金标准。

埃及的早发型脊柱侧凸的研究有 3 个重要的结论。第 1 个研究着眼于探究单侧的骨桥是否有生长的潜能。一般认为侧弯凹侧的单侧骨桥不会随着生长而拉长。但这个研究表明随着内固定不断撑开，骨桥会缓慢生长，但比正常的生长速度小 25%，而且随着撑开次数的增加而增加（每撑开一次大约生长 3%~4%），冠状面的 Cobb 角也在撑开的过程中明显改善。所以周期性的撑开是有可能在一定程度上纠正因单侧骨桥导致的侧弯的。而且，随着侧弯的矫正，肺功能也能逐渐改善[2]。

第 2 个研究评估椎弓根螺钉的移位是否会出现相应的并发症，而这种现象最常发生于远端固定的椎弓根钉。有两个因素会导致螺钉的移位，一个是不断撑开的应力，另一个是椎体在生长过程中的不断重塑。在这一研究中，螺

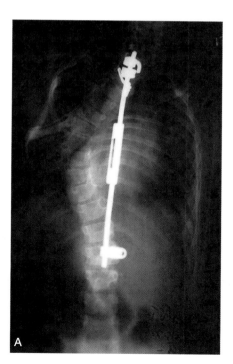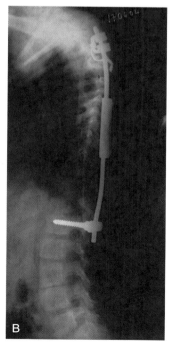

图 29.1　使用单棒、单钩、单钉系统的正位（A）和侧位（B）X 线片

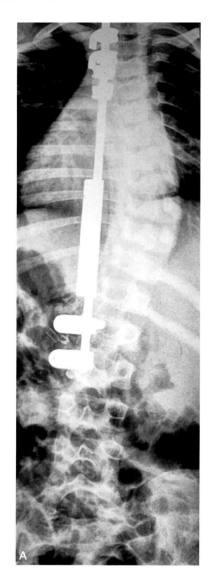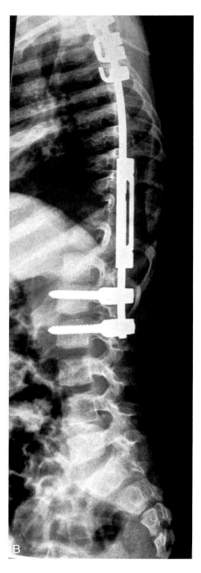

图 29.2　使用单棒、双钩、双钉系统的正位（A）和侧位（B）X 线片

钉的移位有两种，一种是在椎弓根内移位；另一种是穿过椎弓根的移位。但在临床病例中，病人均未出现相应的临床症状（图 29.4）。研究表明螺钉的移位在单棒系统中较为常见[3]。

第 3 个研究是第 1 个病例系列使用 CT 探究拆除生长棒后未融合节段的变化。使用生长棒控制的脊柱生长在成年后是否会加重没有明确的结论。这个研究非常重要，因为能够帮助医生理解脊柱在长时间撑开后的反应，以及是否需要最终的融合。在 5 例年龄小于 9 岁的早发型脊柱侧凸患者中，首先使用单根生长棒治疗。评估时间超过 6 年，至少经过 6 次撑开，最后一次撑开后至少随访 2 年。评估方式包括

正侧位 X 线片和 CT 的冠状位、矢状位、轴位重建。CT 提示所有节段小关节均融合，但未完全融合节段的椎间隙出现严重的退变和狭窄、椎体高度与椎间隙高度比例失调、终板不规则硬化、脊柱广泛关节炎（图 29.5）。另外，CT 提示整个脊柱僵硬，几乎没有侧凸加重的因素。我们随访一段时间后，取出生长棒，无需行最终融合。

2006 年，埃及使用生长棒治疗的早发型脊柱侧凸的病人被纳入 GSSG 研究（Growing Spine Study Group）。目前开罗是非洲和中东唯一纳入 GSSG 的中心。这一组织致力于推动早发型脊柱侧凸治疗的教育和科学研究，是目前国际上

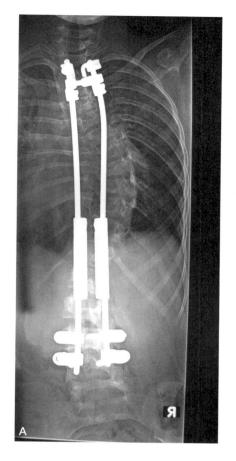
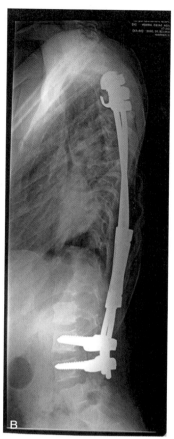

图 29.3 双棒系统的正位（A）和侧位（B）X 线片

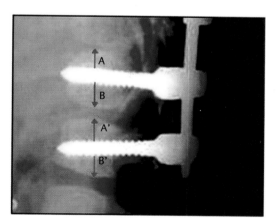
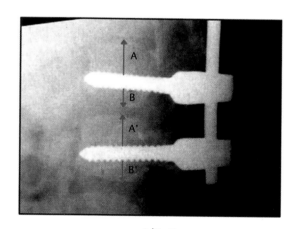

A/B=0.77
A'/B'=1.1

A

A/B=2
A'/B'=1.5

B

图 29.4 椎弓根螺钉移位的前（A）后（B）X 线片

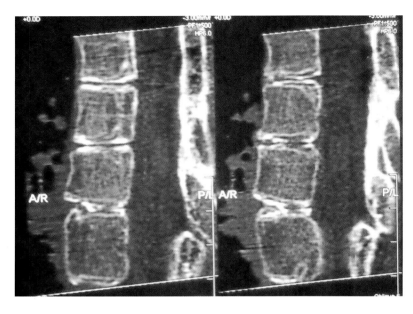

图 29.5　生长棒使用结束后的 CT 图像

这一领域的领头羊，为目前大多数儿童脊柱侧凸畸形的研究提供支持。

GSSG 发表的 2 篇标志性的文章中的一些病例是在埃及完成的，一部分是与埃及的研究者合作完成的。一篇文章是首篇有关生长棒治疗先天性脊柱侧弯的多中心研究。研究回顾性分析了从 GSSG 数据库中提取的 19 例病人，均患进行性的先天性脊柱畸形，随访至少 2 年。手术时病人平均年龄 6.9 岁，平均累及椎体数为 5.2，平均撑开手术次数为 4.2。脊柱畸形、脊柱生长和肺功能均得到改善。8 例（42%）病人出现并发症，在 100 例手术中出现了 14 例并发症，均没有神经损伤的并发症。研究结论是周期性撑开生长棒能有效治疗先天性侧弯，促进脊柱生长，提高肺功能[5]。

另一项研究是有关生长棒治疗的临床和影像学并发症的多中心研究。之前的报道提示早发型脊柱侧凸的非融合手术有较高的并发症发生率。1987—2005 年，140 例病人满足纳入标准，一共进行了 897 例生长棒撑开手术。首次手术的平均年龄为 6 岁，平均随访 5 年。在 140 例病人中，81（58%）例病人出现至少 1 种并发症。研究结论表明无论采取何种治疗方式，早发型脊柱侧凸的治疗过程漫长，应当预期到并发症的出现。并发症能够通过以下方式减少，尽可能推迟首次手术的时间、使用双棒以及减少撑开手术的次数。肌肉下置棒能减少很多皮肤的并发症[6]。

29.2　磁控生长棒

通过远程操控撑开生长棒能够避免反复的手术，这一理念因 MAGEC（magnetic expansion control, Ellipse Technologies, Irvine, California）的出现得以实现。MAGEC 是一种用于治疗早发型脊柱侧凸的全新的微创内植物。它固定于脊柱的近端和远端，并通过磁控无创撑开内固定，从而避免了传统手术的反复切开。开罗是全世界第 2 个使用这个新技术的中心（图 29.6，图 29.7）。

首个有关磁控生长棒的多中心研究发表于 Journal of Spine 上。这是一个前瞻性的非随机研究，纳入了 14 例病人，平均年龄为 8 岁 10 个月，平均随访时间为 10 个月。首次手术后 Cobb 角从 60° 减少到 34°，末次随访时为 31°。并发症包括 1 例浅表感染、1 例内固定隆起，68 例中的 14 例出现部分矫正丢失。作者提出初步的结论提示磁控生长棒是一项安全有效的技术[7]。

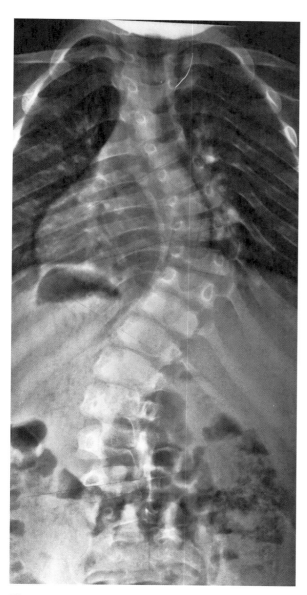

图 29.6 使用 MAGEC 的术前正位片

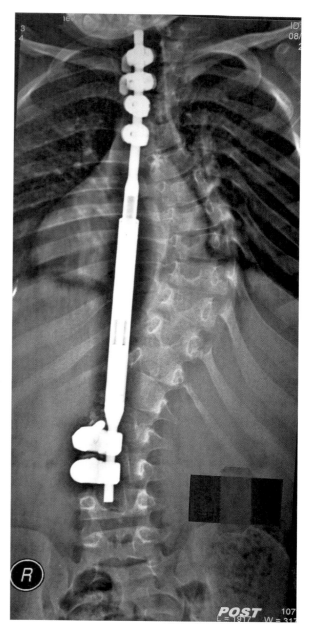

图 29.7 使用 MAGEC 后的正位片

29.3 带有顶椎控制的生长导向生长棒

　　尽管埃及是最早使用磁控生长棒的国家之一，目前这项技术在欧洲广泛使用，并正在等待美国 FDA 的批准。MAGEC 在埃及未能广泛使用，因为其费用高昂。所以埃及的医生试图找到另一种避免多次手术的方法，答案就是生长导向生长棒，这种内固定的费用病人能够担负。

　　生长导向系统是磁控系统的一种有效替代物，也不需要多次切开手术，并且能在允许脊柱生长的同时维持矫形。这种技术在发展中国家的一个明显优势就是价格低廉，同时避免了反复手术。老式的生长引导系统包括 Luque 滑车，效果均未令人满意，因为其并发症发生率和失败率均高，包括生长抑制、自发性融合、内固定失败、矫正丢失、无法控制旋转和感染。更新的生长引导系统使用多节段的椎弓根螺钉，允许钉 - 棒界面滑动。然而，这一系统仍存在不少潜在的问题，包括：多节段暴露后出现自发融合，钉 - 棒链接的拥挤，允许滑动的折棒很困难，需要置入多枚椎弓根螺钉，手术时间、

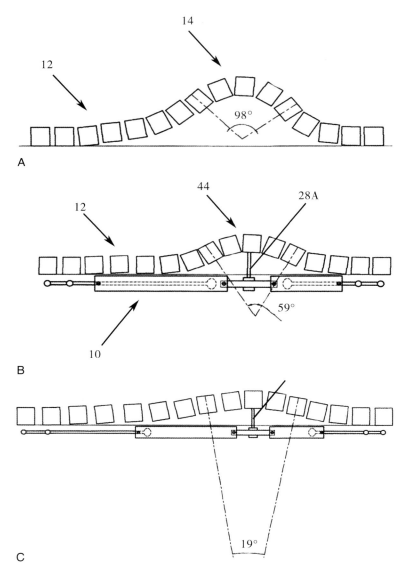

图 29.8　A～C. 生长引导系统示意图

手术风险增加。而且，相比于传统生长棒，其允许生长的范围并不明确。埃及设计并开发了一个更好的生长引导系统。它能够控制顶椎，在引导生长的同时纠正畸形，而不需要后期的进一步处理（图29.8）。

设计的主要想法是一种生长引导系统能尽可能减少固定点，并在引导生长的同时纠正畸形，对顶椎进行去旋转。2009年埃及收到这项专利申请，于2012年通过[8]。于2014年9月9日在美国得到认证[9]。

顶椎控制必须要坚固可靠，才能避免顶椎的旋转和成角。在首次手术时，侧凸能得到一定的纠正，随着脊柱生长发育，该系统引导脊柱纵向生长，因为横连杆的长度不变，所以随着生长侧凸也会逐渐矫正。

埃及的首次临床研究始于2012年，结论很令人鼓舞；这项技术在早发型脊柱侧凸的治疗领域又迈进了一步。这个系统动态地引导生长并纠正畸形（图29.9，图29.10）。

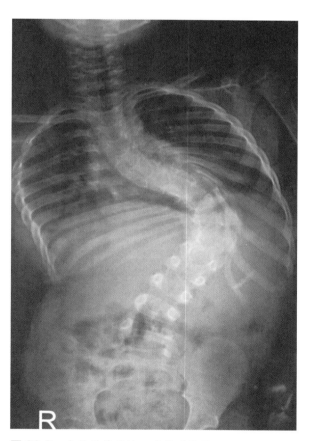

图29.9 生长引导系统，术前正位片

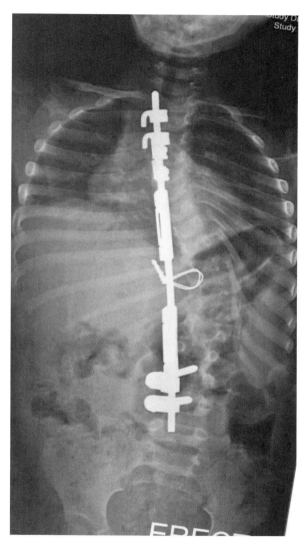

图29.10 生长引导系统，术后正位片

参考文献

[1] Hazem B, EI-Sebaie P. Instrumentation without fusion for progressive pediatric spinal deformities,J Orthop Trauma,2005, 9: 11-17

[2] Elsebaie H. Skaggs D. Unsegmented unilateral bars: do they grow with distraction? Presented at: 14th International Meeting on Advanced Spine Techniques (IMAST). Paradise Island, Bahamas, 2007

[3] EI-Sebaie H, Noordeen H, Akbarnia BA. Incidence, magnitude, and classification of pedicle screw migration. Presented at: Scoliosis Research Society

47th Annual Meeting and Course,2012,Chicago, IL

[4] Elsebaie H, Akbarnia B. Do all growing rod graduates need final fusion? A CT study of the unfused segments. Presented at: 7th International Congress on Early Onset Scoliosis, 2013,San Diego, California

[5] Elsebaie HB, Yazici M, Thompson GH,et al. Safety and efficacy of growing rod technique for pediatric congenital spinal deformities. J Pediatr Orthop,2011,31: 1-5

[6] Bess S, Akbarnia BA, Thompson GH, et al. Complications of growing-rod treatment for early-onset scoliosis: analysis of one hundred and forty patients. J Bone Joint Surg Am,2010, 92:2533-2543

[7] Akbarnia BA, Cheung K, Noordeen H,et al. Next generation of growth-sparing techniques: preliminary clinical results of a magnetically controlled growing rod in 14 patients with early-onset scoliosis. Spine,2013,38:665-670

[8] Elsebaie H, Akbarnia B. Self-expandable vertebral instrumentation system with apical deformity control. Egyptian patent EG 25692 A,May 20, 2012

[9] Elsebaie H, Akbarnia B. Growth-directed vertebral fixation system with distractible connector(s) and apical control. United States: Publication No. U58828058 B2,Apptication No. US 121 873,582, Publication (Grant) date: Sep 9, 2014

第30章

牛津的经验

Jeremy C.T. Fairbank, Arvindera Ghag；王智伟 译，陈其昕 校

患有神经肌源型疾病的儿童常出现脊柱畸形，如脑瘫、脊髓发育不良、脊髓性肌萎缩、Friedreich 共济失调、杜氏肌营养不良、创伤性瘫痪及过去常发生的脊髓灰质炎。发生率与原神经肌源性疾患的严重程度直接相关，可从双侧脑瘫患儿的 25% 到胸髓发育不良或 10 岁前发生的创伤性瘫痪的 100%。大运动功能分级系统（GMFCS）4 级或 5 级的患儿，需要轮椅辅助行走或头部躯干活动受限，也常发生脊柱畸形。2011 年苏格兰国家卫生署的一项儿童和年轻成人脊柱畸形的回顾调查显示，每年平均有 44 例神经肌源性脊柱侧凸需要手术矫形，占所有儿童的 0.07%[1]。美国国家数据库的一项报告显示，在近 18 000 例行脊柱侧凸手术的病人中，神经肌源性脊柱畸形约占 2.5%[2]。

神经肌源型脊柱侧凸的特点是常伴有脊柱后凸、骨盆倾斜、早期发病且进展迅速，进而导致侧凸僵硬和活动受限。长 C 型胸腰弯常见于晚发型脊柱侧凸畸形。由于神经肌源型脊柱侧凸的神经肌肉系统的不平衡性及快速生长发育，其进展风险非常高。疾病自然史的研究显示，侧凸进展的范围为 7°~40°[3-5]。日本一项关于未治疗的痉挛性脑瘫伴脊柱侧凸的自然史研究显示，侧凸进展的危险因素包括 15 岁之前侧凸大于 40°、全身型脑瘫、长期卧床和胸腰弯[6]。其他危险因素包括早期发病和原神经肌源型疾患的进展，以及骨骼发育未成熟和严重肌无力。像特发性脊柱侧凸一样，骨骼生长高峰对神经肌源型脊柱侧凸进展的影响也最大。然而不同的是，神经肌源型脊柱侧凸会在骨骼发育成熟后继续进展加重。

30.1 治疗和并发症

神经肌源型脊柱侧凸一经发现就应给予支具治疗防止侧凸进展。对于骨骼发育未成熟、柔韧性好的患儿[7,8]，支具治疗可以延缓侧凸进展、维持坐姿平衡。在决定支具治疗时，也应综合考虑病人较差的肌力、感觉、呼吸功能和营养状态。因为病人常需要借助手动或电动的

轮椅来活动，所以建议使用量身订制的椅垫；同时也需要根据侧凸的进展做经常性调整。

神经肌源性脊柱侧凸的手术适应证通常是侧凸大于 50° 且进展迅速，但是受侧凸影响的病人整体状况也很重要。事实上，随着畸形的加重和侧凸的进展，Cobb 角在负重位 X 线片上的测量也变得越困难。因此，坐姿的舒适性、独立性和平衡性以及上肢的位置和心肺功能的代偿性等，都是决定手术方案的重要因素。同时，继发于脊柱畸形的疼痛不适也是影响家属决定手术的重要因素。此外，外观畸形也是促使某些病人选择手术的一个影响因素。

近年来神经肌源型脊柱侧凸的脊柱融合方法发展迅速。从上胸椎到骨盆，椎弓根螺钉节段性内固定取代了传统的 Harrington 棒、Luque-Galveston 系统和钉棒固定系统，成为目前公认的固定技术。下文就脊柱融合的治疗效果和并发症展开讨论，而不局限于某种特定的内固定系统。

Lonstein 和 Akbarnia 对 107 例神经肌源型脊柱侧凸病人，分别行支具矫形 + 后路融合 + 长期平卧制动 +Harrington 系统内固定，或前后路联合融合内固定 + 短期平卧制动[9]。结果 1 例病情加重，82 例无变化，24 例明显缓解。并发症的发生率高达 81%，其中最常见的包括压疮、切口感染和内固定失败。假关节发生率为 17%，感染为 5%。3 例死亡，1 例截瘫。尽管出现上述并发症，作者仍然认为这些病人手术治疗有效。

Comstodk 等对 79 例全身痉挛性脑瘫病人行后路 Luque 内固定、前路脊柱融合，或前后路联合手术[10]。超过 30% 的病人术后发生迟发性侧凸进展、骨盆倾斜或失代偿，其中 21% 的病人需要手术翻修来控制进展。大多数病人仅行后路融合，手术时骨骼尚未成熟；前后路联合手术的病人术后未发生侧凸加重。术后问卷调查显示，85% 的护理人员或家长对手术效果满意，其中包括坐姿、身体外观、护理和舒适性。

Tsirilkos 等对 241 例后路，或者前后路联合钉棒内固定融合的脑瘫病人行回顾性分析，手术均由一家医院的 2 名外科医生完成[11]。冠状面畸形和骨盆倾斜术后矫形效果满意。单纯后路病人术中平均失血量为 2.8 L，重症监护病房（ICU）住院时间为 4.9d，总住院时间为 19.6d。对于前后路病人，术中平均失血量为 3.4 L，ICU 住院时间为 6.7d，总住院时间为 24.5d。主要并发症包括 3 例围术期死亡和 18 例切口深部感染（7.5%）。护理人员满意度为 96%。

Lonstein 等研究了 93 例行 Luque-Galveston 内固定融合的脑瘫伴脊柱侧凸病人发现，早期并发症发生率为 58%，感染率为 1.1%，假关节形成率为 7.5%[12]，伴 1 例并发症的病人住院时间显著的从 7d 延长至 9d。

Reames 等对 SRS 病例库中 19 360 例所有病因学的儿童脊柱侧凸行回顾分析，发现 1977 例并发症[13]，其中神经肌源型脊柱侧凸的手术并发症发生率为 17.9%，显著高于其他病因学的比例；而神经功能缺失率为 1.1%，死亡率为 0.3%。

Piazzolla 等对 24 例连续行后路 CD 棒内固定脊柱融合的神经肌源性脊柱侧凸病人进行研究，术后冠状面及矢状面畸形和骨盆倾斜矫形满意[14]。术中失血量平均为 2.1 L，8.3% 的病人发生主要并发症，1 例死亡。

Modi 等对 18 例麻痹性神经肌源性脊柱侧凸伴肺功能不良的病人行后路全椎弓根螺钉内固定脊柱融合术——肺功能不良定义为术前用力肺活量（FVC）小于 30%——术后冠状面畸形和骨盆倾斜矫形满意[15]。FVC 术后第 6 周轻度降低，术后 32 个月末次随诊时显著降低（从术前的 25.2% 下降至末次随诊的 20.6%）；1 秒用力呼气量（FEV1）也同样显著降低。围术期并发症发生率为 44.4%，其中肺部并发症 5 例，术中死亡 1 例。Cranata 等在 30 例杜氏肌营养不良病人中也发现了相似的结果[16]：14 例因颈部严重伸展挛缩头导致头颅运动丧失，1 例心搏骤停死亡。术前 FVC 平均为 57%，术后 4 年下降至 34%。然而，超过 90% 的家长术后仍然认同手术治疗。

30.2　术中失血

脊柱外科节约用血技术的应用源自心脏外科各种血流动力学方法，如低血压麻醉和有计划的自体储血[17]。但是，上述方法的效果在脊柱外科中鲜有报道，且在从未小儿脊柱手术中有过报道。大量文献回顾显示神经肌源性脊柱侧凸患儿术中失血量显著高于青少年特发性脊柱侧凸[18]。脑瘫患儿后路矫形手术平均失血量为 1300~2200ml，杜氏肌营养不良为 2500~4000ml，而神经肌源型脊柱侧凸平均为 2000~3500ml。此外，对于融合节段过长、相对于前路的后路融合以及前后路联合手术，其术中失血量均会显著增多。

现代脊柱外科的节约用血技术已越来越多地应用于小儿脊柱手术中。据最新报道，美国 37 所儿童医院近 4 年来 1547 例神经肌源型脊柱侧凸中抗纤溶药物的使用率为 12%[19]。但是，平均红细胞输血医院比例为 43%，而抗纤溶药物的使用与红细胞输血减少无关。但是，Dhawale 等通过一项治疗性研究对比发现，脑瘫伴脊柱侧凸病人使用抗纤溶药物可以减少术中失血量，进而使得红细胞回输显著减少[20]。尽管两组间总输血量无显著性差异，但是抗纤溶药物组的平均住院日有降低的趋势。

综上所述，神经肌源型脊柱侧凸手术矫形的并发症发生率较高；发生率的范围可能由于每项研究定义的不同而变化。然而，感染、假关节形成、迟发性侧凸进展、术中失血量和围术期死亡率均显著高于人们所能接受的范围，因为手术原本是为了更好地提高生活质量。此外，术后呼吸功能下降的现象相当有趣，因为手术目的之一就是通过矫形来保护心肺功能。虽然患儿家长对手术疗效持有较高的满意度，但是病人满意度和并发症发生率之间仍然应该存在负相关。

30.3　合并症

典型的痉挛型脑瘫病人常伴有涉及多个器官的合并症[21]。神经系统方面常包括癫痫、视听障碍、认知功能障碍、睡眠以及疼痛障碍。而胃肠运动功能障碍会导致胃食管反流、胃排空延迟和便秘。吞咽困难导致进食困难，吞咽障碍会使误吸风险增高，因此许多患儿不得不通过内镜放置经皮胃造瘘管进行营养支持。能量摄入减少必然会影响患儿的营养和发育，因此需由专业的医生或营养师进行监控。慢性肺部疾病包括肺炎、肺不张、支气管扩张和限制性肺疾病。常见的泌尿系疾病包括排尿功能障碍、尿失禁、尿潴留和尿路感染。这些合并症对病人的预期寿命影响显著，必须在术前妥善解决。下面的研究就这些问题展开更详细的探讨。

Tsirikos 等通过对 288 例重度痉挛型脑瘫患儿研究，发现脊柱矫形术后平均预期寿命为 11 年[22]。显著影响预期寿命的因素包括术后重症监护时间过长和胸椎过度后凸；而性别、手术年龄、活动水平、认知能力、脊柱畸形程度、术中失血量、手术时间和住院时间均对预期寿命无显著影响；不过研究中并未将心肺功能和术后并发症作为危险因素进行分析。

Erickson 和 Baulesh 通过文献回顾，甄别相关合并症和安排合适的护理流程，进而确定最优的术前处理[23]。围术期的危险因素与术后并发症包括：癫痫、认知能力降低、肺功能不良、限制性肺疾病、频发肺炎病史、睡眠呼吸暂停综合征、营养不良、心脏病、免疫功能低下、社会地位低下、活动能力差和手术过程复杂。

同样，Miller 等也通过优化围术期处理来比较术后疗效，发现优化组的总住院时间、ICU 住院时间和围术期并发症的发生率均显著降低[24]。

Almenrader 和 Patel 通过对非特发性脊柱侧凸的研究来确定术后通气治疗的危险因素[25]。结果显示术后通气率为 23.8%，其中 50% 的病人术前已经计划术后使用通气治疗，而 40% 的杜氏肌营养不良病人术后需要通气治疗。研究指出，杜氏肌营养不良以及术前肺活量低于 30% 的患儿术后倾向使用通气治疗。Abu-Kishk 等也通过类似研究发现相对于其他类型的脊柱侧凸，神经肌源型脊柱侧凸的术后通气率显著增加，OR 值高达 31.25[26]。

因此，医护人员在术前评估中就上述问题应与病人家属充分沟通，使其获得更加实际的治疗期望值。跨团队照护已成为这些病情复杂的病人的护理标准，进而期望及时预见潜在的并发症并确保病人术前处于最佳的生理状态。

30.4 疗效评估

神经肌源型脊柱侧凸的手术疗效通常是以影像学上侧凸和骨盆倾斜的矫正和术后并发症的记录进行评估。最近，术后生活质量的评估也逐渐获得认可。但是，目前没有一种方法能够可靠、有效的同时评估以上两方面。一项关于脑瘫患儿日常活动评估的系统性回顾表明，能力低下儿童评定量表（Pediatric Evaluation of Disability Inventory, PEDI）可以最好的评估患儿心理特征，运动及处理技能评测（Assessment of Motor and Process Skills, AMPS）能够最全面反映患儿潜在的运动和认知能力[27]。但是，目前这些量表尚未在神经肌源型脊柱侧凸术后疗效的评估中应用，因为或许需要首先验证这些量表在该人群中的可靠性和稳定性。Bago 等对健康相关生活质量和脊柱侧凸手术疗效的评估方法进行文献回顾，提示 SF-36（健康调查量表）和 EQ-5D 调查量表被用于评估一般健康相关生活质量，SRS-22（脊柱侧凸研究协会 -22）和 QLPSD（脊柱畸形生活质量）问卷调查专门用于脊柱侧凸病人[28]。上述量表已被用于评估脊柱畸形的某些方面，如身体畸形和形象的自我感知或支具疗效。但是，目前这些问卷仅在青少年特发性脊柱侧凸病人中得到验证，尚未在非特发性脊柱侧凸中有过充分的验证。

Ersberg 和 Gerdhem 通过 EQ-5D 和 SRS-22 对 32 例神经肌源型脊柱侧凸病人的手术疗效进行评估[29]。在 2 年的随访中，2 种问卷调查均显示生活质量显著提高（EQ-5D 提高 0.15 分，SRS-22 提高 0.5 分）。据我们所知，这是目前唯一一篇使用上述量表来评估神经肌源型脊柱侧凸病人生活质量的文章。但是，需注意的是，EQ-5D 和 SRS-22 问卷尚未在神经肌源型脊柱侧凸中进行验证。

Watanabe 等通过一项回顾性研究来评估痉挛型脑瘫患儿及父母对脊柱融合疗效的满意度[30]。问卷调查包括手术期望值、美观、功能、护理、生活质量、肺功能、疼痛、健康状况、自我形象和满意度。共收集 84 例病人和家属 6 年以上的随访资料。总体满意度为 92%，相同比例的受试者报告坐姿和外观得到明显改善，而 71% 的受试者认为生活质量有明显提高。虽然功能改善相对有限，但仍然有 8%~40% 的病人认为术后有改善。将病人分为"满意"和"不满意"两组，不满意组远期并发症发生率高、主弯矫正少以及术后腰弯过度前凸。腰弯过度前凸会导致严重的腰背部疼痛、肠系膜上动脉综合征、营养不良、肠及膀胱失控和坐姿困难。达到病人预期值是满意度调查一项重要内容，最常见的病人期望值是"阻止畸形进展"和"防止继发性心肺疾病产生"。该结果与既往研究相矛盾，因为既往研究仅仅将改善外观和恢复坐姿平衡作为手术目的。

Obid 等也通过 3 年随诊对 32 例病人进行了一项类似的回顾性研究。病人和（或）护理人员均认为生活质量显著提高，对手术疗效满意[31]。Cassidy 等通过使用护理人员调查量表来评估重度脑瘫病人脊柱融合术后的疗效，包括舒适度、功能、健康和护理容易度[32]。通过比较 17 例 Cobb 角为 35° 的融合术后病人和 20 例 Cobb 角为 76° 的非手术病人，发现两组间除舒适度外其余参数不存在显著性差异，结果提示大多数护理人员认为术后病人的舒适度提高。不过该研究结果需要进一步验证，因为目前缺乏护理人员满意度与病人实际感受相关联的研究。

Tsirikos 等比较了 190 名家长和 122 名专业护理人员对痉挛性脑瘫患儿脊柱融合术后疗效的认识[33]。两组均认为病人术后总体功能、生活质量和护理容易度得到明显提高。其中家长更关注患儿外观的改善，而专业护理人员则更关注患儿总体和口腔功能的改善。大多数家长（95.8%）和护理人员（84.3%）认可手术疗效。

大多数护理人员对神经肌源型脊柱侧凸病人术后满意度的调查在本质上都属于回顾性研究，因此结果容易产生偏倚。Jones 等前瞻性的对 20 名家长在术前、术后 6 个月和 1 年行北美小儿骨科学会（Pediatric Orthopaedic Society of North America, POSNA）问卷调查，结果显示病人身体功能、上学、合并症和父母健康在术前术后无显著性差异[34]。而病人疼痛、恶心和疲劳的频率、病人幸福感和家长满意度在术后 1 年均有显著改善。并发症对最终结果无显著影响。作者最后认为，上述前瞻性研究结果验证了既往回顾性研究中的主观认识。

我们需要一个标准的、可靠和有效的量表来进一步提高对神经肌源型脊柱侧凸病人手术疗效的认识。理想情况下这个量表可以同时评估病人的手术疗效和生活质量，也必须有利于数据的国际交流。

30.5 经济因素

现代医疗保健体系的医疗费用越来越高，迫使医生尽可能地选择更具成本效益的方法来提供医疗服务。全美住院病人数据库的一项回顾性研究显示，神经肌源型脊柱侧凸比特发性脊柱侧凸在住院天数（10.3 *vs* 7.7d）和住院费用（80 151 *vs* 62 154 美元）上显著增加。一项关于神经肌源性脊柱侧凸的回顾性研究中，74 例病人均行后路椎弓根螺钉内固定脊柱融合术，其手术费用为 50 000 美元，平均住院日 8d[35]，其中费用最高的是内固定植入物（占总费用的 24%），第 2 是重症监护的费用（22%）。结果显示严重的主弯和次弯、较长的融合节段和住院天数是高昂费用的独立预测因素。目前尚未有研究对治疗神经肌源型脊柱侧凸病人的间接费用进行调查，如轮椅、支具、多次专家就诊、护理和机会损失成本。

30.6 其他治疗方法

有趣的是，几十年来神经肌源型脊柱侧凸的治疗在很大程度上保持不变，尤其是在对体弱多病病人的安置、较多的手术并发症、术中失血和围术期的病死率方面。除了内固定器械的改进外，如同特发性脊柱侧凸，后路脊柱融合术仍然是神经肌源型脊柱侧凸治疗的首选。GMFCS 评分 4 级或以上的严重神经肌源型脊柱侧凸病人，建设从骨盆固定至上胸椎。既往研究一直以来强调侧凸和骨盆倾斜的矫正，但是上述结果并没有在目前最新的强调病人生活质量的研究中得以验证。

早发性特发性脊柱侧凸的治疗取得了不少进展。我们发现早期行最终融合术后，40% 的病人因各种并发症需要行手术翻修，而且也可能引起限制性肺疾病[36]。该结果应该同样适用于神经肌源型脊柱侧凸，因此需要生长棒治疗，而生长棒的类型和固定节段则选择范围较广[37]。可延长假体钛肋骨（VEPTR）已被用于治疗神经肌源型脊柱侧凸，早期的影像学结果显示这是一种成功的脊柱 – 脊柱和肋骨 – 骨盆的生长棒固定结构[38,39]。同样，一种肌肉下单一生长棒被证明可有效地控制脊柱侧凸的同时也保证脊柱继续生长，其中也包括对神经肌源型脊柱侧凸有效[40]。上述结果虽然需要进一步在骨骼成熟的病人中加以验证，但是这已经表现出该方法在治疗神经肌源型脊柱侧凸中的深思熟虑，即尽量减少围术期的合并症和并发症的发生。

30.7 有限的分期融合

我们发现，神经肌源型脊柱侧凸经过长期的支具治疗直至骨骼成熟后会变得僵硬，并且有时会部分融合，而这些将干扰最终的脊柱融合。这类畸形的矫正需要从上胸椎到骨盆作节段性内固定以及多节段截骨，这都将导致手术时间延长和术中失血量增加。此外，可能由于手术后期凝血机制紊乱，术中出血也会变得难以控制。失血过多可能会引发一系列并发症，包括住院时间和 ICU 监护时间延长。为了减轻这些不利因素，同时因为手术治疗的主要目标是稳定脊柱，而非漂亮的畸形矫正，所以引入一种全新的有限的脊柱融合方法。

这种方法的前提是用分阶段和"微创"的方式稳定脊柱。麻醉师和外科医生术前共同评估失血的上限；通常以病人血容量的 40% 估算。第一阶段是成功实施麻醉，然后在病人俯卧位下给予固定。在这一阶段，腰椎和骨盆应充分暴露以利于骨盆和脊柱的椎弓根螺钉固定和植骨。然后计算失血量，如果病人血流动力学稳定并且失血量尚能接受，则进入下一个阶段。在这里，上胸椎需要充分暴露至少满足能够置入 6 枚椎弓根螺钉和植骨。第二阶段是上棒，即经肌肉下隧道将远、近端固定点用预弯曲的连接棒连接起来并抱紧。可适度原位弯棒。在任何阶段，如果失血量过大就应终止手术，而当病人生理状况恢复到基础状态时再继续进行下一阶段手术；一般而言需要 7~10d。术前术中与麻醉和血液回收团队的沟通十分重要，以确保术中失血量的准确计量。

这种非传统方法存在一些缺点。显而易见的有可能发生假关节形成和内固定失败，进而需要手术翻修。但是，我们认为 GMFCS 评分 4或 5 级的患儿发生这种风险较低，因为他们的脊柱并不像健康的孩子那样完全负重。因此，通过连接棒连接的远端与近端的融合节段和自发融合的侧凸均有可能降低这种失败的风险。必须告知病人和家属这些潜在的并发症和手术翻修的风险，因为翻修手术需要重新剥离暴露断棒和假关节形成的脊柱节段。不过这种断棒情况只在早期使用近端锥形连接棒时有过发生。另一个缺点是当术中失血较多导致手术终止时，需要二期手术麻醉。本研究中有 1 例发生，因此我们在二期手术中止血非常细致彻底。尽管如此，我们认为在生理状态恢复的情况下二期完成手术，仍然优于在有潜在止血功能障碍的情况下冒着灾难性出血的风险一期完成手术。

30.8 病例介绍

30.8.1 病例 1

女性，年龄 11 岁 9 个月，伴有严重整体发育迟缓、肌张力低、中枢性呼吸暂停，可自主行走，GMFCS 评分 2 级。术前冠状面胸腰弯塌陷，Cobb 角 113°，骨盆倾斜 22°（图 30.1），矢状面胸椎后凸减小（图 30.2）。Bending 片提示胸弯僵硬，Cobb 角 97°（图 30.3），腰弯柔韧（图 30.4）。病人行有限的分期融合术；腰弯融合节段为 L3~L5（图 30.5，图 30.6），胸弯融合节段为 T2~T5（图 30.7，图 30.8），通过肌肉下隧道放置连接棒连接并植骨。术后 1 年和 3 年随诊的影像学结果显示冠状面矫正满意，Cobb 角 60°，骨盆倾斜 17°，并且矢状位形态恢复（图 30.9~图 30.12）；可以继续独立行走，无术后并发症。

30.8.2 病例 2

女性，年龄 11 岁 3 个月，全身痉挛性四肢瘫型脑瘫伴胸腰椎脊柱侧凸，GMFCS评分5级。伴有整体发育迟缓、小头畸形、癫痫、视觉障碍、认知功能障碍，四肢受累，通过经皮内镜下胃造瘘管给予营养支持。术前冠状面Cobb角63°，骨盆倾斜13°（图30.13），矢状面形态正常（图30.14）。腰骶固定是从L2~S1并加髂骨钉固定（图30.15~图30.17）。因为病人上胸椎不能使用椎弓根螺钉固定，所以采用椎板下钢丝从T2固定到T4。术后1年和2年随诊的影像

学结果显示冠状面矫正满意，Cobb角37°，骨盆倾斜3°，并且矢状位形态正常（图30.18~图30.21）。术后发生腰椎切口深部感染，给予清创、冲洗、软组织重建及长期抗感染治疗。术后4年病人恢复良好，家属对手术疗效满意。

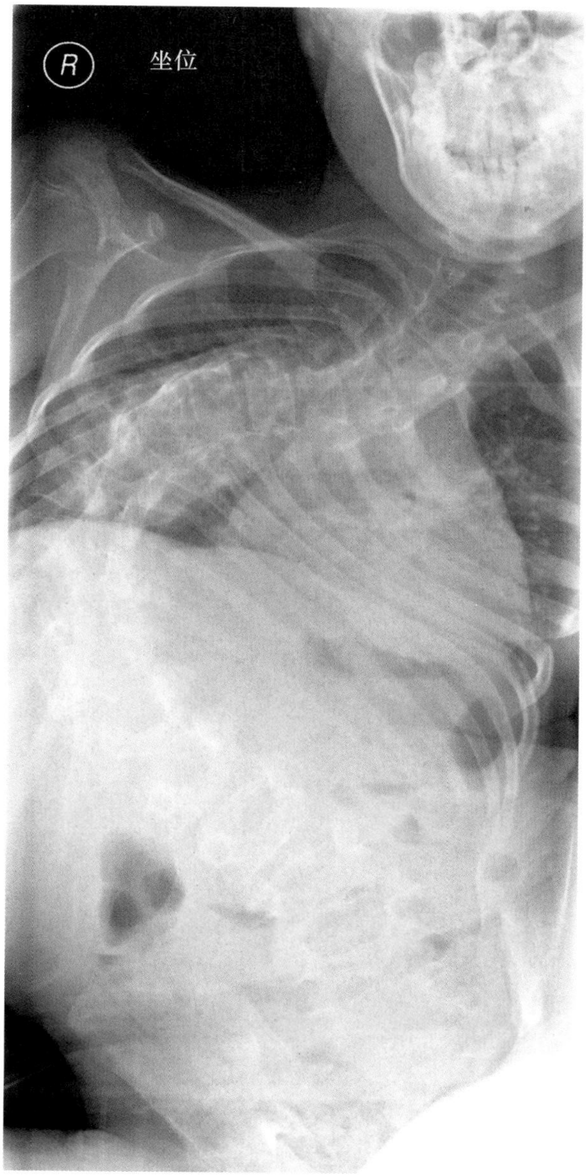

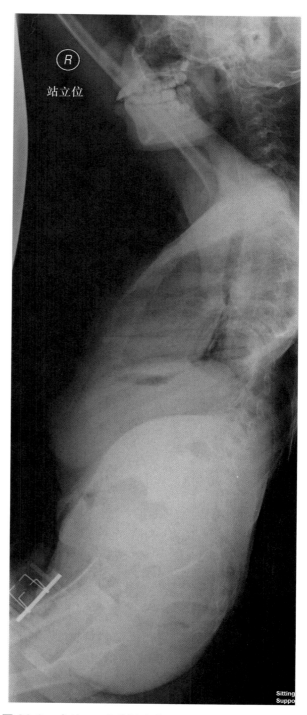

图30.1　病例1：术前正位片显示胸腰弯塌陷，Cobb角113°，骨盆倾斜22°

图30.2　病例1：术前侧位片显示矢状面整体后凸减小

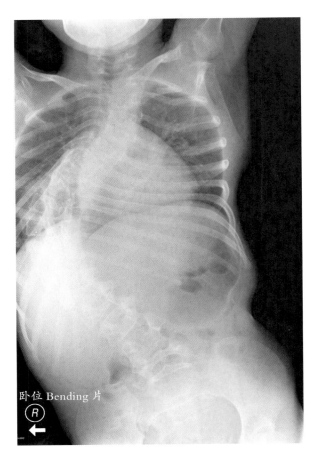

图 30.3 病例 1：术前卧位 Bending 片显示胸弯僵硬，Cobb 角 97°

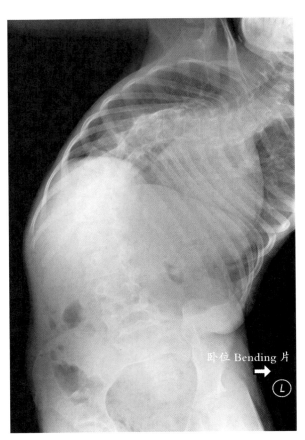

图 30.4 病例 1：术前卧位 Bending 片显示腰弯柔韧

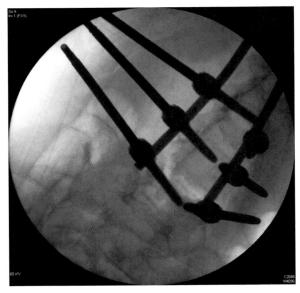

图 30.5 病例 1：术中正位透视像显示选择性腰椎内固定，L3~L5

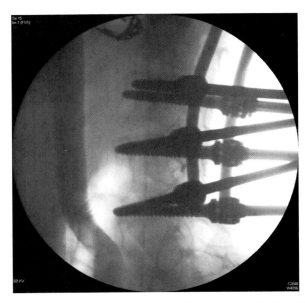

图 30.6 病例 1：术中侧位透视像显示选择性腰椎内固定，L3~L5

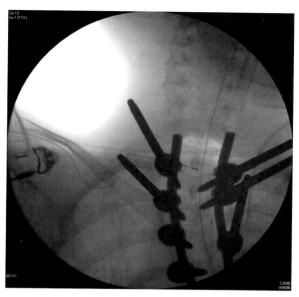

图 30.7 病例 1：术中正位透视像显示选择性胸椎内固定，T2~T5

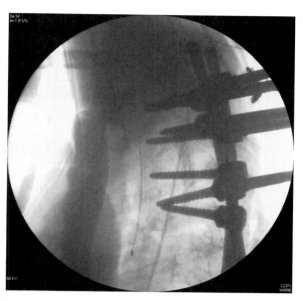

图 30.8 病例 1：术中侧位透视像显示选择性胸椎内固定，T2~T5

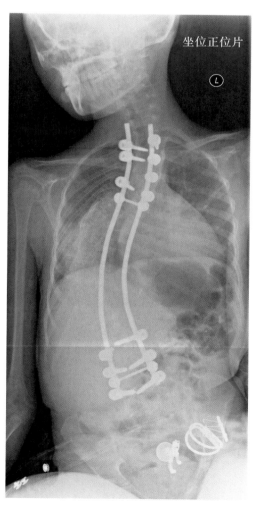

图 30.9 病例 1：术后 1 年正位片显示胸腰段稳定，Cobb 角 60°，骨盆倾斜 17°

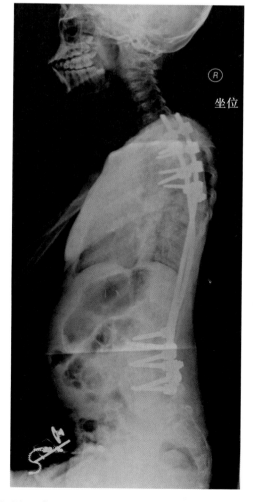

图 30.10 病例 1：术后 1 年侧位片显示矢状面后凸矫形满意

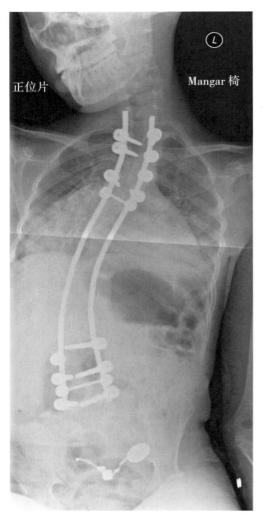

图 30.11 病例 1：术后 3 年正位片显示胸腰段稳定，Cobb 角保持在 60°，骨盆倾斜 17°

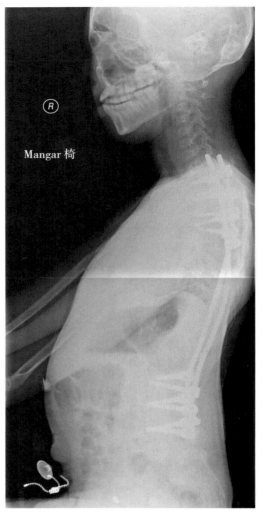

图 30.12 病例 1：术后 3 年侧位片显示矢状面形态保持在中立位

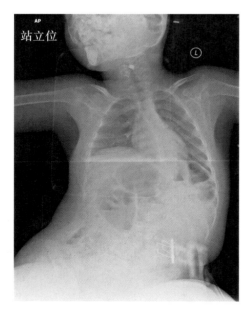

图 30.13 病例 2：术前正位片显示胸腰弯 Cobb 角 63°，骨盆倾斜 13°

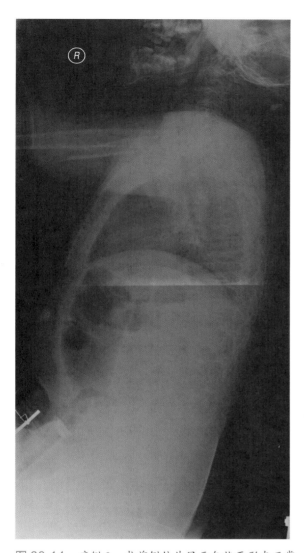

图 30.14 病例 2：术前侧位片显示矢状面形态正常

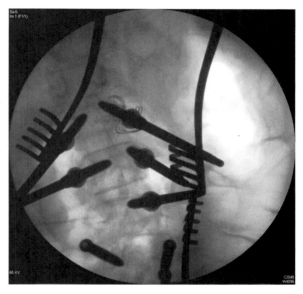

图 30.16 病例 2：术中正位透视像显示选择性腰椎内固定完成，从 L2~S1

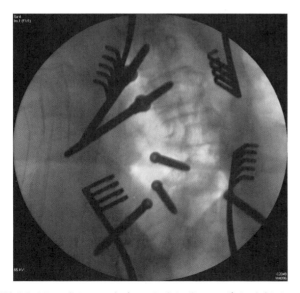

图 30.15 病例 2：术中正位透视像显示单侧选择性腰椎内固定，从 L2~S1 和髂骨

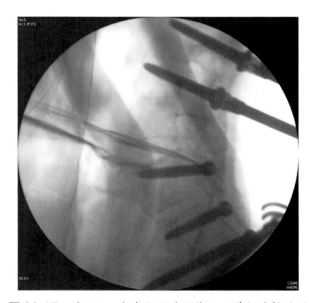

图 30.17 病例 2：术中侧位透视像显示单侧选择性腰椎内固定，从 L2~S1 和髂骨

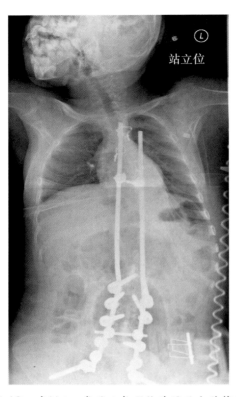

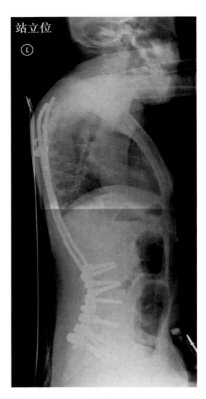

图 30.18　病例 2：术后 1 年正位片显示上胸椎到骨盆固定稳定（椎板下钢丝固定），Cobb 角 37°，骨盆倾斜 3°

图 30.19　病例 2：术后 1 年侧位片显示矢状面形态保持在中立位

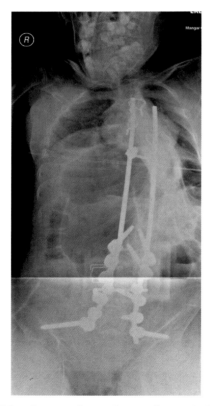

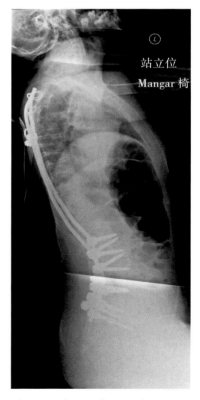

图 30.20　病例 2：术后 2 年正位片显示上胸椎到骨盆固定稳定，Cobb 角保持在 37°，骨盆倾斜 3°

图 30.21　病例 2：术后 2 年侧位片显示矢状面形态保持在中立位

30.9 结论

神经肌源性脊柱侧凸病人病情复杂，需要跨团队照护，其围术期病死率较高，故手术风险较大。近年来神经肌源性脊柱侧凸的脊柱矫形技术无明显变化。此外，标准和可靠的生活质量评估系统逐步完善，利于我们进一步加深对手术疗效的认识。这些外科新技术的应用是为了在尽量减少围术期合并症的同时进而实现脊柱稳定。我们对一组有限融合术后的病人进行 2 年的临床和影像学随访，期待能够将这些手术结果和生活质量数据发表。神经肌源性脊柱侧凸手术矫形的趋势可能是在微创下实现脊柱稳定，或许我们的有限的融合方法将有助于这一目标的现实。

参考文献

[1] Review of the paediatric and young adult spinal deformity service. Edinburgh, United Kingdom: National Services Division, NHS Scot-Land, 2011, February

[2] Barsdorf Al, Sproule DM, Kaufmann P. Scoliosis surgery in children with neuromuscular disease: findings from the US National Inpatient Sample, 1997 to 2003. Arch Neurol,2010,67:231-235

[3] Hart DA, McDonald CM. Spinal deformity in progressive neuromuscular disease. Natural history and management. Phys Med Rehabil Clin N Am,1998,9: 213-232

[4] Lindseth RE. Spine deformity in myelomeningocele, lnstr Course Lect, 1991, 40:273-279

[5] Maid ME, Muldowny DS, Holt RT. Natural history of scoliosis in the institutionalized adult cerebral palsy population. Spine,1997,22: 1461-1466

[6] Saito N, Ebara S, Ohotsuka K, et al. Natural history of scoliosis in spastic cerebral palsy. Lancet,1998,351: 1687-1692

[7] Miller A, Temple T, Miller E. Impact of orthoses on the rate of scoliosis progression in children with cerebral palsy. J Pediatr Orthop,1996, 16:332-335

[8] Olafsson Y, Saraste H, Al-Dabbagh Z. Brace treatment in neuromuscu-lar spine deformity. J Pediatr Orthop,1999,19:376-379

[9] Lonstein JE, Akbarnia A. Operative treatment of spinal deformities in patients with cerebral palsy or mental retardation. An analysis of one hundred and seven cases. J Bone Joint Surg Am,1983,65:43-55

[10] Comstock CR Leach, Wenger DR. Scoliosis in total-body-involve ment cerebral palsy. Analysis of surgical treatment and patient and caregiver satisfaction. Spine,1998,23: 1412-1425

[11] Tsirikos Al, Lipton G, Chang WN, et al. Surgical correction of scoliosis in pediatric patients with cerebral palsy using the unit rod instrumentation. Spine,2008,33:1133-1140

[12] Lonstein JE, Koop SE, Novachek IF, et al. Results and complications after spinal fusion for neuromuscular scoliosis in cerebral palsy and static encephalopathy using luque galveston instrumentation: experience in 93 patients. Spine,2012,37:583-591

[13] Reames DL, Smith IS, Fu KM,et al. Scoliosis Research Society Morbidity and Mortality Committee. Complications in the surgical treatment of 19,360 cases of pediatric scoliosis: a review of the Scoliosis Research Society Morbidity and Mortality database. Spine,2011, 36: 1484-1491

[14] Piazzolla A, Solarino G, De Giorgi S, et al. Cotrel-Dubousset instrumentation in neuromuscular scoliosis. Eur Spine J ,2011,20 Suppl 1:S75-S84

[15] Modi HN, Suh SW, Hong JY, et al. Surgical correction of paralytic neuromuscular scoliosis with poor pulmonary functions. J Spinal Disord Tech,2011, 24:325-333

[16] Granata C, Merlini L, Cervellati S,et al. Long-term results of spine surgery in Duchenne muscular dystrophy. Neuromuscul Disord,1996,6: 61-68

[17] Szpalski M, Gunzburg R, Aebi M,et al. Research and evidence about blood sparing in spine surgery. Eur Spine J,2004,13 Suppl 1: S1-S2

[18] Shapiro E Sethna N. Blood loss in pediatric spine surgery. Eur Spine J, 2004, 13 Suppl 1:S6-S17

[19] McLeod LM, French B, Flynn JM,et al. Antifibrinolytic use and blood transfusions in pediatric scoliosis surgeries performed at US children's hospitals. J Spinal Disord Tech,2013

[20] Dhawale AA, Shah SA, Sponseller PD, et al. Are antifibrinolytics helpful in decreasing blood loss and transfusions during spinal fusion surgery in children with cerebral palsy scoliosis? Spine,2012,

37: E549-E555

[21] Pruitt DW,Tsai T. Common medical comorbidities associated with cerebral palsy. Phys Med Rehabil Clin N Am,2009,20:453-467

[22] Tsirikos AI, Chang WN, Dabney KW, et al. Life expectancy in pediatric patients with cerebral palsy and neuromuscular scoliosis who underwent spinal fusion. Dev Med Child Neurol,2003,45:677-682

[23] Erickson MA, Baulesh DM. Pathways that distinguish simple from complex scoliosis repair and their outcomes. Curr Opin Pediatr, 2011, 23:339-345

[24] Miller NH, Benefield E, Hasting L, et al. Evaluation of high-risk patients undergoing spinal surgery: a matched case series. J Pediatr Orthop,2010,30:496-502

[25] Almenrader N, Patel D. Spinal fusion surgery in children with non-idiopathic scoliosis: is there a need for routine postoperative ventilation? BrJ Anaesth,2006,97:851-857

[26] Abu-Kishk I, Kozer E, Hod-Feins R,et al. Pediatric scoliosis surgery-is postoperative intensive care unit admission really necessary? Paediatr Anaesth,2013,23:271-277

[27] James S, Ziviani J, Boyd R. A systematic review of activities of daily living measures for children and adolescents with cerebral palsy. Der Meal Child Neurol,2014,233-244

[28] Bago J, Climent JM, Porez-Grueso FJS,et al. Outcome instruments to assess scoliosis surgery. Eur Spine J,2013,22 Suppl 2:S195-S202

[29] Ersberg A, Gerdhem R.Pre- and postoperative quality of life in patients treated for scoliosis. Acta Orthop 2013; 84:537-543

[30] Watanabe K, Lenke LG, Daubs MD,et al. Is spine deformity surgery in patients with spastic cerebral palsy truly beneficial: a patient/parent evaluation. Spine,2009,34:2222-2232

[31] Obid P, Bevot A, Goll A, et al. Quality of life after surgery for neuromuscular scoliosis. Orthop Rev (Pavia) ,2013,5: el

[32] Cassidy C, Craig CL,Perry A, et al. A reassessment of spinal stabilization in severe cerebral palsy. J Pediatr Orthop,1994, 14:731-739

[33] Tsirikos Al, Chang WN, Dabney KW, et al.Comparison of parents' and caregivers' satisfaction after spinal fusion in children with cerebral palsy. J Pediatr Orthop,2004,24:54-58

[34] Jones KB, Sponseller PD, Shindle MK,et al. Longitudinal parental perceptions of spinal fusion for neuromuscular spine deformity in patients with totally involved cerebral palsy. J Pediatr Orthop,2003,23:143-149

[35] Diefenbach C, lalenti MN, Lonner BS, et al. Hospital cost analysis of neuromuscular scoliosis surgery. Bull Hosp jt Dis (2013),2013,71:272-277

[36] Karol LA. Early definitive spinal fusion in young children: what we have learned. Clin Orthop Relat Res,2011, 469:1323-1329

[37] Vitale MG, Gomez A, Matsumoto H, et al. Chest Wall and Spine Deformity Study Group. Variability of expert opinion in treatment of early-onset scoliosis. Clin Orthop ReNt Res,2011,469:1317-1322

[38] White KK, Song KMD, Frost N, et al. VEPTRTM growing rods for early-onset neuromuscular scoliosis: feasible and effective. Clin Orthop Relat Res, 2011,469:1335-1341

[39] Abol Oyoun N, Stuecker R. Bilateral rib-to-pelvis Eiffel Tower VEPTR construct for children with neuromuscular scoliosis: a preliminary report. Spine J,2014,14:1183-1191

[40] Farooq N, Garrido E, Altaf F,et al. Minimizing complications with single submuscular growing rods: a review of technique and results on 88 patients with minimum two-year follow-up. Spine,2010, 35: 2252-2258

第九部分

未　来

第31章

临床试验：圣杯还是烫手山芋？

Colin Nnadi, Jeremy C. T.；吴继功 译

对于矫形外科医生而言，外科医疗器械的临床试验通常是令人棘手的事。这不仅是因为需要研究热情，工作量也是极其繁重的，尤其是涉及复杂审批的程序。通常情况下，需要强调病人的安全。对于有争议的病人，有关医疗器械的审批过程比之前更加复杂。

不幸的是，医疗器械的市场需求不是太令人满意。虽然通过对照研究获得的安全性和有效性的药物能够被（欧洲医疗机构）审批，但是却没有如此集中的医疗器械的审批。相反，在医疗设备进入市场之前，必须得到欧洲共同体 (European Conformity，CE) 的认可。尽管欧洲立法机构试图协调这一领域的规则，但是缺乏一个集中的机构引入不确定的医疗设备的审批进程。因此，这将无疑增加了医疗设备进入欧洲市场的时间和成本。况且与药品不同，在欧洲临床广泛应用之前，不需要医疗设备临床有效性的证据。确实，英国的监督管理机构以及医疗与健康产品管理委员会（Medicines and Healthcare Products Regulatory Agency，MHRA）强调，绝大多数的医疗设备没有足够的证据基础 [1,2]。

2002 年 [3]，在医疗设备监管下，根据对病人的存在的风险,将医疗设备的分类为以下4种：Ⅰ，Ⅱa，Ⅱb 以及Ⅲ级。对于病人的风险，由Ⅰ级至Ⅲ级逐渐增加，设备的分类主要依据医疗设备的预期用途以及适应证。最低风险的设备，例如听诊器，属于Ⅰ级。牙科的修复设备属于Ⅱa级。医疗内固定属于Ⅱb或Ⅲ级。骨科器械属于Ⅲ级，因为这些设备"支持或者维持人的生命"，对于预防人的健康损害是特别重要的，或者阻止潜在的风险或伤害 [4]。

在美国，Ⅲ级医疗设备需要美国食品与药品管理局（Food and Drug Administration，FDA）的审批，然后通过两种常规审批的一种，就可以广泛应用：无论是上市前的认证还是提交一份 510（k）上市前的讨论显示设备的安全与有效。前期常规的内容涉及医疗设备前期使用（临床试验）的安全和有效。后者涉及医疗设备与现有的产品有等效的作用，所谓的预期

产品。90% 北美市场的医疗装置已经通过 510(k) 常规审核。

欧洲和美国之间基本的不同点在于欧洲系统[5]对于市场的依赖性。在美国，FDA 同样参考市场监测[6]，但是在欧洲，市场受到医疗设备的监测系统指导[2]。在英国，这种监测系统受到 MHRA 的指导。

每个体系都有利有弊。美国的体系需要医疗器械不仅安全，而且需要表现出对于预期治疗效果的改变。这种情况限制了不利事件的发生，但也扼杀了市场的革新。欧洲体系是鼓励市场创新的，以便更好地服务病人。需要更多的关注，引起警惕。首先，在欧洲，市场的监管是义务性的，如果没有实施，也不会受到惩罚。其次，这样的监管一般来自病人的反馈。我始终认为监管应该在严格的环境下进行，例如临床试验研究，这样可以让外科医生更好地了解和评估医疗器械的风险和优点，同时能够让医生和病人对于治疗共同制订治疗方案。

近期，牛津脊柱研究团队设计研究了一种对于治疗早发型脊柱侧凸的医疗器械，希望可以与读者分享我的试验以及艰难。这个章节将激励读者在错综复杂的临床研究中，作为杰出的脊柱外科医生职业生涯的补充，同时，对于大量的闻所未闻的缩写形式以及大量的官方的会议，外科临床试验将是一段难忘的回忆。让读者评判吧。

31.1 磁力可控撑开系统的临床试验

近期，牛津大学医学院脊柱团队介绍了一种治疗早发型脊柱侧凸的新型医疗设备：磁力可控撑开（magnetic expansion control，MAGEC）治疗脊柱畸形。这种医疗产品可以通过体外非手术对脊柱生长棒进行撑开成为可能。决定使用这一方式是因为可以避免多次手术，降低病人的发病率，以及对病人和家庭的社会心理健康也起到了积极的作用。潜在的节约成本也是

明显的因素之一。

31.2 床试验设立的基础

31.2.1 儿童理事会的批准

第一步是得到牛津大学医院儿童与妇女理事会的支持和批准，随着的理事会的初步讨论，首先需要向牛津大学医院技术咨询组织（这是临床管理团队的一部分）提出申请，他们向牛津大学医院介绍新技术的发展对于病人是有益的。每一个申请需要有 3 个标准：临床疗效（优点与风险），技术实用性（安全标准），资格（培训和教育）。提交的内容包括：背景材料，资格和培训，成本效益，道德与知情同意流程以及幻灯汇报。

背景材料

背景材料包括相关设备的信息，讨论是否应用到现有的治疗实践中以及是否符合应用的适应证。背景材料将继续讨论设备如何进行临床试验以及考虑其疗效，包括潜在的并发症。对于病人应用或者不应用的风险，替代的治疗方案同样被讨论。

资格和培训

需要提供研究数据以及相关的引用信息。涉及的优点，对于生活质量的提高，对于特定的病人是否有更好的受益以及相关的风险均被评估。

成本效益

关于成本效益的可行性以及与相关治疗方案的对比。

伦理与知情同意流程

病人的选择和意见是任何新设备的中心，因此，伦理与知情是需要的。

演说汇报

需要向全体审核小组进行汇报。技术咨询团队成员超过 10 人，最终的决议在 2 周内呈现。当技术咨询咨询给予形式批准后，需要向妇女

与儿童理事会计划与预算办公室提交材料，以备健康委员会进一步的讨论。应用选择评估模板对试验进行优化。

31.2.2 质量保证模式

当我们得到医院管理团队的批准以及健康基金的支持，下一阶段的工作就是在技术咨询团队的指导下，建立质量保证模式。起初，在英国，伦理委员会的批准是并非必需的，因为医疗设备用于预期的目的以及有追踪记录。然而，为了优化评估设备的安全性以及使用情况，我们认为该试验是正式的研究，需要在监管的情况下进行。由于早发型脊柱侧凸数量的缺乏，因此建议进行多中心研究是最好的选择。

我们最初寻求质量保证模式是国家健康研究所（National Institute for Health Research，NIHR）和临床研究网络系统。NIHR 由英国政府成立于 2006 年，旨在建立高水平健康体系，国家健康服务和临床研究网络系统是该组织的一部分。NIHR 模式围绕最佳投资原则，通过临床研究网络系统提供的基础建设，收集高质量的临床研究。第一步，通过 NIHR 申请合作系统与获得国家健康服务（Coordinated System for Gaining NHS Permission，CSP）许可。

在过去的多中心研究中，研究中需要对每个参加研究的医院进行独立的申请。许可机构试图避免接下来的研究数据不止被应用一次。然后，CSP 对于所有参与研究的医院进行资源整合。尽管目的很明显，但是还是需要花费很多精力，填写大量的表格。

一位全面本地研究网络（Comprehensive Local Research Network，CLRN）的负责人对研究进行了委派，并提供了与研究有关的最新进展。共有 25 个 CLRN 组成了全面的临床研究网络（Comprehensive Clinical Research Network，CCRN）。他们相互提供便利与协作，开展临床研究。CCRN 也提供关于研究的管理与监督的相关建议。

健康服务运营临床研究机构有三方面的经济花费：研究、服务支持和培训费。研究的费用包括合作者（国民健康保险）以研究培养／联合健康职业时间和与其他单位联合的方式，来确保足够且合理的研究支持。还有解决疑难的机构能够帮助。

召开第一次会议讨论资助事宜并达成目标和发展策略。决定联系点并拟定未来会议。在此次会议中我被介绍给首字母缩略词为 laden 的世界临床研究。在通往成功的路上充满 CIs, PIs, GCPs. ISFs, SAEs, SARs 和 SADEs，TMFs 和 SOPs 都被认为是好的方法。

31.2.3 优良的临床实践

合作的第一步是纳入标准，需要有好的临床实践[7]，这样就可以让自己熟悉临床研究的细微差别，熟悉诸多简写，流畅地说出每一个。英国的法律要求所有临床试验的实施都要符合 GCP 的要求，GCP 是 2004 年制订的人类适用临床试验规则[8]。GCP 是国际伦理和科学素质标准，包括设计、实施、记录和报道包括参与对象。建立在国际会议关于协调供人类使用的药品注册的技术要求 GCP 提出的 14 条原则之上，GCP 第一点和最重要的一点是确保对参与者的保护，第二是数据的可信性。以下是 14 点原则。

1. 受试者的权利、安全性和舒适度先于科学和社会利益。

2. 每一个实施者都要经过有效的教育培训和工作的经验。

3. 临床试验要具有科学性，且各个方面符合伦理要求。

4. 必要的措施确保受试者各个方面的依从性。

5. 需要有临床和非临床调查的医学产品信息来合理支持临床试验。

6. 临床试验的实施需要与赫尔辛基宣言的原则一致。

7. 草案需要提供临床试验对象的纳入和排

除定义，检测和出版方针。

8.调查者和资助者应该考虑所有临床试验开始和实施过程中的相关指南。

9.所有临床信息都要合理记录、管理和分类，能够在保护受试者隐私的前提下准确报道、解读和证实。

10.在试验开始前，能够权衡每一个受试者可能的风险和不适与现在和未来病人的利益，每个试验的开始和进行都必须利大于弊。

11.对受试者的医疗护理，医疗决定必须由有资质的医生或牙医来负责。

12.试验的开始必须有伦理机构和发证机关认可理疗和公共健康的益处大于风险，只有一直符合此要求才能够继续进行。

13.每个受试者的权力包括生理和心理的完整性，隐私、数据保护符合1998年的安全标准。

14.已规定保险和补偿应包括研究者和资助者与临床试验相关的责任。

更多此领域的指南，请参考10个David Huntchinson制订的制药金指标（Canary出版，1999）。

31.2.4　试验方案

与GCP一致开始于以GCP一致的方案。这是一个描述目的、设计、方法、分析和实验组织的文件。

试验方案的第一部分包括研究的概况、描述研究的设计、纳入和排除标准，以及最终目标。具体的方案确保读者能够明了研究的内容，包括以下及部分：

表31.1提供了研究每个阶段的时间线。

具体方案
基本信息
背景信息
实验目的
实验设计
受试对象的选择和排除
有效性评估
安全性评估
分析
直接数据（文档）来源
质控和保险
伦理
数据的处理和记录
金融与保险
出版政策
补充

31.2.5　其他文档

方案制订完成后，可以起草相关的文档。

病人信息表

病人信息表（patient information sheet，PIS）用易懂的英语详细说明研究的目的。需要讨论处理后的好处与风险，同时说明其他处理方法的好处与风险。同时要向病人保证无论是否纳入实验都将得到同样的护理。偶尔会有一些病人，例如儿童，理解能力水平不同。这种情况下，需要提供单独的病人信息表。建议给5岁以下的孩子提供图片，草图或者图像。

知情同意书

需要使用随机试验的同意书而不是标准的临床同意书（表31.2）。同意书包括研究的简短标题，主要研究者（Principal Investigator，PI）的名字、日期和文件版本编号。需由受试者或能够代替受试者签字。一份给参与者，一份留研究机构存档，另一份存入病人病案。

全科医生告知信

全科医生必须要知道，他或她的病人所受的并非标准的临床实践是非常重要的。

个案报道表

个案报道表是用来收集研究数据的。个案报道表在完成指南细节中非常有用，例如字首的顺序和日期格式。

表 31.1 Gantz 表

研究活动	N	D	J	F	M	A	M	J	J	A	S	O	N	D	J	I	M	A	J	J	A	S	O	N	D	J
指导委员会会议																										
招聘网址																										
招聘人员																										
结果测定																										
图像																										
外科手术																										
物理疗法																										
门诊随访																										
随访																										
基线数据收集																										
数据收集时间																										
数据录入与清除																										
数据分析																										
论文书写与发表																										
反馈																										

表 31.2 研究内容

电话号码:
传真:
日期:
中心编码:
研究编号:
试验中病人编号:
研究内容
研究名称:
研究者姓名:

1.我确认已认真阅读并完全了解上述研究的信息表日期_____（版本号）。我已经考虑研究内容相关信息,询问相关问题,且得到满意的回答。

2.我明确知道参与此次研究完全是自愿的,且可以无须任何理由随时退出,不会影响到医疗护理及法定权利。

3.我明确知道在研究中当设计到我本人参与研究时,我子女的医疗报告相关内容和数据收集被看作独立个体形式。我授权这些研究者使用我的记录。

4.我同意将我们参与研究计划告知 GP。

5.我同意我的子女参与上述研究。

父母姓名:_____   日期:_____   监护人签名:_____

儿童姓名:_____

成人姓名:_____   日期:_____   参与人签字:_____

完成后,一份复印件交予参与者,一份复印件交予研究者建立档案,原件保留在医疗记录中。

31.2.6 国家科研伦理服务意见

没有国家科研伦理服务（National Research Ethics Service，NRES）的批准,任何涉及人类的研究都不能启动。1964 年第一次被正式通过的赫尔辛基宣言,为内科医生和其他医学研究涉及人类的提供伦理指南。主要原则建立在病人的安全、风险控制、知情告知和研究方案的认同。

从伦理机构获得有用意见的目的是确保试验与赫尔辛基宣言的原则一致。英国国家卫生服务体系科研伦理协会主管 NRES,由国家病人安全机构管理。在美国有独立的审查委员会起到相同的作用。

开始需要通过完整的研究申请系统（Integrated Research Application System，IRAS）在线申请,IRAS 是获得英国健康和社会 / 社区护理研究通过系统的基础。该系统使用筛查系统,避免数据收集或研究类型的错配。同时能够确保调控和管理对接。例如一个外科研究,相关的信息由 IRAS 获取以下格式回顾。

1. 放射物质咨询委员会的管理。

2. 医疗和健康产品机构。

3. 司法部。

4. 英国国家医疗服务体系健康与安全委员会。

5. NRES/NHS/HSC 科研伦理委员会。

6. 国家信息管理委员会。

这个申请由 4 部分组成。

A 部分

A 部分包含核心的研究信息,主要是研究负责人（Chief Investigator，CI）及赞助者的详细信息。同样也要提供相关研究编码的信息。研究的概述和背景需要提供,并需要其目的和方法论的描述。一个需要被回答的主要问题，需要被次要问题明确和补充。试验组的结构和包容性标准需要陈述。所有对参与者实施流程的细节，不管这些是否不够或超过正常医疗标准，均必须提供。实施流程的数量，被谁实施，也必须提供。方法的选择和病人同意书需要提供。参与者数据的保密性是最重要的，因此数据的安全保存、整理必须在研究中和研究后均进行。利益冲突和财政奖励必须声明。通告其他专家的意图，例如GPs，也应该确认。科学评审、发表和研究结果的发布计划明细也必须提供。这些要求满足2008年后生效的《世界医学协会赫尔辛基宣言》第19条，这条要求指出：每个临床研究在开始执行之前必须在公开的数据库中注册。

合作者的明细，以及保险和赔偿安排需要详细说明。当地的调研开发机构（R&D）联系方式需要被指明。相关的CE状态信息需要被存档。

B 部分

B部分包含在研究要用到的医疗器械明细信息。生产商明细以及装置标识名、标识号是强制要求的信息。从器械的配备、到位、开始计算的装置使用时间必须表明。核心问题如下。

1. 这是一个新的器械吗？

2. 这个器械的使用是否含CE明确目的的标示？

3. 这个器械的使用是否超出了他的CE明确目的表示？

B部分的另一个章节评估了试验参与者辐射暴露的风险级别。为了强调严重性，辐射风险分为4个类别：Ⅰ，Ⅱa，Ⅱb和Ⅲ，Ⅲ类别意味着大量有效的辐射暴露有中等致癌风险（如1‰概率致癌）。对试验装置进行的辐射暴露风险分类必须被医疗物理家及辐射专家共同检查并会签。

B部分还包含一个儿童相关章节，这个章节指出参与实验的儿童年龄范围，以及他们参加研究的原因。家长及监护人签署知情同意书的安排需要列明。在一定年龄区间，一旦实施研究，需要进行提供信息及同意的流程概述。

C 部分

C部分提供了参与研究的其他研究站点，或主持机构的概述，需要指出每个站点的PLs。

D 部分

最后，D部分包含了研究总负责人和赞助者代表签署的声明，声明指出，他们会提供年度研究进度报告、安全报告以及终题声明和终题报告。

REC提供一个参考编号后，需要提交一个完整的申请表。表格上交后5d内确认是否签收。与此同时，为了获得站点评审（SSA），参与研究的其他站点PI需要像当地R&D提交一个站点详细信息（SSI）文档（文档包含站研究站点的详细信息）。当地R&D需要在文档提交的30d内回复意见。

框表1　赞助商责任

· 质量控制和质量管理

· 分配任务

· 实验设计

· 实验管理，数据处理，结果记录

· 报酬/罚金

· 经费协议

· 定期提交/通报（实验结果）

· 确认（实验）符合伦理道德规范

· 生产、包装、标注和编码研究产品

· 管理、存取实验记录

31.2.7　协议

这些法律约束的文件明确了试验研究各方的权利义务。文件的使用取决于研究的种类，根据实验结构的不同，研究的种类也是多种多样的。我们的赞助者会与机构（OUH）签署临床试验研究协议（CTA），这些协议明确了与研究有关的法律要求，限制条件及责任义务。框表1和下面的框表2指出了一些主办方和试验者所期遵守的责任义务。

框表2　研究者责任

· 具备合理的资质
· 资源评估
· 持续的医疗护理
· 伦理道德交流
· 协定合规
· 药物问责
· 知情同意
· 结果记录
· 报告
· 终止或暂停试验

一旦被告知一个有利的伦理观点，研究可以被给予 NHS 许可并开始进行。

31.2.8　研究总档案

上述的所有文件都必须储存保管在一个研究总档案（Trial Master File，TMF）中，这个收集了研究相关的所有必要文件的档案可以帮助人们评估研究的过程和数据处理的质量。TMF 保存在 CI 手中，CI 是整个研究的负责人（他也负责多中心研究中其他站点所进行的研究）。赞助人，可以是个人、公司或机构，有可能需要对研究进行审计，以确保其过程符合相关的规范。赞助人发起、注资和管理研究。权威规范机构，如 MHRA 或当地的 R&D，也会需要对研究进行审计。在多中心研究中，每一个当地站点都需要有包含必要文件的站点调研文档（ISF）。

研究总档案需包含以下文件：

1. 批准文件和赞助相关内容；
2. 研究草案及参与方信息；
3. 站点明细；
4. 合同和协议；
5. 招聘和汇报；
6. 数据管理；
7. 研究器械及 Machino 警惕；
8. 监管、审计及审查委员会；

9. 终题报告及结果。

31.2.9　初始会议

在研究开始前，必需召开一个由研究各方参与的初始会议。在这个阶段，标准执行流程需要被指定，这些流程使得研究更加标准合规。在 MAGEC 试验中，我们的经验是外科策略研究最相关的标准执行流程是与安全报告，知情同意和完整的文书工作相关的。

31.2.10　安全报告

受试者的安全是研究中首要考虑的问题。在小儿脊柱外科手术中，绝大部分体内植入物并未通过入市审批，它们可能仅在实验室或动物模型上通过测试，但这是不安全的。很多新式体内移植物很早进入市场，但随后不久即因多种并发症而被及时退出。因此，为了尽早发现实验研究中的潜在问题，所有的临床研究必须出具不良事件报告。不良事件报告能促进临床实践和增强实验研究的伦理性及科学性，更重要的是能保证大众的安全。

安全报告包括对于其定义的基本认识，以及报告本身的时效性而言，不良事件常用于药物试验。广义上安全报告包括以下内容。

不良事件（adverse event，AE）

不良事件是指临床药物在用药病人或临床研究对象中发生的任何不幸医疗事件，不一定要与治疗有因果关系。这些不幸事件将以病例汇报的形式进行报告并在 24h 内报告给研究与开发机构。

严重不良事件（serious adverse event，SAE）

严重不良事件是指导致死亡、威胁到生命安全、病人入院或者延长住院时间、先天性缺陷或者其他重大医疗事件。

严重不良反应（serious adverse reaction，SAR）

严重不良反应是指与干预性研究具有可能

性因果关系的严重不良事件。严重不良反应需以年度安全报告形式向英国药品和健康产品管理局，伦理委员会，以及当地研究与开发机构汇报。

非预期严重不良反应（suspected unexpected serious adverse reaction，SUSAR）

非预期严重不良反应是一种对抽样药品或者与产品说明、调查员手册不一致的医疗器械而言，无法预期且无特定概率的严重不良反应。

非预期严重不良反应必须立即向相关监管机构报告，如果已经致命或威胁到生命安全，监管部门必须在 7d 内发布公告，并在之后的 8d 内提供后续相关信息，其他非预期严重不良反应需在 15d 内发布公告。

在 MAGEC 的研究中，不良事件的改进定义需与研究本身相关，不良器械事件、严重不良器械事件以及非预期严重不良器械事件。

医疗器械不良事件（adverse device effect，ADE）

是指应用某种医疗器械所发生的不幸及非预期的不良反应。这个定义包括任何使用医疗器械说明指导不充分或者任何使用者使用不当导致的不良事件。

医疗器械严重不良事件（serious adverse device effect，SADE）

指能导致与 SAE 典型特征一致或者已经导致死亡或者导致人们健康严重退化或者导致人们部分功能不能正常活动。SADE 的定义包括事故及先兆事故。

非预期医疗器械不良事件（unexpected adverse device effect，UADE）

非预见性医疗器械不良影响是任何严重不良医疗器械和健康或安全，或任何危及生命问题的，或引起死亡问题息息相关的。一个医疗器械可能存在的问题，如果他的效果没有在以前中发现过，严重程度，或者临床试验计划或应用（包括补充计划或者应用）的发病率程度，

或者其他未预料的和医疗器械产权、安全或福利有关的严重问题。

CI 通过合适的途径负责记录并报告不良影响。多中心研究中，安全报告可以委托给 PIs 或个人网站。PIs 必须要通过 GCP 的培训并精通安全报告。赞助商负责医疗器械的安全评估和任何具体问题的交流。必须有一个明确的良好定义的路径来更新和报告。赞助商还要负责定期监控。

我们经历的最大困难是评估医疗器械中的严重不良事件和严重不良反应，而不是 IB 或者 SPC 中的药物。IB 在药物发展阶段收集临床和非临床数据。药物获得批准的情况下，可以被试验于另一种迹象，IB 也是可行的。获得批准的药物如果有 SPC，便可提供已经形成的已知的副作用和反应。这些文档更容易查看到以上药物严重不良事件和严不良反应。骨科医疗器械最大困难是发展过程中和市场准入的共同发展。大量的植入在经过设计修改后就可以在临床中使用。这些修改可能包括表面几何状、研磨和不同材料的使用，他们会产生不同机械性能。这种情况可能导致是否使用 IB 或者 SPC 的困惑。

所有的严重不良事件都应该在事件发生 24h 内向赞助商和当地 R&D 部门报告。包括事件的描述，预期，清晰的决策时间。预期要表明严重不良事件发生的可能性，考虑先前存在的条件或特定干预的已知风险。例如，在主干系统中正在成长的主干破损，就需要有医院的批准的严重不良事件预见性报告。同样地，糖尿病病人可能存在并发症，引起的不稳定血糖水平问题，也要求有医院的许可。这些类型的预期之间的区别在协议发展阶段就应该被制订好。

31.2.11 知情同意

当志愿者同意参与某项研究时需要签知情同意书，向其告知研究的全部内容及步骤。知

情同意书在整个研究过程均有效，而不仅是在签字的那一刻。根据不同的志愿者，通过告知其研究伦理上的可行性同意书，以确定他们是否对这项研究感兴趣，并进一步参与其中。对于 MAGEC 研究，以临床检验及影像结果作为筛选工具，在门诊病人中确认有资格的志愿者。通常在矫形外科手术中，临床治疗与研究过程密切相关，因此清晰的研究方法与步骤十分重要。PIS 是以通俗的语言详细列举所有有关某项研究信息，并告知志愿者。并给志愿者足够的时间考虑。之后关于 PIS 进行面对面的交流讨论，确保志愿者完全弄懂所有的信息。而且，志愿者们可以随时退出该研究，且无任何负面影响。以上所有内容完成后，志愿者签署知情同意书才算有效。知情同意书一式三份，志愿者本人一份，入档研究报告一份，入档 TMF 一份。对于无行为能力的支援者，比如儿童，其监护人必须同意加入某项研究，但是儿童志愿者本人也需在提供年龄信息之后，明确同意加入。

志愿者需满足以下条件：完全了解研究的所有内容、干预风险以及副作用等；有参与研究的资格；拥有已经接受适当培训的记录。

在研究中，知情同意书代表志愿者真心加入，而不仅仅只是简单的登记。添加志愿者相关信息的进入表格完成登记。这些也应该记入志愿者的医疗日志。强加在列举研究名称及登记日期的医疗日志前的难题是一种很好的实践。志愿者们需要配发相应的标签，包含实验团队的联系方式，同时表明其参与研究中。

31.3　启动后的注意事项

31.3.1　监控、数据收集和审计

到目前为止，我们已经讨论了临床医疗器械试验的启动过程。一旦研究启动并运行，接下来要做的是监控、收集数据及审计。对于所有研究而言，时间的安排与组织是基本的要求。

通常需要足够的时间以观察志愿者以及总结书面报告。不同研究对象的数据应记录在相应的表格中，这样研究团队人员能方便地收集数据。数据的真实性及可信性由研究发起者指派专人监控与确认。同时，他们也要确保志愿者的安全。本例中，英国经销公司作为研究发起者对指派的专人进行定期管理。双方都有责任确保研究在协议、规则及指导方针下进行。任何违反协议将屈从于审计。骨科手术中的商业化研究常常在售后部分得以实现，然而在药物试验中，这些研究必须在入市前完成。

研究中监控的强度取决于志愿者的人数及相互间的距离，对于仅有一位志愿者，监控是简单明确的；但是对于多为志愿者，监控则有一定难度。人们常用两种主要的监控方式：中心监控，将所有数据汇总到监控中心；周围监控，相反的，由一名员工监控多位不同位置的志愿者。中心监控能提高病人识别数据传输时的安全问题。因此知情同意书是必须要求的。调查中研究内容的各方面策略细节都应该获得知情同意。一个涉及外科手术器械的研究应该监测其安全性报告，知情同意书以及完成研究论文。

所有的数据和变化都应该细致的记录，从而产生一个清晰易懂的研究结果。和以前规定的一样，知情同意是一个不间断的过程，而且在整个研究过程中应该作为一个基础被不断重新确认。任何 AEs 和伴随的治疗药物必须认真记录。

31.3.2　修正

修改已证明的协议或者任何相关支持文档都有原因。有些可能是小修订，例如一些不需要伦理委员会认证的病例。小修订的案例例如基金安排，拼写错误的修改，研究期限的延长，以及协议的微小修改。

重大修改指的是那些可以影响以下研究内容的修改：参与者的安全，研究所得数据的科学价值，标准作业程序，研究中任何设备和治

表 31.3 儿童知情同意表

医院名称

电话

日期

儿童知情同意表

版本号

（由患儿及患儿父母或监护人完成）

项目名称

患儿（如果患儿无法完成，由父母代表）/在赞同的答案上画圈

有其他人向你解释这个项目吗？是 / 否

你明白本项目是关于什么的研究吗？是 / 否

所有你关心的问题都被问及了吗？是 / 否

这些问题都能通过你理解的方式回答吗？是 / 否

你明白在任何时候你都有权终止参与此研究吗？是 / 否

你愿意参与此研究吗？是 / 否

如果有任何一个问题你的回答是"否"或者你不愿意参加此研究，就不要签上你的名字！

如果你确实想参与此研究，你可以在下面签上你的名字

姓名

日期

向你解释此项目的医生同样需要签名

打印的姓名

签名

日期

谢谢你的帮助

疗药物的安全性，以及合作研究者和主要研究者的变更。任何重大修改都应该报告给批准此研究的伦理委员会。应该完成一个标明了修改内容和修改原因的重大修改公告表。文档版本号以及日期应该更新从而反映这些修改。一份被修改文件以及新版本文件的拷贝应该附在修改公告表后面。所有研究团队成员都应该清楚这些改动。研发部门也应该被通知。

31.3.3 临床研究方案

完成整个研究过程的摘要应该在临床研究方案中详细说明。此方案可用于描述研究的详细信息或指导其他机构完成类似的研究。此方案同样可用作研究团队成员的参考工具。

31.4 结论

在过去的 10 年，骨科手术中髋关节假体的规范应用取得了很大进展。髋关节置换手术登记制度保证了手术效果及并发症发生率可以被监测。导致高失败率的假体特性已被识别并在设计过程中被考虑避免。但是，即使有这些控制和提高，仍然有一些控制过程失败 [9-11]。不幸的是，虽然在过去的 10 年中已经有跳跃式的发展，但儿童脊柱外科手术仍然是一个进展中的领域。我们急需通过髋关节置换管理中的经验来指导，儿童脊柱疾病病人的年龄要小得多，而且针对儿童的器械很少，因此更容易出现不

良的治疗结果，并因此间接影响长期的健康护理事业。病人拥有更长的生命周期，从而有更大的概率表现出各种失败的治疗结果。最坏的结果是，这些失败的治疗结果可能表现为多次的翻修手术或者致残的神经系统并发症。无论对病人还是对社会，这种失败都将导致严重的社会经济负担。

一个评估新器械的临床研究的设立如上所述，如能正确实施，将是一个艰苦和受到层层监管的过程。而针对药物临床试验的规范标准教学课程经常被忽视，也会导致外科医生产生无助和困惑。但是，鉴于参与临床器械研究的外科医生逐渐增加且强烈的要求，这些参与研究的外科医生的特殊要求也被考虑得越来越周全。

整个过程如果没有商业伙伴的参与就无法完成，因此我特别感谢来自英国伯明翰的Carolyn Burke，感谢她在设立 MAGEC 研究中扮演的重要角色。我们的经验使我相信脊柱器械公司在向卫生部门申请新的内植物时应该把临床研究纳入他们预算计划的一部分。应该建立脊柱器械注册制度，报告其应用治疗结果及失败率。目前，市场上有很多器械没有长期的生存数据。目前这种状况应该向一个能够更好地和持续的重点反映病人安全的方面改变。

我应该实施另一个临床研究吗？

生存还是毁灭，这是一个值得考虑的问题
默然忍受命运的暴虐的毒箭，或是挺身反抗人世的无涯的苦难

通过斗争把它们扫清，这两种行为，哪一种更高贵？

——威廉·莎士比亚《哈姆雷特》

参考文献

[1] The Notified Body:Bulletin NO.6,MHRA, 2006, January

[2] House of Commons Science and Technology Committee. Fifth report of session 2012-13. Regulation of medical implants in the EU and UK. http://www. publication. parliament.uk/pa/cm201212/cmselect/cmsctech/163.pdf, 2014, Accessed July 22

[3] The Medical Devices Regulations 2002, 2014, Accessed July 23

[4] Council Directive 93/42/EEC of June 1993 concerning medical devices. Official Journal L 169, 12/07/1993P.0001-0043, 2014, Accessed July 22

[5] European Observatory on Health Systems and Policies, 2014, Accessed November 19

[6] US Food and Drug Administration. Postmarket surveillance studies.Updated November 3, 2014, Accessed November 19

[7] GCP.University of Oxford. Availiable form

[8] The Medicines for Human Use(Clinical Trials) Regulations, 2004, 2014, Accessed July 22

[9] Cohen D.Out of joint: the story of the ASR. BMJ,2011,342:d2905

[10] Langton DJ,Jameson SS, Joyce TJ et al. Accelerating failure rate of the ASR total hip replacement. J Bone Joint Surg Br ,2011,93:1011-1016

[11] Thomas SR, Shukla D, Latham PD. Corrosion of cemented titanium femoral stems. J Bone Joint Surg Br,2004,86:974-978

第32章

早发性脊柱侧凸的手术治疗有无金标准？

Ahmed Abdelaal，Colin Nnadi；邹琳 译，陈建庭 校

早发性脊柱侧凸被定义为 5 岁之前各种病因所导致的脊柱侧凸畸形，是儿童骨病外科领域最高难度的挑战之一。"早发性"一词最早由 Dickson 提出，用以描述年满 5 岁之前脊柱侧凸畸形的发生 [1]。早发性脊柱侧凸由多种可能病因导致，包括先天性、医源性、神经肌肉型以及各种综合征。然而，用"早发性"进行总述，而非以各病因论之，则是强调了一个重要的概念：早发性病人的年龄是考虑进行医疗干预与否的重要因素，原因在于脊柱畸形对胸廓和心肺系统有很大影响 [2]。

如若置之不理，早发性脊柱侧凸将产生严重的心肺功能障碍和骨骼异常，这一点最早在 20 世纪中期即得以关注和描述。1959 年，James 等报道了早发性脊柱侧凸在进展期发展迅猛，可引发骨科疾病中最严重的残障，伴重度畸形，导致身材矮小和寿命缩短 [3]。2003 年，Campbell 等提出"胸廓发育不良综合征"一词来描述重度早发性脊柱侧凸所累及的肺部发育情况，定义为胸廓不能支持正常的肺部生长和呼吸功能。在之后的中年时期甚至更早时候常常出现由胸廓发育不良导致的活动障碍或呼吸衰竭进而威胁生命 [4-6]。

早发性脊柱侧凸治疗的终极目标是控制畸形进展，同时允许脊柱、肺脏和胸廓的生长发育，从而提高肺功能，改善生活质量 [2,7]。治疗的第一步常用保守治疗，如石膏、支具或两者结合。但是，对于重度、再发或进展期侧凸则需早期手术干预以保护脊柱和肺部发育的内在生长潜能。数十年来，有一理念被广泛流传，即早期融合从而获得一个短而直的脊柱比长却弯曲的脊柱更好 [8,9,10]。因此，早期进行融合已被认可。但是，脊柱融合并非没有并发症。在接受早期脊柱融合手术的早发性脊柱侧凸患儿的相关研究中，Dubousset 等提出了曲轴现象，Campbell 等发现了胸廓发育不良综合征，这些都推动去尝试发现新的治疗方法。

Skaggs 将非融合手术方法分为三类——牵拉性系统、生长导向性系统和限制性系统 [7]。每一种方法遵循不同的原则，具有不同的生物力

学特性和多种矫形能力，在保护生长潜能的同时可维持矫形；而每种方法也都在不断发展。十年前开始，早发性脊柱侧凸的治疗理念就开始快速扩张，引发了对已作为标准治疗被广泛接受的牵拉性系统的更好认识和继续改进（生长棒，VEPTR 技术）。另外，随着新技术（现代 Luque Trolley 技术、Shilla 技术）的出现，已被摒弃的生长导向系统又见复苏。创新性的张力系统（U 型钉和栓系技术）也表现出令人兴奋的潜力。

尽管进展期早发性脊柱侧凸手术治疗的选择范围广泛，但是并没有可作金标准的解决方法出现。本综述目的并非为了推荐治疗方法，而是记录可供选择的治疗方法以追溯和查验每种方法的支持证据。

32.1 方法

在 PubMed 和 MEDLINE 网站上搜索关键词"脊柱侧凸"和"早发"，起始时间为 2012 年 4 月 1 日。因新、旧手术方法自 2000 年开始交替，纳入标准即为 2000 年之后发表的英文文献。

搜索"脊柱侧凸"检出 5764 篇文献，但并非全部都与本文研究目的相关；再添加关键词"早发"检出 116 篇文献，浏览所有题目和摘要，查看哪些与"手术治疗方法"有关。排除发表在护理杂志上的文章、病例报告、遗传学报告、生物力学研究和综述；再排除罕见的特殊综合征，如神经纤维瘤病、脊髓型肌萎缩症（spinal muscular atrophy，SMA）以及特定病因的脊柱侧凸（如先天性脊柱侧凸或神经肌源型脊柱侧凸）。获取全文，检查所有纳入文献的参考文献中是否存在相关文献，同样纳入。

最终获得 19 篇文献，根据治疗方法不同分为：①牵拉系统（13 篇），②生长导向系统（2 篇），③限制系统（4 篇）。纳入文献包括与新手术方法相关的病例和试验研究，未找到随机对照试验。

32.2 回顾

尽管 Gillingham 等 [4] 已提出了早发性脊柱侧凸的控制法则，但是各手术干预方法的适应证并不明确。有多种方法可供选择且由外科医生来决定。Vitale 等调查了 13 位在 EOS 方面经验丰富的儿科脊柱医生的决策 [11]，发现在所用器械类型、数量和固定节段的选择上存在很大差异。本章描述了基于 3 种手术原则的内固定系统（牵拉、生长导向和限制），并特别关注其近期优势和最新成果。

32.3 牵拉性系统

32.3.1 生长棒

采用生长棒控制早发性脊柱侧凸的理念在 1962 年由 Harrington 首次报道 [12]。他用上、下各一个钩子将一根单棒固定在脊柱上并进行周期性地延长。之后又有多位学者不断进行改进，Moe 等 [13]、Klemme 等 [13]、Blakemore 等 [15] 以及 Mineiro 和 Weinstein[16] 都在 2004 年前相继进行了有关报道并提出了同一原则——用单棒进行，同时提出其适应性强但并发症发生率高。直到 2005 年，Akbarnia 等提出双棒技术 [17] 后双棒技术逐渐取代单棒技术成为研究焦点。本章目的是查验现有手术方法，考虑到早期单棒的相关报道有自身局限性从而将其排除，共找到 7 篇关于双棒技术的文献（表 32.1）。

2005 年，Akbarnia 等对 1993—2001 年接受双棒技术治疗的 23 例 EOS 患儿进行了回顾性研究 [17]，不限病因，随访 2 年以上（平均 4.7 年）。在脊柱上、下区域分别连接两个棒，两端各选用两个甚至更多的脊柱节段作为固定基础；然后在胸腰交界处将上、下生长棒用串联装置连接在一起；所有内固定器械都经有限的骨膜下暴露置入；使用牵拉装置并紧固串联接

表 32.1 生长棒纳入文献汇总

作者 （参考文献）	发表年份	病例数	手术干预	随访 （范围）	矫形程度， %	并发症发生率 （％）
Akbarnia 等 17	2005	23	DGRs	4.7 年（2~9）	54%	11（48%）
Akbarnia 等 18	2008	13（7 例延长 <6 个月，6 例 >6 个月）	DGRs	3~11 年	64%	6（46%）
Sankar 等 19	2011	38	DGRs	3.3 年（2~7）	52%	
Bess 等 20	2010	69	DGRs	53.8 个月（24~126）	48.7%	38（55%）
Schroerlucke 等 21	2012	90（26K-，35N，29K+）	DGRs（64） SGRs（26）	>2 年		K- 中 12（46%） N 中 12（34%） K+ 中 18（62%）
Sponseller 等 22	2009	36（重度畸形，骨盆受累）	DGRs（30） SGRs（6） 远端全部固定至骨盆	40 个月（±20）	44%	
Yang 等 23	2011	327	DGRs（206） SGRs（121）			仅断棒（DGRs 中有 11%，SGRs 中有 26%）

DGRS：双棒；K-：平背畸形；N：正常矢状位平衡；K+：过度后凸；SGRs：单棒

头。术后平均每 7.4 个月进行一次延长手术。Cobb 角矫正率 56%（从术前平均 82° 到末次随访 36°）。治疗期间有 11 例患儿（48%）出现 13 例并发症。

2008 年，Akbarnia 等又报道了 13 例在终期融合前完成双棒治疗的先天性早发性脊柱侧凸[18]，发现其效果更为优异（Cobb 角矫正率 64%，T1~S1 长度增加 45%）。通过对延长频率的研究发现，延长周期小于 6 个月的患儿年生长率更高（1.84 和 1.02cm），甚至侧凸矫正效果与接受延长术次数少的患儿（48%）相比也更明显（89°~20°，改善了 78%）。之后 Sankar 等[19]也发表了相关研究结果，并与之前 Akbarnia 等的研究进行对比（Cobb 角从 74° 矫正到 35°，T1~S1 每年生长 1.74cm），同时提出反复延长操作后 T1~S1 生长的"递减定律"（第 1 次延长术后生长 1.04cm，第 7 次后生长 4mm），认为是自发性融合所致；且与前人研究一致，Cobb 角的纠正主要通过第一次内固定

获得。这些结论意义非凡，警告我们不要过多期望一个已经历多次延长操作的患儿其术中能得到多少牵拉，避免过度牵拉和手术失败；同时建议在延长次数较少或不足的情况下延期第一次手术并停止治疗，避免早期自发性融合，减少并发症风险。

已有报道发现双棒治疗术后并发症种类多且发生率高，包括切口问题（浅表和深部感染）、内植物问题（断裂、松动和脱出）、序列问题（后凸畸形和侧凸进展）和一般并发症[20]。鉴于脊柱生长学会（GSSG，Growing Spine Study Group）是一个多中心的国际组织，拥有早发性脊柱侧凸患儿的登记信息，可发表最为庞大且最为全面的 EOS 并发症评价并不出奇。Bess 等在 2010 年报道了 140 例接受生长棒治疗（单棒或双棒）的患儿，随访达 18 年[20]。有 69 例接受双棒治疗，是本文的焦点所在；其中，38 例（55%）发生 83 例并发症（每个患儿平均有 1.2 个并发症），进行了 32 个非计划内的处置。有

两个因素会增加并发症风险：手术次数（每增多一项非计划内操作会增加 24% 的风险）和手术低龄（每增加一岁手术风险减小 13%）。值得注意的是：第一，有些患儿的生长棒是经皮下置入，其并发症发生率最高；因而不再推荐皮下放置生长棒，肌肉下放置或可减少并发症；第二，Karol24 强调仅有 14 例患儿在截至其报道时进行了终期融合手术。并发症发生率可能因其余患儿会经历远期延长操作而进一步增加。

GSSG 继续调查生长棒治疗的手术效果。Schroerlucke 等研究了术前胸椎后凸畸形对并发症的影响[21]，发现胸椎后凸角度超过 40° 患儿的并发症比胸椎后凸角度正常的高出 3.1 倍；胸椎过度后凸患儿的内植物相关并发症风险也有所增加（尤其是断棒），尽管没有统计学意义，但肯定有临床意义。在 Yang 等[23] 的研究中双棒治疗断棒率为 15%（206 双棒治疗病例中有 13 例断棒）；327 例接受生长棒治疗的患儿（单棒和双棒）中，下床活动、综合性诊断、单棒、不锈钢棒，棒直径小和串联接头小是断棒的危险因素；有趣的是，在 Yang 等的分析中，术前胸椎过度后凸不是危险因素（与 Schroerlucke 等的发现矛盾）。

生长棒被证明是有效的、多用途的、可重复的 EOS 治疗方法。但是，很多问题仍然未解。我们可以避免与反复延长操作相关的并发症高风险吗？生长棒可以用于骨盆受累的重度 EOS 吗？我们可以避免近端胸椎融合，保留运动吗？除了我们已知的对生长中脊柱的作用之外，生长棒是否影响胸椎几何学？对于答案的追寻仍在继续。

2010 年，Sabourin 等提出了一种特殊的影像学系统来进行脊柱和胸廓的三维重建[25]，在对 7 个接受生长棒治疗的患儿进行评估后发现生长棒不仅可以纠正脊柱畸形，还可纠正胸廓畸形（沿着肋骨排列方向）、胸椎轴向旋转和胸廓不对称。Sponseller 等回顾了 36 例生长棒

固定至骨盆的患儿[22]——适应证为累及骨盆的重度 EOS 或腰椎没有固定点，再一次，生长棒（尤其是双棒）达到了预期——患儿的冠状位和矢状位平衡、骨盆倾斜、脊柱生长都得到了切实的提高，生长棒耐受良好，并发症发生率未见增高。

生长棒手术治疗中，反复延长操作始终是降低并发症的一大障碍。但是最近出现了令人振奋的报道，提出了一种无创、遥控牵拉、磁性控制的生长棒系统[26]，意味着生长棒发展进入新的纪元。Akbarnia 等首次对其安全性和动物模型中的有效性进行了评价，结果非常鼓舞人心[27]。目前全世界有多个中心正在使用磁控制生长棒系统，初步结果颇具前景[26]。磁性生长棒可精确、无创延长。现有 MAGEC 棒和 Phenix 棒两种磁性生长棒系统。MAGEC 的远程控制脊柱畸形系统（Ellipse Technologies, Irvine, California）可供无菌操作，可植入单棒或双棒；如果植入双棒，每一根棒都可通过外置远程控制器单独调整；棒的延长可每月在门诊完成。而 Phenix 棒则是单棒，洁净但并非无菌；根据患儿脊柱畸形进行定制，每家家长会拿到一个磁性装置，将其放在患儿背上旋转来进行棒的延长，每天启动磁性装置一次可延长 0.2mm。

32.3.2 纵向可撑开型人工钛棒

纵向可撑开型人工钛肋（VEPTR 技术）是由 Campbell 和 Smith 在 1989 年首先提出，证明了 VEPTR 技术是对治疗伴有与先天性脊柱、胸腔畸形有关的胸廓发育不全综合征的 EOS 非常有效的方法[28]，在直接矫形的同时了提高胸腔容量并允许肺脏生长[29]。VEPTR 技术在呼吸功能方面的效果已被且仍在被外科医生和胸科医生不断研究，已超出本章的研究范围。但是作为总结，2009 年 Motoyama 等发表了大规模的调研结果[30]，称大部分接受 VEPTR 治疗的患儿肺部容积有显著提高，特别是 6 岁以下的患儿。

VEPTR 遵循与生长棒相同的牵拉原则，但它在脊柱内固定方面自有优势，可避免与脊柱

内固定相关的自发性融合现象。在近侧，将肋骨作为固定点，远侧则固定在肋骨、脊柱或骨盆。鉴于 VEPTR 可有效控制复杂性脊柱畸形，外科医生们将 VEPTR 的适应证进一步扩大，包括非先天性因素造成的 EOS[31]。本文检索到 6 篇相关文献（表 32.2）。

所有报道都认可 VEPTR 在促进脊柱生长的同时，能保护肺脏空间并维持胸椎后凸。Ramirez 等报道的 17 例 EOS 中 Cobb 角纠正达 59%[32]。但是，Hasler 等[31]、White 等[35] 和 Smith 等[33] 在分别对 23 例、14 例和 37 例患儿进行回顾性研究后，提出了更为适中的 Cobb 角改善率——22%~30%。值得注意的是，后面这几篇文献中都是非先天性的 EOS 病例，而 Ramirez 等人的研究中仅 4 例不是先天性的。

VEPTR 相关并发症包括肋骨骨折、肋骨固定点骨折、臂丛损伤、胸廓问题（疤痕化、僵硬）和矢状面平衡问题，并发症发生率为 35%~77%[31-35]。但是，VEPTR 机械结构差异很大，或可解释为何其并发症发生率范围很广。就像 Schroerlucke 等对于生长棒的研究那样，Reinker 等也研究了术前胸椎后凸情况对 VEPTR 手术效果的影响[36]——有 14 例伴术前胸椎过度后凸的患儿接受了 VEPTR 治疗，术后后凸畸形

全部加重（68°~90°），VEPTR 治疗对胸椎生长产生了有害影响；同时也提出术前胸椎后凸畸形与固定点骨折的关联。

32.4　生长导向系统

为了控制脊柱畸形，保护脊柱生长，同时减少手术次数、避免外固定，Luque 提出了节段性脊柱内固定的理念，无需融合[37]。骨膜外暴露，节段性放置椎板下钢丝[38]，然后将钢丝连接到 L 形或 U 形棒上。原则是随着脊柱生长，棒可引导生长，同时保持矫形效果[38]。Luque 和 McAfee 等报道了相关的初步研究，结果喜人[37,39]。但是，紧接着 rinsky 等[40]、Eberle 等[41]、Mardjetko 等[42] 的研究却得到了反面结果——矫形角度丢失、内植物失败发生率高、中度脊柱生长和 100% 的自发性融合（会令融合手术难上加难）。Luque Trolley 技术自此被叫停[42]。

近来已有生长导向性原则复兴的迹象，尽管不被列为常规操作，但是鉴于通过它可洞察到一些 EOS 治疗的未来发展方向，本文也回顾了相关研究并检索到 2 篇文献（1 篇为摘要）。

Ouellet 在对 5 例 EOS 患儿的研究中，通过改变入路和使用新型内植物对 Luque Trolley 技术

表 32.2　VEPTR 相关的纳入文献汇总

作者 （参考文献）	发表年份	病例数	手术干预	随访（范围）	矫形程度 （%）	并发症发生率 （%）
Ramirez 等 32	2009	17	VEPTR	25 个月（12~38）	59%	6（35%）
Hasler 等 31	2010	23	VEPTR	3.6 年（2~5.8）	25%	9（40%）
Smith33	2011	37（A18，NA19）	双侧 VEPTR，肋骨到骨盆	（A）84 个月（8~153）（NA）64 个月（8~153）	（A）26%（NA）30%	（A）14（77%）（NA）10（55%）
Latalski 等 34	2011	12	VEPTR	30 个月（10~48）	-	8（66%）
White 等 35	2011	14	VEPTR，脊柱到脊柱	35 个月（2~4）	22%	6（42%）
Reinker 等 36	2011	14	VEPTR	5.7 年（1.7~12.8）	-	-

A：下床活动；NA：无下床活动；VEPTR：纵向可撑开型人工钛肋

进行了改进,提出了"新 Luque Trolley 技术"[38]——经微创入路、骨膜外暴露以避免撕裂椎板骨膜,采用简易内植物减小自发性融合的风险;Cobb 角改善 65%(从最初的平均 60° 到末次随访时的 21°,平均随访 4 年);脊柱整体生长均值为 3cm,达到预估值的 73%。3 例患儿需翻修手术,其中 2 名是因为生长超出了内固定结构,1 例是因为畸形再发和自发性融合,这 3 例患儿在翻修术后都有改善。未遇到切口问题或内固定失败。

本文对 Ouellet 所报道的数据深入挖掘之后有一些有趣的发现。很明显有 1 例数据歪曲了所有结果。此患儿畸形矫正 45%,生长却只达到预期值的 26%,不可避免地让人怀疑"新 Luque Trolley"并不适合这个病人。如果在试验结果中去掉这 1 例,矫形率为 70%,生长达预期值的 94%。但是,小样本量,纳入不同病因的侧凸畸形,缺少长期随访使其研究结果不可能减少任何统计学差异或进行任何临床推荐。旋转畸形不可控、自发性融合风险、交界处后凸畸形风险和滑行界面的碎屑产生都需要进行全面的独立调查,有待进一步的深入研究。

另一生长导向技术是 Shilla 系统——通过有限融合纠正顶椎畸形,将已融合节段固定到双棒上,同时通过内植椎弓根螺钉并使其沿棒滑动引导脊柱两端生长[43]。McCarthy 等在动物模型中(羊)对 Shilla 系统进行了初步研究[43],提出 Shilla 系统具有保护生长的能力。但是,就如预期那样,滑行界面发现了磨损颗粒。在 EOS 和脊柱生长第二次国际会议上,McCarthy 等报道了对接受 Shilla 棒系统治疗的 10 例患儿的初步研究结果[44],Cobb 角改善 50%(从 70° 到 34°),肺部可利用空间和躯干高度分别提高 13% 和 12%,有 5 例患儿因并发症接受 5 次非计划手术。

32.5 限制性系统

Hueter-Volkmann 定律指出骨骼生长终板承受的压力越大,其生长速度越慢[45]。这一原理是在生长调节中使用限制性系统的主要原则。用 U 型钉阻止凸侧畸形生长,却允许凹侧继续缓慢生长,理论上能矫正畸形[46]。

早在 50 年前就有人用生长调节的理念治疗脊柱侧凸畸形,但结果却让人失望[47]。1990 年代有研究开始重新关注生长调节并对不锈钢 U 型钉进行了研究,但结果仍差强人意,接着相关研究就此停止[47]。而近 10 年来,形状记忆合金材料的发展已为脊柱 U 型钉的改进提供了新的平台。本文检索了镍钛诺 U 型钉在前期临床(动物模型)、临床试验和其他创新技术(拴系技术)方面的相关文献。

共检索到 2 篇动物研究和 2 篇临床试验研究。尚未有研究在 EOS 中使用或推荐使用限制性系统。但是,对限制性系统的不断关注或可使其成为未来的一个选择,本文仅是记录在其发展过程中的重要里程碑。

动物模型在限制性系统的发展中至关重要。在以羊为动物模型的研究中[46],Braun 等报道了镍钛诺 U 型钉在组织畸形进展中的有效性,之后又通过对羊动物模型的研究发现将灵活的栓绳连在骨性固定点上可更为有效地控制畸形[48]。2003 年,Betz 等用椎体 U 型钉治疗了 21 例成人脊柱侧凸[49],提出椎体 U 型钉对控制畸形是可行的、安全的和有效的。2010 年,Betz 等报道了 28 例病人的 3 年随访结果[50],肯定了椎体 U 型钉控制腰弯和胸弯(<35°)的能力,成功率分别为 87% 和 79%。但是,Betz 等并不推荐在超过 35° 的胸椎畸形中使用椎体 U 型钉。这些研究都是初步的且进一步需要骨骼成熟度的随访研究。

32.6 结果

典型的 EOS 发生在 5 岁之前。进展期 EOS 经传统融合手术治疗常引发与完全未接受治疗的 EOS 相同的不良影响[51]。由于骨骼和心肺异常的影响，在这个年龄和身体状况下进行确切融合没有可行性。

本文目的是查验现有的、可行的手术方法。自 Akbarnia 和 Marks 提出双棒技术后，其治疗复杂性、难治性 EOS 的有效性、安全性已被证实，各方研究结果一致。整体矫形率均值为52%~64%，并发症发生率48%~55%。初次手术低龄，手术次数多是两个主要的并发症危险因素[20]。但是，不同文献关于术前胸椎过度后凸对矫形影响的结论相互矛盾[21,23]。因为畸形对患儿的潜在影响很大，所有研究都认为并发症发生率在可接受的范围内。生长棒也被证明对更加难治性的 EOS 同样有效，如累及骨盆的重度 EOS[22]。

VEPTR 设计初衷针对的是伴有由先天性脊柱、胸廓畸形导致的胸廓发育不全综合征的，但已有研究将其用于非先天性的 EOS，主要优势在于可避免其他脊柱融合技术引起的自发性融合；但与双棒技术相比，VEPTR 对矫形的控制仅为中度（22%~30%），并发症发生率却更高（35%~77%）。

生长导向系统最初是为避免反复手术，减少并发症风险，但早期研究结果却是令人失望的，紧接着就被摒弃。Ouellet 对 Luque Trolley 术的改进和 McCarthy 提出的新替代技术 Shilla 系统的发展是对复兴导向生长性理念的最新尝试。尽管 2 项研究的初步结果都颇具前景，但是仍需警惕——样本量小、随访时间短、原位组织效用的不确定性在现阶段都仍有很多尚无法解答的问题。

限制性系统（U 型钉和栓系技术）在治疗四肢骨性畸形中表现出色，但在侧凸中的应用要谨慎。已有前期临床研究和临床研究报道了限制性系统控制畸形的能力，但仅限于轻、中度的成人畸形。

32.7 意见和建议

本文对不同手术治疗方法的背后证据进行挖掘发现：限制性系统已被证实是除了支具之外治疗某些成人脊柱侧凸畸形（腰椎畸形和<35°的胸椎畸形）的有效方法；但是，时至今日，限制性系统对治疗 EOS 仍无成效。现代 Luque Trolley 术和 Shilla 系统可完成矫形并引导脊柱生长且不需多次手术，前景喜人；但目前仅有初步研究结果，仍需进行大样本的长随访期评价其有效性和安全性。

对牵拉性系统，已有连续性的研究结果提出确凿的证据支持其有效性，且目前应用最为广泛。VEPTR 对先天性或胸椎源性脊柱侧凸疗效最好，而且事实上，VEPTR 是治疗胸廓发育不全综合征的金标准[31]。但是，对 EOS，双棒更好，可纠正畸形并维持矫形，同时允许脊柱继续生长；虽然并发症发生率高，但在可接受的范围内。多项研究普遍认为手术次数多强烈预示着手术并发症的发生；但是，随着磁力生长棒的发展，这一现象可能在不久的将来被消除。

综上所述，双棒技术对治疗非先天性进展期 EOS 效果优异，VEPTR 对胸廓发育不全综合征的疗效最好。然而，因缺乏随机对照试验，EOS 治疗金标准的准确度难以确定。

参考文献

[1] Dickson RA. Conservative treatment for idiopathic scoliosis. J Bone Joint Surg Br,1985, 67:176-181

[2] Akbarnia BA. Management themes in early onset scoliosis. J Bone Joint Surg Am,2007, 89 Suppl 1:42-54

[3] James Jl, Lloyd-Roberts GC, Pilcher ME.Infantile structural scoliosis, J Bone Joint Surg Br,1959,41-B: 719-735

[4] Gillingham BE, Fan RA, Akbarnia BA. Early onset idiopathic scoliosis, J Am Acad Orthop Surg,2006,14:101-112

[5] Branthwaite MA. Cardiorespiratory consequences of unfused idiopathic scoliosis. BrJ Dis Chest,1986,80:360-369

[6] Pehrsson K, Larsson S, Oden A,et al. Long-term follow-up of patients with untreated scoliosis. A study of mortality, causes of death, and symptoms. Spine,1992,17:1091-1096

[7] Skaggs DL,Akbarnia BA, Flynn JM JB,et al. Chest Wall and Spine Deformity Study Group. Growing Spine Study Group. Pediatric Orthopaedic Society of North America. Scoliosis Research Society Growing Spine Study Committee. A classification of growth friendly spine implants. J Pediatr Orthop,2014, 34: 260-274

[8] Karol LA. Early definitive spinal fusion in young children: what we have learned. Clin Orthop Relat Res,2011, 469:1323-1329

[9] Day GA, Upadhyay SS, Ho EK, et al. Pulmonary functions in congenital scoliosis. Spine,1994,19:1027-1031

[10] Winter RB, Moe JH. The results of spinal arthrodesis for congenital spinal deformity in patients younger than five years old. J Bone joint Surg Am,1982, 64:419-432

[11] Vitale MG, GomezJA, Matsumoto H, et al.Chest Wall and Spine Deformity Study Group. Variability of expert opinion in treatment of early-onset scoliosis. Clin Orthop Relat Res,2011, 469:1317-1322

[12] Harrington PR. Treatment of scoliosis. Correction and internal fixation by spine instrumentation. J Bone Joint Surg Am,1962, 44-A: 591-610

[13]Moe JH,Kharrat K,Winter RB,et al.Harrington instrumentation without fusion plus external orthotic support for the treatment of difficult curvature problems in young children. Clin Orthop Relat Res,1984,185:35-45

[14] Klemme WR, Denis E Winter RB, Lonstein jw,et al. Spinal instrumentation without fusion for progressive scoliosis in young children. J Pediatr Orthop,1997,17:734-742

[15] Blakemore LC, Scoles PV, Poe Kochert C, et al. Submuscularsola rod with or without limited apical fusion ill the management of severe spinal deformities in young children: preliminary report. Spine,2001,26:2044-2048

[16] Mineiro J, Weinstein SL. Subcutaneous rodding for progressive spinal curvatures: early results. J Pediatr Orthop,2002,22:290-295

[17] Akbarnia BA, Marks DS, Boachie-Adjei O,et al. Dual growing rod technique for the treatment of progressive early-onset scoliosis: a multicenter study. Spine,2005, 30 Supph S46-S57

[18] Akbarnia BA, Breakwell LM, Marks DS et al. Growing Spine Study Group. Dual growing rod technique followed for three to eleven years until final fusion: the effect of frequency of lengthening. Spine,2008,33:984-990

[19] Sankar WN, Skaggs DL, Yazici M et al. Lengthening of dual growing rods and the law of diminishing returns. Spine, 2011,36:806-809

[20] Bess S, Akbarnia BA, Thonrpson GH,et al. Complications of growing-rod treatment for early-onset scoliosis: analysis of one hundred and forty patients. J Bone Joint Snrg Am,2010, 92:2533-2543

[21] Schroerlucke SR, Akbarnia BA, Pawelek JB,et al. Growing Spine Study Group. How does thoracic kyphosis affect patient outcomes in growing rod surgery? Spine,2012,37:1303-1309

[22] Sponseller PD, YangJS, Thompson GH,et al. Pelvic fixation of growing rods: comparison of constructs. Spine,2009, 34:1706-1710

[23] Yang JS, Sponseller PD, Thompson GH,et al. Growing Spine Study Group. Growing rod fiactures: risk factors and opportunities for prevention. Spine,2011,36:1639-1644

[24] Karol LA, Bess S.Complications of growing-rod treatment for early-onset scoliosis. Analysis of one hundred and forty patients. J Bone Joint Surg Am,2010, 92:e27

[25] Sabourin M, Jolivet E, Miladi L, et al. Three-dimensional stereoradiographic modeling of rib cage before and after spinal growing rod procedures in early-onset scoliosis. Clin Biomech (Bristol, Avon),2010,25:284 291

[26] Cheung KM, Cheung JR,Samartzis D,et al. Magnetically controlled growing rods for severe spinal curvature in young children: a pro-spective case series. Lancet,2012,379:1967-1974

[27] Akbarnia BA, Mundis GM Ir, Salarih Yaszay B, et al. Innovation in growing rod technique: a study of safety and efficacy of a magnetically controlled growing rod in a porcine model. Spine,2012, 37: 1109-1114

[28] Campbell RM Jr ,Smith MD, Hell-Vocke AK. Expansion thoracoplasty: the surgical technique of opening-wedge thoracostomy. Surgical technique. J BoneJoint Surg Am,2004,86-A Suppl 1: 51-64

[29] Campbell RM Jr ,Smith MD. Thoracic insufficiency syndrome and exotic scoliosis. J Bone joint Surg

Am,2007,89 Suppl 1: 108-122

[30] Motoyama EK, Yang CI, Deeney VE. Thoracic malformation with early-onset scoliosis: effect of serial VEPTR expansion thoracoplasty on lung growth and function in children. Paediatr Respir Rev,2009,10: 12-17

[31] Hasler CC, Mehrkens A, Hefti E.Efficacy and safety of VEPTR instrumentation for progressive spine deformities in young children with-out rib fusions. Eur SpineJ,2010,19:400-408

[32] Ramirez N, Flynn JM, Serrano JA,et al. The Vertical Expandable Prosthetic Titanium Rib in the treatment of spinal deformity due to progressive early onset scoliosis. J Pediatr Orthop B,2009,18:197-203

[33] Smith JT. Bilateral rib-to-pelvis technique for managing early-onset scoliosis. Clin Orthop Relat Res,2011,469:1349-1355

[34] Latalski M, Fatyga M, Gregosiewicz A. Problems and complications in VEPTR-based treatment. Ortop Traumatol Rehabil,2011,13: 449-455

[35] White KK, Song KM, Frost N,et al. VEPTRTM growing rods for early-onset neuromuscular scoliosis: feasible and effective. Clin Orthop Relat Res,2011, 469:1335-1341

[36] Reinker K, SimmonsJW, Patil V, et al. Can VEPTR control pro-gression of early-onset kyphoscoliosis? A cohort study of VEPTR patients with severe kyphoscoliosis. Clin Ortbop Relat Res,2011,469: 1342-1348

[37] Luque ER. Segmental spinal instrumentation for correction of scoliosis. Clin Orthop Relat Res,1982,192-198

[38] Ouellet J. Surgical technique: modern Luque trolley, a self-growing rod technique. Clin Orthop Relat Res,2011, 469:1356-1367

[39] McAfee PC, Lubicky JP, Werner FW. The use of segmental spinal in strumentation to preserve longitudinal spinal growth. An experimental study. J Bone Joint Surg Am,1983, 65:935-942

[40] Rinsky LA, Gamble JG, Bleck EE. Segmental instrumentation without fusion in children with progressive scoliosis. J Pediatr Orthop,1985, 5:687-690

[41] Eberle CE.Failure of fixation after segmental spinal instrumentation without arthrodesis in the management of paralyticscoliosis. J Bone joint Surg Am,1988, 70:696-703

[42] Mardjetko SM, Hammerberg KW, Lubicky JR,et al. The Luque trolley revisited. Review of nine cases requiring revision. Spine,1992,17: 582-589

[43] McCarthy RE, Sucato D, Turner JL,et al. Shilla growing rods in a caprine animal model: a pilot study. Clin Orthop Relat Res, 2010,468:705-710

[44] McCarthy R, Luhmann S, Lenke L.Greater than two year follow-up Shilla growth enhancing system for the treatment of scoliosis in children. Presented at: 2nd International Congress on Early Onset Scoliosis and Growing Spine, November 7-8, 2008, Montreal, Canada

[45] Cunningham ME, Fmlinghuysen PHB, Roh JS, et al. Fusionless scoliosis surgery. Curr Opin Pediatr,2005, 17:48-53

[46] Braun JT, Ogilvie JW, Akyuz E, et al. Fusionless scoliosis correction using a shape memory alloy staple in the anterior thoracic spine of the immature goat. Spine,2004,29:1980-1989

[47] Hoh DJ, Elder JB, Wang MY. Principles of growth modulation in the treatment of scoliotic deformities. Neurosurgery, 2008, 63 Suppl: 211-221

[48] Braun JT, Akyuz E, Ogilvie JW,et al. The efficacy and integrity of shape memory alloy staples and bone anchors with ligament tethers in the fusionless treatment of experimental scoliosis. J Bone Joint Surg Am,2005,87:2038-2051

[49] Betz RR, Kim J, D'Andrea LE,et al. An innovative technique of vertebral body stapling for the treatment of patients with adolescent idiopathic scoliosis: a feasibility, safety, and utility study. Spine,2003, 28:S255-S265

[50] Betz RR, Ranade A, Samdani AF,et al. Vertebral body stapling: a fusionless treatment option for a growing child with moderate idiopathic scoliosis. Spine, 2010,35:169-176

[51] Johnston CE. Early onset scoliosis: editorial comment. Clin Orthop Relat Res,2011, 469:1315-1316

第33章

磁力生长棒

N.S. Harshavardhana, M. H. Hilali Noordeen ；李锋 译

33.1 病例 1：磁力生长棒技术改善继发于神经肌肉障碍的早发性脊柱侧凸病人肺功能

脊髓性肌肉萎缩症（spinal muscular atrophy, SMA）是由位于第 5 染色体的运动神经元生存基因 1（SMN1）单纯缺失引起的常染色体隐性遗传病[1]。在欧洲人群中发病率为 1/6000~1/10 000[2]。脊髓前角运动神经元的选择性破坏表现为伴随进行性肺功能恶化的肢体近端肌肉无力。根据疾病的严重程度，临床预后可以表现为婴儿期死亡到接近正常寿命的差异。脊柱侧凸是该疾病在骨科方面最常见的表现，发生率为 65%~95%[3]。另外，大多数病人会发生髋关节半脱位或全脱位。根据发病年龄和诊断时间，SMA 分为 3 型[4]：

- Ⅰ 型（Werdnig-Hoffmann 病），是 SMA 最严重的一型。病人通常在出生后 6 个月内发病，10 岁内死亡。

- Ⅱ 型（中间型），一般在出生 2 年后发病。此型占临床早发性脊柱侧凸畸形的大部分。大多数的病人在临近 10 岁时需要轮椅辅助。罕有病人能存活超过 20 岁。

- Ⅲ 型（Kugelberg-Welander 综合征），发病较晚。病人可活到 40 岁甚至超过 40 岁。病人行走能力通常从青少年持续到成年。

33.1.1 病史概要

一个 5 岁的白人女孩因进展性的脊柱侧凸通过她的儿科医生推荐给作者 (MHHN)。病人足月出生且其父母无血缘关系。出生时 1min 和 5min Apgar 评分分别为 8 分和 10 分。病人 1 岁以前发育正常，但随后的几年中病人因反复肺部感染急诊入儿童重症监护病房。医生考虑囊胞性纤维症和其他基因遗传疾病而进行相关检查。经过儿科医生和遗传科医生的大量检查，病人被诊断为 Ⅱ 型 SMA。病人动作发展指标在 4~5 岁时开始逐渐落后，经常跌倒，且出现 Gowers 征（提示近端躯干和下肢肌肉无力）。

在第一次就诊时，她的体重和身高分别为同年龄值的 70% 和 75%。体检发现双肩不等高和坐姿偏向左侧。她可以在辅助下行走几步。X 线平片显示 65° 的胸腰段左侧凸，柔韧性较好。医生要求她全程（每天至少 22h）佩戴胸腰骶矫形器（thoracolum-bosacral orthosis, TLSO），每隔 4 个月复诊。6 岁时，尽管全程佩戴矫形器，她的侧凸程度还是加重到 85°（图 33.1）。肺功能检测发现 FEV$_1$（1 秒钟用力呼气容积）只占预计值的 20%，FVC（用力肺活量）为预计值的 23%。为阻止畸形进一步发展医生建议手术治疗。麻醉师、儿科医生和重症医生经过多学科会议讨论达成共识，认为她的肺功能太差，无法承受传统的生长棒手术和常规每 6 个月在全麻下进行的撑开手术。会议讨论决定使用新的内固定方式。此后，她加入了磁力生长棒项目，在 T2 到骨盆水平从肌肉下方手术植入双侧生长棒。

33.1.2 手术技术

病人俯卧于各个受力点均充分填充的 Montreal 床垫上且确保眼部不受压。全身麻醉并气管内插管。注意避免上肢过伸而引起臂丛神经损伤。严格无菌操作下 2% 氯已定消毒皮肤并铺巾。正中头尾端双切口并行骨膜下剥离，上方切口位于上胸椎水平以暴露 T2~T5 椎体，下方切口位于下腰椎水平以暴露 L3~S1 椎体。采用徒手置钉技术分别在 T3 和 T4 椎体双侧置入

4.5mm × 25mm 的椎弓根螺钉，在 T2 椎体安装两个向下的横突钩。横突钩通过发挥直接侧向力量作用防止一旦螺钉随着时间推移发生松动并向正中移位导致的脊髓损伤。两枚 5 mm × 30mm 椎弓根螺钉置入 L4 和 L5 椎体。两枚直径 7.5mm 的髂骨翼螺钉在 C 臂机引导下置入骨盆。使用柔韧的模棒测量需要的生长棒长度并剪出合适长度的磁力生长棒。棒中螺线管区域含有长为 9cm 直径为 9mm 的磁力延伸装置。在螺线管区域近端和远端矢状位方向进行适当的弯棒，以保持螺线管区域笔直且易于置入。在置入前手持装置测试磁线圈。

一根型号为 20G 的胸管于侧凸凹侧以尾端向头侧的方向在肌肉下方引导生长棒穿入。接着在尾端生长棒被装到椎弓根螺钉上并通过侧方连接器与髂骨钉连接。生长棒头侧部分装到横突钩和椎弓根螺钉上。接着，在凸侧重复相同的操作，凹侧适当撑开以水平化骨盆并纠正脊柱侧凸，然后拧紧各个固定点的尾帽。

将脊柱后方结构去皮质化后，将所获得的骨质与椎弓根螺钉置入时取得的松质骨混合。硅化钙磷酸盐（Actifuse granules, Baxter BioSurgery, Deerfield, Illinois）与上述获取的自体的骨质混合置于近端和远端脊柱固定点。充分止血，未放置引流管，可吸收缝线逐层缝合伤口。

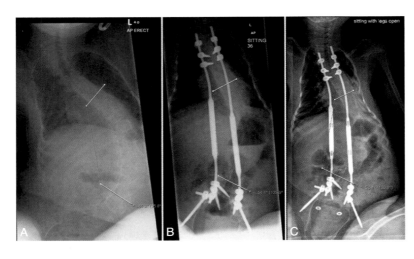

图 33.1　Ⅱ型脊髓性肌肉萎缩症，85° 的侧凸经手术矫正到 55°。A. 术前前后位 X 线片。B. 术后当时 X 线片。C. 术后 2 年 X 线片

33.1.3　术后护理和康复

病人术后 1d 允许直立坐起，术后 3d 可下床活动，出院时无须支具保护。她每隔 3 个月找作者复诊一次并行一系列生长棒撑开。在前 3 个月需要严密的观察以确保螺钉固定部位的充分骨融合，以便进行将来一系列的生长棒撑开。在门诊，生长棒的撑开通过一个手持磁力装置感应生长棒的磁线圈实现。在每次撑开后通过低剂量的 X 线片确认脊柱的延长情况。

术后 1 年时，病人已进行 4 次生长棒撑开并获得了 12mm 的脊柱延长，她的健康状况也得到明显改善。她的生活质量显著提高，急诊入院的次数明显减少。肺炎很少发生且间隔时间也长。术后 2 年，她的 FEV_1 和 FVC 分别为预计值的 50% 和 55%（统计学上有显著差异；$P<0.0002$）。右侧和左侧生长棒的延伸长度分别为 23.2mm 和 32.4mm（图 33.2）。病人父母对临床效果非常满意。

33.1.4　讨论

Ⅱ型 SMA 的自然病史表现为进展性的肢体近端肌肉无力和肺功能的恶化[5]。在接近 20 岁时病人死亡是难免的。进行性的胸部伞样畸形（因肋间肌无力而膈肌有力引起的垂直位肋骨和进行性钟须胸）引起胸腔容量丢失，从而引起胸廓发育不良综合征[6]。

传统的生长棒技术需要每 6 个月在全麻下进行撑开，因而会伴随一些并发症（呼吸风险以及儿童、父母和家庭的心理压力）[7]。脊椎可撑开型人工钛肋技术（VEPTR）在胸腔塌陷（伞样畸形）的时候是个备选方案。然而，VEPTR 也有至少 25% 的并发症发生率并伴有伤口裂开的风险增加[8]。

尽管在这例患儿中肺功能显著改善，我们认为磁力生长棒不能改变 SMA 的自然病程。

然而，肺功能检查的显著提高预示磁力生长棒能有效延缓肺功能的恶化。该报道是世界上第 1 例经过 2 年随访发现肺功能改善的Ⅱ型 SMA 病例报道。

33.2　病例 2：磁力生长棒在早发特发性脊柱侧凸中的应用

早发性脊柱侧凸以 5 岁前发生脊柱畸形为

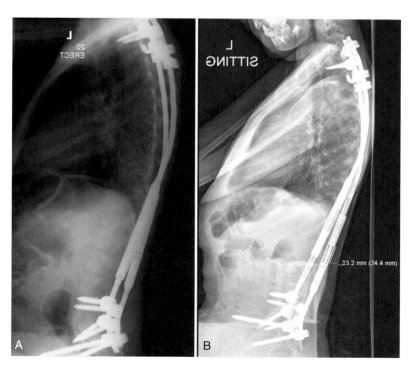

图 33.2　Ⅱ型脊髓性肌肉萎缩症，术后当时（A）和术后 2 年（B）X 线侧位片显示 23.2mm 的撑开长度

特征[9]。病因可以是先天性、神经肌肉源性、综合征性质的或特发性。早发特发性脊柱侧凸和青少年特发性脊柱侧凸的区别是前者可能长期伴随着肺部并发症[10]。胸廓和胸腔不能维持正常呼吸导致表现为胸廓发育不良综合征的病理生理改变[11]。肺顺应性、肺活量和肺泡成熟与胸廓和脊柱的发育紧密相关。

治疗早发特发性脊柱侧凸的方法有多种。关键原则是借助机械支撑引导脊柱生长以利于肺成熟。早期的脊柱融合技术因其导致上下节段的比例失调和伴随肺活量显著减少的限制性肺部疾病而不被认可[12]。传统的治疗方法是石膏和支具治疗。然而，大量的病人对保守治疗无效导致侧凸显著进展最终需要手术治疗。治疗早发性脊柱侧凸的生长方式有许多，包括：

1. 生长棒；

2. 脊椎可撑开型人工钛肋技术（VEPTR）；

3. 椎体 U 型钉技术 / 凸侧椎体栓系技术；

4. Shilla 技术。

自生长可撑开棒技术是对支具治疗无效导致侧凸角度迅速进展的一种新的治疗方法。这种方法避免了传统生长棒技术所需要的反复住院麻醉和对病人的心理创伤[13]。最近的报道指出对大脑未发育成熟的病人多次全身麻醉会导致其认知破坏和学习障碍[14]。我们在此对 1 例早发特发性脊柱侧凸病人经作者采用肌肉下的单根磁力生长棒治疗并随访 2 年的病例进行报道。

33.2.1 病史概要

一个 7 岁半的亚裔女孩因进展性的脊柱侧凸被其家庭医生推荐给作者。病人足月出生且其父母无血缘关系。出生 1min 和 5min Apgar 评分分别为 9 分和 10 分。她的动作和语言发育正常。6 个月时开始爬行，9~11 个月时可以辅助进行站立。13~15 个月时她可以行走，甚至在 3 岁时她能用 6 个立方体搭造了一座塔。在小学时她的学习能力和年龄是相匹配的。一次家庭度假中她在沙滩上穿上泳衣时，一个阿姨发现了她弯曲的脊柱。她的妈妈向儿科医生讲述了这一情况。医生检查发现她双肩不对称且脊柱侧凸，于是立即将她推荐给了专科医生。

在第一次门诊就诊时，她的体重和身高分别为同年龄值的 70% 和 95%。体型偏瘦，BMI 为 16.2。体检发现右肩较左肩高，锁骨角为 11°。初次就诊时的后前位的 X 线平片发现 42° 的右胸弯。MRI 上椎管内无异常。医生要求她全程（每天至少 22h）佩戴胸腰骶矫形器，并安排她每隔 6 个月复诊。在 9 岁的时候，尽管她全程佩戴矫形器，侧凸的度数加重到了 62°。凸侧 Bending 位 X 线片上显示其矫正至 50° 的僵硬性侧凸（图 33.3），柔韧指数为 20%。2 年时间侧凸度数进展 20°。为阻止畸形进一步发展医生建议手术治疗。医生给病人父母提供了传统

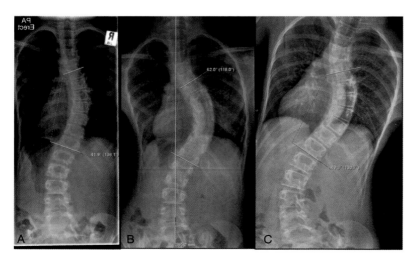

图 33.3 早发性脊柱侧凸（特发性），第一次就诊时后前位 X 线片和术前显示 62° 侧凸角的 X 线片（bending 位矫正到 50°）。第一次就诊 X 线片（A）与术前 X 线片（B）比较 2 年时间侧凸有 20° 进展。C. 术前 Bending 位 X 线片

生长棒和新的磁力生长棒两种选择，并告知磁力生长棒可以免去传统生长棒带来的每隔 6 个月进行的住院手术撑开，从而避免对孩子上学和学业造成影响。医生还给父母提供了与以往病人监护人（接受过传统生长棒或磁力生长棒手术的病人家长）交流的机会。最后，病人父母自愿选择磁力生长棒置入手术。依照父母的意愿，病人于 9 岁半时加入到磁力生长棒项目并在 T2~L1 节段肌肉下置入了单根生长棒。作者选用了在侧凸中刚刚被骶骨中垂线（CSVL）触及的椎体作为尾端固定椎。

33.2.2　手术技术

病人俯卧于各个受力点均充分填充的 Montreal 床垫上且确保眼部不受压。全身麻醉并气管内插管。注意避免上肢过伸而引起臂丛神经损伤[15]。严格无菌操作下 2% 氯已定消毒皮肤并铺巾。正中头尾端双切口并行骨膜下剥离，上方切口位于上胸椎水平以暴露 T2~T5 椎体，下方切口位于胸腰段水平以暴露 T11~L1 椎体节段。采用徒手置钉技术分别在 T3 和 T4 置入 5mm×25mm 的椎弓根螺钉，在 T2 安装两个向下的横突钩。横突钩通过发挥直接侧向力量作用防止一旦螺钉随着时间推移发生松动并向正中移位导致的脊髓损伤。两枚 5.5mm×30mm 椎弓根螺钉置入 T12 和 L1。使用柔韧的模棒测量需要的生长棒长度并剪出合适长度的磁力生长棒。棒中的螺线管区域含有长为 9cm 直径为 9mm 的磁力延伸装置。在螺线管区域近端和远端矢状位方向进行适当的弯棒，以保持螺线管区域笔直且易于置入。在置入前手持装置测试磁线圈。

一根型号为 20G 的胸管在侧凸凹侧以尾端向头侧的方向在肌肉下方引导生长棒穿入。接着，远端椎弓根螺钉固定点装上棒，头侧生长棒装到横突钩和椎弓根螺钉上。脊柱后方结构去皮质所获得的骨质和椎弓根螺钉置入时取得的松质骨混合。硅化钙磷酸盐（20mg Actifuse

颗粒）与上述获取的自体骨质混合置于近端和远端固定点。充分止血，可吸收缝线逐层缝合伤口。

33.2.3　术后护理和康复

病人术后 1d 允许直立坐起，术后 3d 可下床活动，出院时无须支具保护。术后 6 个月内禁止进行竞技性体育活动和骑马。她每隔 3 个月找作者复诊一次并行生长棒撑开。在前 3 个月需要严密的观察以确保螺钉固定部位的充分骨融合，以便进行将来一系列的生长棒撑开。在门诊，生长棒的延长通过一个手持磁力棒感应生长棒的磁线圈实现。撑开后，低剂量的 X 线确认脊柱被延长。

病人冠状位的平衡术后得到改善，在术后 6 个月时肩部不对称彻底消失。术后 1 年时，病人已进行 4 次生长棒撑开并获得了 11mm 的脊柱延长。术后 25 个月最后一次随访时，磁力生长棒的撑开了 28mm（图 33.4），Cobb 角为 36°。手术后 Cobb 角度总共被纠正了 26°。最后一次随访时她的月龄初潮已过，X 线显示 Risser 征 4 级。父母对临床效果非常满意，并和医生一起计划将来的 1~2 年内再进行最终的脊柱融合手术。

33.2.4　讨论

生长棒技术是一种流行的治疗脊柱侧凸的方法，已经彻底改变了对所有保守治疗无效的早发性脊柱侧凸的手术治疗模式[16]。生长棒为一种内固定支架，随着时间的推移引导脊柱的生长并减少冠状面的畸形。然而，这一技术并非没有并发症，在 Bess 等报道的 910 例生长棒手术中并发症发生率为 20%[17]。最常见的并发症为内固定失败、断棒和螺钉松动。采用双棒固定能减少但不能完全消除上述并发症的发生。由于"边际效益递减规律"手术撑开的作用因多次手术暴露引起的脊柱融合或脊柱僵硬而常常会进入平台期[18]。Noordeen 等报道称在第 5 次体内撑开时撑开力量需加倍，随着椎弓根的延长椎弓

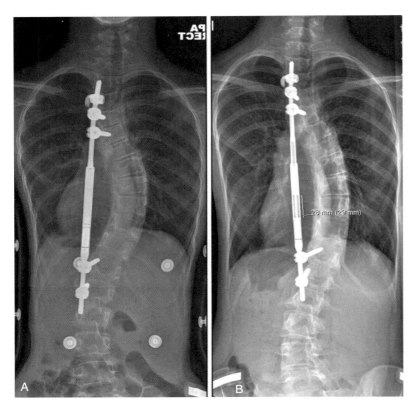

图33.4 早发性脊柱侧凸（特发性），术后当时后前位X线片（A）和术后2年后前位X线片（B）对比显示了28mm的撑开

根钉的移动性变差这些现象是普遍的[19]。

VEPTR技术最初是由Campbell等发明用于治疗胸廓发育不良综合征，后来被广泛用于先天性或疾病综合征导致的侧凸[11,20]。VEPTR对肋骨和脊柱融合而需进行的胸廓扩大成型术的幼儿以及各种不同类型的肺容量不足畸形者尤其有效。在单纯的特发性脊柱侧凸中使用VEPTR是存在争议的，在这类病人中推广使用该技术还需要进一步的临床证据。这一技术吸引人的方面在于外科医生可以选择肋骨作为近端固定结构而不用触及头侧的脊柱。

Shilla技术是由McCarthy等发明的，他们进行短节段的顶椎融合并在近远两侧端椎置入非锁定万向椎弓根钉引导长棒矫正脊柱侧凸[21]。棒的长度特意保留较长以适应脊柱的生长。他们最好的研究结果和传统的生长棒相当。

磁力生长棒是一项新的非开放性撑开技术，通过手持装置操控生长棒内置的磁力线圈实现撑开生长棒，避免了传统技术的反复麻醉切开撑开[14]。近来作者在他个人的病例和多中心的研究中证明磁力生长棒并发症更少且从长远看来更经济[22,23]。该报道是早发特发性脊柱侧凸使用磁力生长棒并随访2年最早的病例之一。

参考文献

[1] Munsat TL. The spinal muscular atrophies//Appel SH. Current Neurology. St. Louis, MO: Mosby,1994:55-71

[2] Feldkotter M, Schwarzer V, Wirth R, et al. Quantitative analyses of SMN1 and SMN2 based on real-time lightCyder PCR: fast and highly reliable carrier testing and prediction of severity of spinal muscular atrophy. AmJ Hum Genet,2002,70:358-368

[3] Granata C, Merlini L, Magni E,et al. Spinal muscular atrophy: natural history and orthopaedic treatment of scoliosis. Spine,1989,14:760-762

[4] Wang CH, Finkel RS, Bertini ES,et al. Participants of the International Conference on SMA Standard of Care. Consensus statement for standard of care in spinal muscular atrophy, J Child Neurol ,2007,22:1027-1049

[5] Zerres K, Rudnik-Sch6nebom S, Forrest E,et al. A collaborative study on the natural history of childhood and juvenile onset proximal spinal

muscular atrophy (type II and III SMA): 569 patients. J Neurol Sci,1997,146: 67-72

[6] Schroth MK. Special considerations in the respiratory management of spinal muscular atrophy. Pediatrics,2009,123 Suppl 4:S245-S249

[7] McElroy MJ, Shaner AC, Crawford TO,et al. Growing rods for scoliosis in spinal muscular atrophy: structural effects, complications, and hospital stays. Spine,2011,36:1305-1311

[8]Ing C, DiMaggio C, Whitehouse A,et al. Long-term differences in language and cognitive function after childhood exposure to anesthesia. Pediatrics,2012,130:e476-e485

[9] Dickson RA. Early-onset idiopathic scoliosis// Weinstein S. The Pediatric Spine: Principles and Practice. New York, NY: Raven Press, 1994:421-429

[10] Fletcher ND, Bruce RW. Early onset scoliosis: current concepts and controversies. Curr Rev Musculoskelet Med,2012, 5:102-110

[11] Redding GJ. Thoracic insufficiency syndrome// Hkbamia BA, Yazici M, Thompson GH. The Growing Spine. New York, NY: Springer, 2010:79-86

[12] Karol LA, Johnston C, Mladenov K, et al. Pulmonary function following early thoracic fusion in non-neuromuscular scoliosis. J Bone Joint Surg Am,2008, 90:1272-1281

[13] Akbarnia BA, Mundis GM Jr,Salari P, et al. Innovation in growing rod technique: a study of safety and efficacy of a magnetically controlled growing rod in a porcine model. Spine, 2012, 37:1109-1114

[14] Flick RP, Katusic SK, Colligan RC,et al. Cognitive and behavioral out-comes after early exposure to anesthesia and surgery. Pediatrics,2011,128:e1053-e1061

[15] Schwartz DM, Drummond DS, Hahn M, et al.

Prevention of positional brachial plexopathy during surgical correction of scoliosis. J Spinal Disord,2000,13:178-182

[16] Akbamia BA. Instrumentation with limited arthrodesis for the treatment of progressive early-onset scoliosis. Spine: State Art Rev,2000,14:181-189

[17] Bess S, Akbarnia BA, Thompson GH,et al. Complications of growing-rod treatment for early-onset scoliosis: analysis of one hundred and forty patients. J Bone Joint Surg Am,2010,92:2533-2543

[18] Sankar WN, Skaggs DL, Yazici M,et al. Lengthening of dual growing rods and the law of diminishing returns. Spine,2011,36:806-809

[19] Noordeen HM, Shah SA, Elsebaie HB, et al. In vivo distraction force and length measurements of growing rods: which factors influence the ability to lengthen? Spine,2011,36:2299-2303

[20] Campbell RM Jr,Smith MD, Mayes TC,et al. The characteristics of thoracic insufficiency syndrome associated with fused ribs and congenital scoliosis. J Bone Joint Surg Am, 2003,85A: 399-408

[21] McCarthy RE, Luhmann S, Lenke L,et al.The Shilla growth guidance technique for early-onset spinal deformities at 2-year folow-up: a preliminary report. J Pediatr Orthop,2014,34:1-7

[22] Akbarnia BA, Cheung K, Noordeen H,et al. Next generation of growth-sparing techniques: preliminary clinical results ora magnetically controlled growing rod in 14 patients with early-onset scoliosis. Spine,2013,38:665-670

[23] Dannawi Z, Altaf E,Harshavardhana NS, et al. Early results of a remotely-operated magnetic growth rod in early-onset scoliosis. Bone Joint J ,2013,95-B: 75-80

第34章

目前认识的不足：未来应当研究什么？

Richard E. McCarthy；徐韬 译，盛伟斌校

目前对早发性脊柱侧凸的研究就像"盲人摸象"，不同的研究者对早发性脊柱侧凸的描述各不相同。然而，回顾事物全貌的能力使我们能够在将来为病人提供更好地治疗方法。

作为专业医生，应该清楚我们需求什么，以便能够更好的认识和治疗早发性脊柱侧凸的病人。

34.1 研究领域 1

我们需要一个简单明了的方法对早发性脊柱侧凸病人进行分类和描述，同时可以使研究者之间进行准确的交流。这个分类系统不仅可以应用于未治疗的病人，而且还能够为我们提供相关的治疗方法。就病因学而言，我们可以轻易观察到骨骼系统的畸形，但是病人习惯性姿势与躯干平衡和步态、活动情况、矢状面序列之间的关系以及畸形对肺部的影响等一些非常微妙的变化却难以得到观察。

对于大多数患儿，我们不能按照骨骼发育成熟的情况采取常规的治疗方法，那么如何将这种疾病纳入我们的分型系统？众所周知，呼吸系统的发育是治疗早发性脊柱侧凸需要考虑的一个重要因素。由于大部分肺实质细胞主要在 8 岁以前完成增殖分化，因此在 8 岁之前建立一个系统而有效的治疗策略至关重要。骨骼发育迟缓的儿童其肺组织的发育是否会延迟？我们如何将这些因素也纳入到一个包括 DeMeglio 四维呼吸容积（肺组织周围肋骨扩张并为肺组织提供了一个生长和发育的空间）的分型系统中 [1,2]？侧凸畸形对呼吸系统三维结构的影响非常复杂。Robert Campbell 把脊柱、肋骨和肺比拟于一个房屋的组成结构，多年来脊柱外科医生仅仅关注于房屋的一隅，即：脊柱，而忽视了房屋墙壁（肋骨）的生长能力和房屋内部（肺功能）发生的巨大变化 [3]。

根据上述观点，如果分型系统是基于肺功能障碍的严重程度，那么该如何评估肺功能？目前我们对 6 岁以前儿童所采取的肺功能评估并不可靠 [4]。肺部 CT 扫描确实与肺功能相关吗？

增加胸廓容积的确可以改善呼吸吗？Campbell 医生建议通过仔细观察动态 MRI 来明确呼吸功能和脊柱畸形之间的关系，但我们应该使用什么度量标准进行精确测量呢？这些问题都需要进一步探索，因为目前我们对如何评估儿童肺功能还知之甚少，尤其是那些太小或无法配合肺功能检查的病人。

Vitale 医生及其团队首次对分型系统的重要组成部分达成了共识。在这个过程中，通过一系列不同时间就诊病例的平衡变化，逐步对描述某一特定畸形的关键因素达成一致，他们最终确定了能够满足这一要求、最为重要的 5 个指标（年龄、病因学、侧凸大小、后凸角度和进展程度）[5]。然而，该分型系统是否能够被广泛采用还有待于进一步验证。在这个分型中，不包括侧凸柔韧性和儿童营养状况的评价，既没有对胸部和躯干的三维畸形进行描述，也没有对病人的呼吸功能采取任何方式进行评估。但是，所有这些因素不仅与患儿的治疗选择密切相关，而且也会影响患儿的治疗效果。

34.2　研究领域 2

第二个研究领域是为从事早发性脊柱侧凸治疗的临床医生提供更好的影像成像。大多数临床医生主要利用病人冠状位和矢状位二维影像对侧凸三维结构进行评估，目前我们仅能够通过 CT 扫描在轴状面上观察脊柱的旋转畸形，可以呈现突入胸腔的旋转椎体及压迫肺组织的肋骨。儿童进行 CT 扫描使正在发育的骨骼暴露于大量的射线中，可能诱发肿瘤。EOS 低辐射成像系统（EOS 影像）允许病人站立位进行检查，与目前的平面成像系统相比大大减少了辐射剂量[6,7]。然而，这种成像技术是否可以广泛接受？其价格是否合理？或者仅仅是基于开发三维影像分型系统而需要接受的成像系统。

通过对三维影像的分析，脊柱侧凸研究协会在制订分型系统上已经取得了一定进展。通过他们的研究已经开发出达·芬奇摄影系统，该系统可以从上方全面、直观地观察脊柱畸形，并且利用彩色三角形与每个侧凸的关系来描述旋转偏移的程度，并且通过治疗前后的影像比较，可以直观地反映治疗效果[6,8]。

34.3　研究领域 3

第三个研究领域是需要帮助我们开发一种更好的方法用于评估各种治疗方法对儿童初诊至发育成熟的总体疗效。我们不仅关注其是否能够得到身体和功能上的治疗，而且还关注他们是否能够参与每天的日常活动、娱乐和社会活动。这些病人的智力发育如何？目前的治疗方法是否将导致患儿至成年后认知能力的缺失？对这些问题的担心合乎情理，因为一些麻醉同行的文献报道病人年幼时反复和定期接受麻醉将导致其认知能力的降低[9]。此外，患儿反复接受手术对其和家庭间的情感效应是什么？对他们的情感影响是一致的吗？我们的所作所为表面上看起来无足轻重，但在孩子看来却非常重要。肋骨垂直撑开钛金属假肋（VEPTR）的发明者之一，Mel Smith 发现接受这种撑开装置治疗的病人，最令其反感的是术后拆除身上的绷带。针对这一问题，他通过使用纱布绷带代替以前胶带缠绕孩子躯干的简单方法改进，即得到了病人的大加赞赏，有时这些较为适合于儿童的治疗确实能够达到长期有效的作用。值得关注是我们将用什么方法来衡量这些儿童的发育情况？他们如何适应和融入社会？许多家长发现手术期间一个明显的反应是患儿如厕、活动、情绪化时所表现出逆反行为。目前尚不清楚间隔 6 个月延长术的长期疗效。虽然手术的治疗效果显而易见，但实际情况是这样吗？由于血供较差以及切口破溃和感染风险的增加，手术瘢痕非常明显，而且对情感的影响和麻醉作用所带来的反应可能长期存在。也许无须住院、磁力生长棒的广泛应用将会证明其有效性。

34.4 研究领域 4

对于早发性脊柱侧凸的患儿，与生长棒相关的金属沉积症是一个很少引起关注的领域。事实上，关于儿童这个领域的研究十分有限，而成人金属沉积症的研究主要集中于人工关节置换手术。一些动物实验研究结果表明，钛金属磨损微粒可以在动物体内各器官中广泛播散，在人体中的结果与此相似。与钛金属对人体的影响不同，不锈钢金属沉积仅发生于生长棒周围的组织，其分子仅限于局部，并可以被淋巴组织吸收，不会远离所累及的主要组织器官[10]。但对预期寿命为 80 岁的人来说，我们完全不清楚金属分子对其组织器官的长期影响。

34.5 研究领域 5

进行科学研究，我们常需要通过动物模型或计算机模拟在短时间内评估各种治疗方法的长期疗效，但目前我们还没有建立一个合适的动物模型。我们已经尝试采用猪和牛的脊柱侧凸模型进行研究，但从四足动物模型获取的结果是否能够应用到人类还需进一步证实。目前尚有许多问题有待我们认识，但未来脊柱外科医生的研究将取决于我们现在为他们奠定的基础。

参考文献

[1] Charles YP, Dimglio A, Marcoul M, et al. Influence of idiopathic scoliosis on three-dimensional thoracic growth. Spine,2008, 33:1209-1218

[2] DiMeglio A, Canavese E,Charles YR.Growth and adolescent idiopathic scoliosis: when and how much? J Pediatr Orthop,2011,31 Suppl: S28-536

[3] Campbell RM Jr,Smith MD, Mayes TC,et al. The characteristics of thoracic insufficiency syndrome associated with fused ribs and congenital scoliosis. J Bone Joint Surg Am,2003, 85-A: 399-408

[4] Campbell RM Jr,Smith MD. Thoracic insufficiency syndrome and exotic scoliosis. J Bone Joint Surg Am,2007,89 Suppl 1:108-122

[5] Williams B, Akbarnia B, Blakemore L, et al. Organizing chaos: development of a consensus-based early onset scoliosis classification schema. Presented at: 5th International Congress on Early Onset. 5coliosis and Growing Spine (ICEOS),November 18-19, 2011, Or lando, FL

[6] Labelle H, Aubin CE, Jackson R, et al. Seeing the spine in 3D: how will it change what we do? J Pediatr Orthop,2011,31 Suppl: S37-S45

[7] McKenna C, Wade R, Faria R,et al. EOS 2D/3D X-ray imaging system: a systematic review and economic evaluation. Health Technol Assess,2012,16:1-188

[8] Sangole AP, Aubin CE, Labelle H,et al. Three-dimensional classification of thoracic scoliotic curves. Spine,2009,34:91-99

[9] Flynn JM, Matsumoto H, Torres E,et al. Psychological dysfunction in children who require repetitive surgery for early onset scoliosis.J Pediatr Orthop,2012, 32:594-599

[10] McCarthy RE, Sucato D, Turner JL, et al. Shilla growing rods in a caprine animal model: a pilot study. Clin Othop Relat Res,2010, 468:705-710